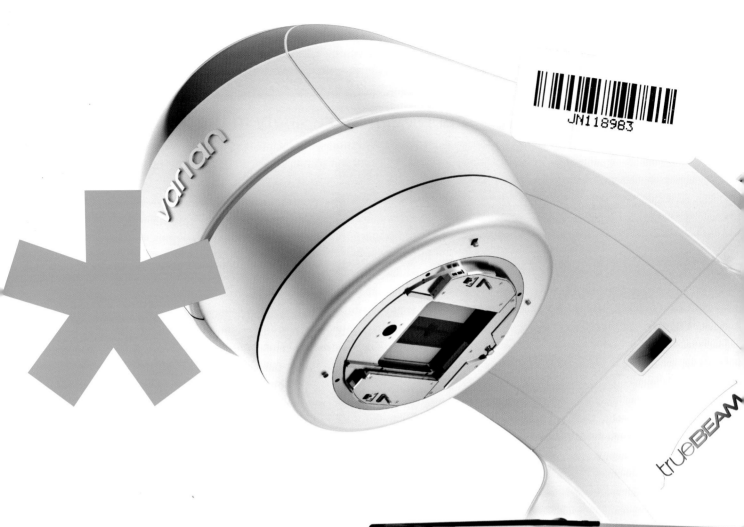

Power up
your potential.

進化したTrueBeamで、がんと闘うさらなるパワーをあなたに。

TrueBeam®には、IGRTをサポートするCBCTの撮影／再構成技術、
そして転移性脳腫瘍に対する高品質な定位手術的照射技術など、
より良い放射線治療の実現に貢献する機能が加わりました。
これらの技術を活用することで、日常診療においても、難しい症例に対しても、
TrueBeamは幅広く、精度の高いがん治療を届けるお手伝いをします。

TrueBeamに関する詳細はVarian.com/ja/TrueBeamまで

安全性：放射線治療は、副作用を伴う場合があり、すべてのがんに適切とは限りません。

TrueBeam医療用リニアック：医療機器承認番号 22300BZX00265000
TrueBeam治療台：医療機器届出番号 13B1X00107000005

株式会社バリアン メディカル システムズ　https://www.varian.com/ja

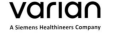
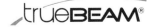

MRI周辺機器　　磁性体検出器　メトラセンス・ウルトラ with Xact ID

Together we can make safety in the **MRI** suite a given

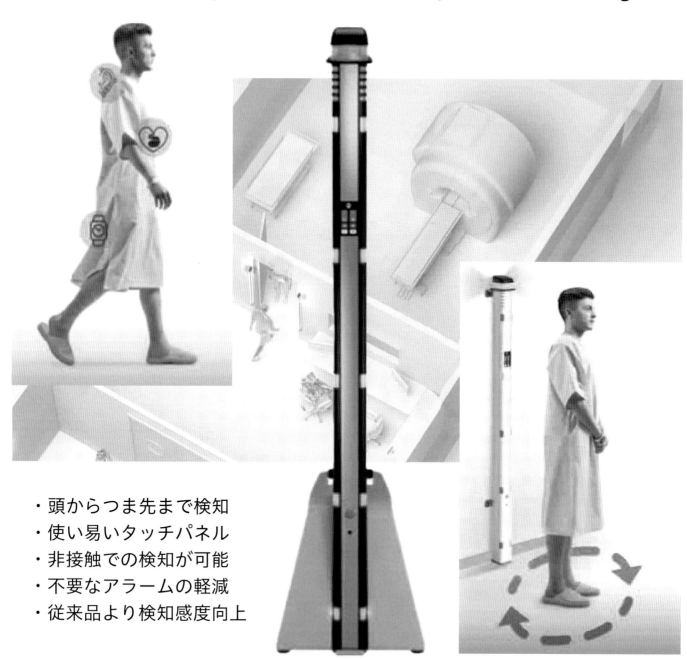

- ・頭からつま先まで検知
- ・使い易いタッチパネル
- ・非接触での検知が可能
- ・不要なアラームの軽減
- ・従来品より検知感度向上

身体／着衣に装着された磁性体・インプラントを高感度で事前にチェック

お問い合わせ先

TOXRE　トーレック株式会社

〒223-0052　横浜市港北区綱島東 5-6-20
TEL：045-531-8041　FAX：045-718-6334
URL：https://toreck.co.jp　E-Mail：toreck@toreck.co.jp

その他、多種製品をラインナップ。詳しくは…

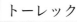
トーレック　　検索

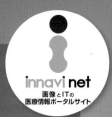

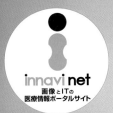

innavi net
画像とITの
医療情報ポータルサイト

手 術 室 の D X， 始 ま る

Digital Surgery vision

Amazonで好評発売中！

定 価
600円
（本体545円）

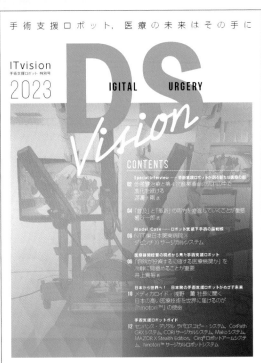

手 術 支 援 ロ ボ ッ ト，医 療 の 未 来 は そ の 手 に

ITvision
手術支援ロボット特別号
2023

DS
Vision
DIGITAL SURGERY

CONTENTS

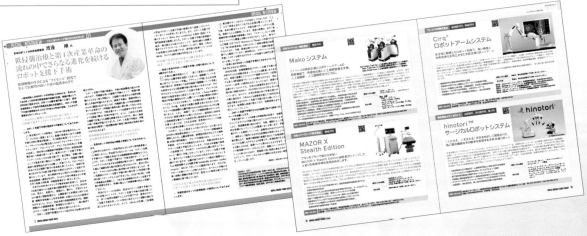

株式会社インナービジョン
〒113-0033　東京都文京区本郷3-15-1　TEL：03-3818-3502　FAX：03-3818-3522　E-mail：info@innervision.co.jp　URL：http://www.innervision.co.jp

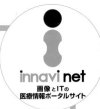
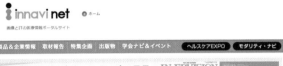

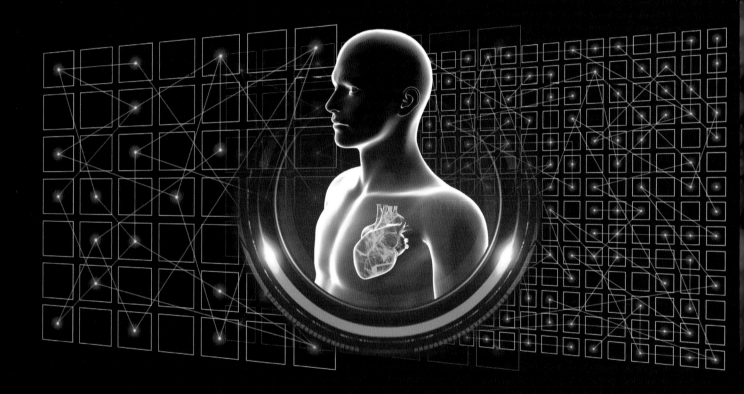

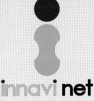

2023
March **3**
画像とITの
医療情報ポータルサイト

innavi net

ttp://www.innervision.co.jp

CONTENTS

INERVISION
http://www.innervision.co.jp
-mail info@innervision.co.jp
Cover CG : Makoto Ishitsuka

鹿児島市立病院

PIQEの適用で被ばく線量を半減し画質を維持した小児心臓CT検査を施行

ディープラーニングを用いて
開発した超解像画像再構成技術
"PIQE"を活用

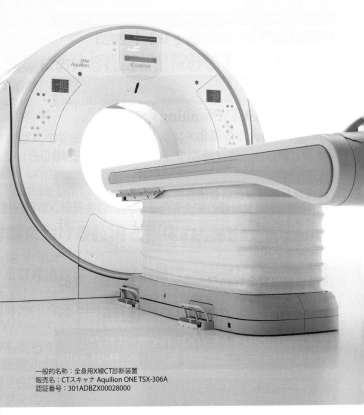

一般的名称：全身用X線CT診断装置
販売名：CTスキャナ Aquilion ONE TSX-306A
認証番号：301ADBZX00028000

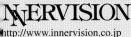

PIQEの適用で被ばく線量を半減し画質を維持した小児心臓CT検査を施行

ディープラーニングを用いて開発した超解像画像再構成技術"PIQE"を活用

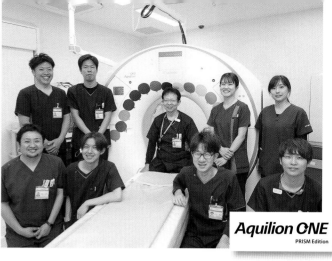

Aquilion ONE
PRISM Edition

鹿児島市立病院

鹿児島市立病院は、2015年に同市内の加治屋町から現在地（上荒田町）に新築移転した。同院に3台目の320列のArea Detector CT（ADCT）として「Aquilion ONE / PRISM Edition」が2022年1月に導入された。本装置はキヤノンメディカルシステムズのAIソリューションブランド「Altivity」のもと、ディープラーニング技術を応用した画像再構成技術「Advanced intelligent Clear-IQ Engine（AiCE）」や超解像技術「Precise IQ Engine（PIQE）」を搭載したADCTの最上位機種である。同院の診療の現況と、AI技術で開発された画像再構成技術の臨床での運用と評価について、坪内博仁院長とスタッフに取材した。

高度機器の導入と診療体制の充実で地域医療を担う

同院は病床数574床、標榜診療科32科で高度急性期医療を提供する。新築移転から約8年が経過するが、この間、ドクターカーやドクターヘリの運用など救命救急センターの機能強化、手術支援ロボットの導入や先進内視鏡診断・治療センターの開設、地域医療支援病院の承認、地域がん診療連携拠点病院（高度型）の指定を受けるなど診療機能を強化してきた。2013年の就任以来、病院運営の先頭に立つ坪内院長は病院の役割について、「鹿児島県は500床以上の公的医療機関が鹿児島大学病院と当院しかなく、公的医療支援が少ないのが現状で、地域の医療レベル向上のためにも市立病院の役割は重要です。当院の診療機能の強化は、地域医療への貢献と同時に、次世代を担う医療人の育成の場としても重要だと考えて病院運営を行ってきました」と述べる。

同院のCTは、放射線科にAquilion ONE / PRISM EditionとAquilion ONE / ViSION Editionの2台、隣接する救命救急センターにもAquilion ONE / ViSION Editionが1台、そのほか腔内照射計画用として80列CTの「Aquilion PRIME」が1台、さらにAngio CTとしてもAquilion PRIMEが1台稼働している。そのほか3テスラ2台を含む3台のMRI、PET-CTや放射線治療装置などを整備している。放射線科の医師は6名、診療放射線技師は常勤28名、非常勤6名。放射線技術科の西元辰也科長は、「CTをはじめ最先端の機器を導入して診療を支えています」と述べる。

高度医療機器の整備について坪内院長は、「優秀なスタッフが力を存分に発揮するためにも医療機器は重要であり、CTやMRIなど画像診断機器をはじめ、移転時から最先端の高度医療機器を整備してきました。実際に優秀なスタッフとの相乗効果で、DPC（標準病院群）の病院機能評価でも全国の地域基幹病院と引けを取らないレベルまで成長しています」と説明する。

3台目のADCTとしてAquilion ONE / PRISM Editionを導入

Aquilion ONE / PRISM Editionは、3台目のADCTとして2022年1月に導入された。放射線科の中山博史部長は、「一番はAiCEを適用した低被ばく検査と画質の向上に期待しました。当院は、先天性心疾患など小児・新生児に対する診療を行う県内唯一の施設であり、小児のCT検査が多いことから、被ばく低減技術は機器選定の大きなポイントになりました」と述べる。

鹿児島県における先天性心疾患の診療は、心臓血管外科の松葉智之医長が2020年に鹿児島大学から赴任以降、同院が中心的な役割を担っている。また同院は、周産期と小児医療を統合した成育医療センターを設けており、小児救急を含めて24時間高度な医療を提供できる体制を整備している。先天性心疾患の診療について松葉医長は、「先天性心疾患では、病態の把握や手術計画のために、心臓の形態の把握が必要でCT検査は欠かせません。息止めや体動抑制が難しい小児のCT検査では、被ばく低減と同時に1回の検査で必要十分な画像が得られることが重要です。Aquilion ONE / PRISM Editionでは、ワンスキャンで心臓を含めた肺動静脈の撮影が可能で、さらに細かい情報まで把握できるようになりました」と述べる。

PIQEを用いた低線量での小児心臓CT検査を実施

2022年の小児（14歳以下）に対するCT

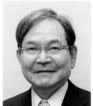
坪内博仁 院長

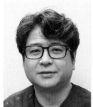
放射線科・中山博史 部長

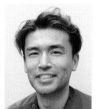
心臓血管外科・松葉智之 医長

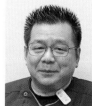
放射線技術科・西元辰也 科長

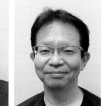
隈　浩司 主幹

表1　鹿児島市立病院小児CT検査件数（2018～2022年）

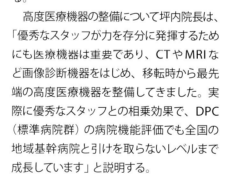

年	2018	2019	2020	2021	2022
14歳以下件数	1207	1194	1058	1228	1251
うち心臓件数	5	8	16	61	92

検査件数は1251件で、そのうち心臓検査は92件となっている（**表1**）。年々増加する小児の心臓検査に対応するため、Aquilion ONE / PRISM Editionの導入に当たっても小児検査用の造影剤注入器など周辺設備も含めて環境を整備した。検査は、放射線治療で使用する固定用クッション（Vac-Lok）で固定し、ワンボリュームスキャンで撮影し鎮静なしで行っている。隈　浩司主幹は、「ADCTでは、高速撮影で心臓を1ボリュームでカバーでき、寝台移動もなく一瞬で検査が終わるため鎮静の必要がなくなりました。さらにAquilion ONE / PRISM Editionでは、PIQEによる画像再構成によって従来よりさらに線量を落とした検査が可能になっています」と述べる。

小児の心臓CTの画像再構成に用いられているPIQEは、Aquilion Precisionの高精細画像を教師データに用いてトレーニングしたDeep Convolutional Neural Network（DCNN）によって、ADCTの画質を向上する超解像技術だ。中山部長はPIQEで処理した画像について、「PIQEでは線量を下げた撮影でも、小児や新生児の小さい心臓の細かい解剖まで把握できます（**図1**）。以前のADCTでも見えてはいましたが、PIQEではノイズが減って、よりスムーズな画像で観察できるようになりました。成人の冠動脈ステントでも、ステント内腔の描出能が向上して再狭窄の有無が判断しやすくなっています（**図2**）」と述べる。撮影線量は、PIQEの適用によってAIDR 3Dと比較して40〜50%削減されている。隈主幹は、「PIQEでは、高い空間分解能を維持しながら大幅な線量低減ができています。現在、夜間の救急撮影でも小児の場合には、被ばくを考慮して救急センターのADCTではなくAquilion ONE / PRISM Editionで撮影しています」と言う。松葉医長は、「先天性心疾患では、繰り返し検査や治療が必要なことが多いので、CTの被ばくは少ないに越したことはありません。できるだけ少ない線量で、治療に必要な形態情報が得られることが重要です」と述べる。小児疾患に

■ **Aquilion ONE / PRISM EditionのPIQEを適用した臨床画像** — powered by Altivity

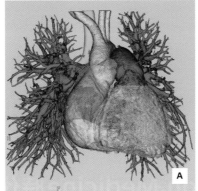

図1　小児の胸部造影　心電図同期
6歳、川崎病、CTDIvol：4.02mGy、DLP：65.32mGy・cm

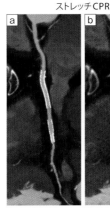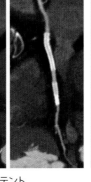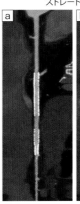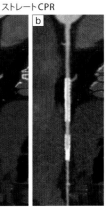

ストレッチCPR　　ストレートCPR

図2　冠動脈ステント
冠動脈#2：3.5mm、#3：2.25mmのステント留置
a：PIQE　b：AIDR 3D Enhanced

対するCT検査については、心臓カテーテルを用いた手技の際でも、先天性疾患では個々の患者で形態が異なることから、安全性を担保するためCT撮影を行い術前に形態を把握した上で手技を行っているとのことだ。

DLRを活用して画質を維持した低線量検査を実現

AiCEやPIQEの運用について中山部長は、「AI技術を使った画像再構成では、ノイズ低減の効果を画質の向上に生かすか、被ばく低減するかの選択が考えられますが、当院では画質を担保して被ばくを低減する方向で撮影条件を設定しています。そのため、腹部造影検査では造影の時相を追加するなど情報量を増やして、検査の質を上げて運用しています」と言う。同院では、Aquilion ONE / PRISM EditionではAiCEとPIQE、そのほか2台のADCTはAIDR 3Dを使用している。CTの撮影プロトコールの作成について隈主幹は、「Aquilion ONE / PRISM Editionの導入時に、3台のADCTのプロトコールをすべて統一しました。単にメーカー推奨のプロトコールに合わせるのではなく、当院のこれまでの画質や画像SDを維持しながら調整を行いました。同じADCTでも機種や画像再構成法が異なるため、キヤノンメディカルシステムズのアプリケーション担当や放射線科や小児科の医師とも相談して、プロトコールを決定しました」と説明する。

Aquilion ONE / PRISM Editionの稼働以降、小児や心臓以外にも腎機能が低下あるいは片腎の患者に対する低管電圧撮影による造影剤量を減量した検査、急

性期脳血管障害に対するCT perfusion検査、CTガイド下生検など対応する検査は多岐にわたっており検査件数が増えている。西元科長は、「救命救急センターのADCTはコロナ対応もあるため、放射線科の2台のADCTに検査が集中します。なかでもさまざまな領域で低被ばくで高精細画像が得られるAquilion ONE / PRISM Editionの稼働率が上がっています。導入前には、画像再構成のスピードを心配したのですが、AiCE、PIQEでの再構成を行ってもワークフローに支障はありません」と評価する。

最先端の機種を導入して鹿児島県の診療をサポート

西元科長は放射線科の今後の運用について、「3台のCTの更新時期が異なるので、最先端の装置が稼働できるように計画的に整備して診療をサポートしていきたいですね」と語る。中山部長はCTのこれからについて、「Dual energyを活用した造影剤量の低減や、さらにその先のフォトンカウンティングCTにも期待したいですね」と述べる。

坪内院長は病院のこれからについて、「DPCのデータ解析で次に何が必要かが把握できるようになっていますので、疾病構造の変化を予測しながら地域の中で必要な医療を提供していきます」と語る。AI技術とCTのさらなる活用が期待される。

（2023年1月17日取材）

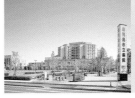

鹿児島市立病院
鹿児島県鹿児島市上荒田町37-1
TEL 099-230-7000
https://www.kch.kagoshima.jp

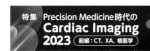
1. CT技術のCutting edge ── Photon-counting CTとdual energy CTを中心に

3)「NAEOTOM Alpha」Dual Source photon-counting CTによる冠動脈イメージング

日和佐　剛　シーメンスヘルスケア(株)CT事業部

0.2mmスライス厚による高分解能イメージング，66msの時間分解能によるスペクトラル解析，電気ノイズの影響を排除した低ノイズ画像の実現，これらはすべて「NAEOTOM Alpha」(図1)による冠動脈イメージングで活用される特長である。従来の固体シンチレーション検出器を搭載するCT装置(EID-CT)ではとらえることができなかった情報が，NAEOTOM Alphaでは得られ，冠動脈CTの画像診断にも影響を与える臨床結果が報告され始めている[1]～[3]。本稿では，高分解能で低ノイズ，そして，オンデマンドにスペクトル解析を利用できるDual Source photon-counting CT：NAEOTOM Alphaがもたらす臨床的有用性を紹介したい。

■ 0.2mmスライス厚による高分解能イメージング

NAEOTOM Alphaは，Dual Source CTとしての高い時間分解能(ハーフ再構成：66ms)と高速撮影(最速73cm/s)を兼ね備えたphoton-counting CTであり，モーションアーチファクトの克服が重要となる冠動脈イメージングでも，シャッタースピードの高さを生かした高分解能イメージングが可能である。体軸方向のスライス厚は最小で0.2mm，面内の空間分解能は0.11mmを実現しており，EID-CTと比べて約3倍の空間分解能を有する。空間分解能の向上が求められる代表例として，高度石灰化や細径ステントの内腔評価が挙げられるが，0.2mmスライス厚による高分解能イメージングは，ブルーミングアーチファクトの影響をより抑えた狭窄評価やプラーク性状の把握，ステント内再狭窄の評価が可能となっている(図2, 3)。

図2に冠動脈ステントにおける高分解能イメージングの効果を示す。一般的なkernelを用いた0.6mm画像(図2 a)ではブルーミングアーチファクトの影響を

受けステント内腔の描出が曖昧だが，sharp kernelを適用した0.2mm画像(図2 b)では明瞭に内腔が観察できる。特に，0.2mm画像におけるノイズの上昇が低く抑えられていることは特筆すべき特長の一つで，0.6mm画像と比べてスライス厚が1/3，かつ骨や肺野の評価にも使うsharp kernelを適用しているにもかかわらず，ノイズの上昇を抑えた高精細な画像が提供されている。

加えて，CT装置がX線を利用するモダリティである以上，基本性能の向上と被ばく低減を切り離して考えることはできないが，NAEOTOM Alphaは0.2mmスライス厚による高分解能イメージングの運用が，ヨーロッパの診断参考レベル[4]を十分下回る線量レベルで実現できている(図3)。その理由として，photon-counting CTはEID-CTと異なりX線の検出過程で光に変換する過程がなく，検出器に物理的な隔壁を用意する必要がないことが挙げられる。そのため，幾何学的な線量利用効率は常に100%を達成しており，空間分解能と画像ノイズのバランスが取れた理想的な高分解能イメージングを実現している。また，photon-counting CTは，X線フォトンのエネルギー情報が得られる特性を生かして，検出器回路で発生する電気ノイズを恣意的に除去することができる。これらの特長は，ノイズ対策が必要となる高分解能イメージングにおいて重要で，

NAEOTOM Alphaは同等線量で撮影したEID-CTと比べて，最大で47%の画像ノイズ低減効果があることが示されている[5]。

■ 66msの時間分解能によるスペクトラル解析

高度石灰化は冠動脈CTにおける狭窄評価の診断能を低下させる主な原因とされており，コントロール不良の高心拍や心拍不整とともに克服すべき課題となっている。NAEOTOM Alphaは66msの時間分解能によるスペクトラル解析が可能であり，心筋虚血や梗塞の評価に加えて，冠動脈の石灰化除去を目的としたアプリケーション「Quantum PURE Lumen」も搭載している。

Quantum PURE Lumenは，物質弁別と仮想単色X線画像を組み合わせたアルゴリズムを採用しており，画像からカルシウム成分を選択的に除去できることに加え，任意のエネルギーレベル(keV)の画像表示が可能となっている(図4)。そのため，石灰化によるブルーミングアーチファクトの影響を排除した内腔評価ができ，従来，冠動脈CTの適用が制限されてきた高度石灰化病変の診断能向上に期待が持たれる[6]。不要な心臓カテーテル検査を回避することにつながり，ゲートキーパーとしての重要な役割を果たすと考える。また，Quantum PURE Lumenは，冠動脈をはじめ，末

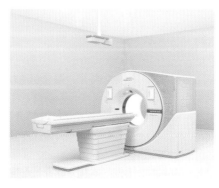

図1　NAEOTOM Alpha
　　　装置外観

〈0913-8919/23/¥300/論文/JCOPY〉

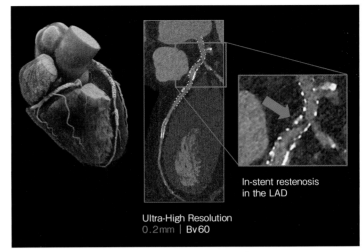

図2 0.2mmスライス厚による高分解能イメージング（冠動脈ステント）

0.6mm画像（a）ではブルーミングアーチファクトの影響を受けステント内腔の描出が曖昧だが，sharp kernelを適用した0.2mm画像（b）では明瞭に内腔が表現されている。
（画像提供：スイス・University Hospital Zurich）

図3 0.2mmスライス厚による高分解能イメージング（120kVp，DLP：290mGy・cm）

ヨーロッパの診断参考レベル（EUCLID 2020 DRLs：冠動脈CT 459mGy・cm）を十分下回る線量レベルで，0.2mmスライス厚による高分解能イメージングが実現できている。
⇨：再狭窄部位
（画像提供：ハンガリー・Semmelweis University）

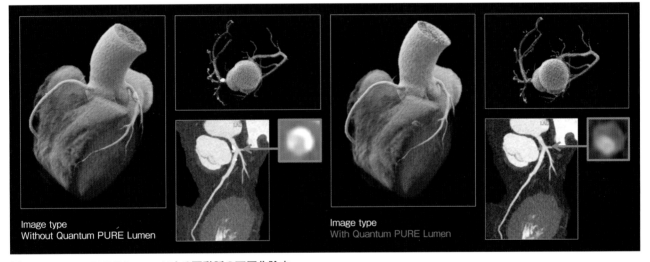

図4 Quantum PURE Lumenによる冠動脈の石灰化除去

石灰化によるブルーミングアーチファクトの影響を排除した血管内腔評価ができ，従来，冠動脈CTの適用が制限されてきた高度石灰化病変の診断能向上が期待できる。
（画像提供：ドイツ・University Hospital Augsburg）

梢動脈である四肢動脈や頸動脈，腎動脈，および大動脈の閉塞性疾患への応用も可能で，CT検査の適用範囲を広げるとともに，詳細な解剖構造の把握と治療戦略の立案に貢献することができる。

◎

　photon-counting CTは，高分解能化や低線量撮影などの基本性能が大きく向上することに加え，X線フォトンのエネルギー情報を活用したスペクトラル解析がオンデマンドで可能となる。今後の冠動脈イメージングの発展を支える重要なイノベーションとなることに加え，現状の診療上の課題を解決するソリューションとなることを期待している。

●参考文献
1）Mergen, V., et al. : Ultra-High-Resolution Coronary CT Angiography With Photon-Counting Detector CT : Feasibility and Image Characterization. *Invest. Radiol.*, 57（12）: 780-788, 2022.
2）Mergen, V., et al. : First in-human quantitative plaque characterization with ultra-high resolution coronary photon-counting CT angiography. *Front. Cardiovasc. Med.*, 9 : 981012, 2022.
3）Soschynski, M., et al. : High Temporal Resolution Dual-Source Photon-Counting CT for Coronary Artery Disease : Initial Multicenter Clinical Experience. *J. Clin. Med.*, 11（20）: 6003, 2022.
4）European Study on Clinical Diagnostic Reference Levels for X-ray Medical Imaging. https://op.europa.eu/en/publication-detail/-/publication/a78331f7-7199-11eb-9ac9-01aa75ed71a1
（2023年1月13日閲覧）
5）Rajendran, K., et al. : First Clinical Photon-counting Detector CT System : Technical Evaluation. *Radiology*, 303（1）: 130-138, 2022.
6）Allmendinger, T., et al. : Photon-Counting Detector CT-Based Vascular Calcium Removal Algorithm : Assessment Using a Cardiac Motion Phantom. *Invest. Radiol.*, 57（6）: 399-405, 2022.

問い合わせ先

シーメンスヘルスケア株式会社
コミュニケーション部
〒141-8644
東京都品川区大崎1-11-1
ゲートシティ大崎ウエストタワー
TEL : 0120-041-387
https://www.siemens-healthineers.com/jp/

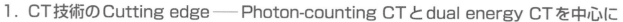
1. CT技術のCutting edge — Photon-counting CTとdual energy CTを中心に

4）循環器領域におけるフィリップスCTの技術動向

小川　亮　(株)フィリップス・ジャパンCTモダリティセールススペシャリスト

2021（令和3）年，「人口動態統計月報年計（概数）の概況」[1]によると，本邦における死因順位第1位は悪性新生物，第2位は心疾患（高血圧性を除く），第3位は老衰となっている。この中で，第2位の死因である心疾患は，1985（昭和60）年に脳血管疾患に代わり第2位となり，2021年には全死亡者に占める割合が14.9％と，全体的に見ても非常に高い死亡率となっている。その心疾患の大部分を占めるのが虚血性心疾患であり，CTを含む画像診断の役割は，病変の検出，治療戦略，術後評価など多岐にわたる。

「2021年度循環器疾患診療実態調査報告書」[2]では，冠動脈の画像診断における心臓CTの検査件数は2019年時点で50万件を超え，侵襲的な冠動脈造影検査より多く施行されている。さらに，安定冠動脈疾患の診断と治療における「2022年JCSガイドラインのフォーカスアップデート版」[3]では，古典的閉塞性安定冠動脈疾患における非閉塞性冠動脈疾患のrule outにおいて，心臓CTの有用性が示唆されている。しかし，コントロール不良の高心拍数（高HR）や心拍不整，また，高度石灰化，腎機能障害の患者には適さないなどの注意点も同時に記載されている。これらの問題点は，冠動脈を対象とする画像診断において，陽性的中率低下の大きな一因となり，その問題を改善することは，冠動脈の画像診断において非常に重要である。本稿では，これらの問題点を改善するフィリップスCTに搭載されたAIを含む画像再構成技術に加えて，さらなる確信度を高めた画像診断をサポートするスペクトラルイメージングについて，臨床症例を交えて紹介する。

■ さまざまな心拍に対応する画像再構成アルゴリズム

1. 不整脈に対応した画像再構成アルゴリズム

近年，不整脈患者は増加傾向にあり，R-R間隔が不均等な不整脈症例は，冠動脈のモーションアーチファクト，バンディングアーチファクトによって画質劣化が顕著となる。そこで，フィリップスがこれまで発表している64列以上のすべての機種には，この問題に対する画像再構成アルゴリズムが搭載されている。それらのアルゴリズムは，以下のとおりである。

① Beat to Beat Algorithm：不整脈によって心拍変動が出現した場合に，基準心拍の任意の心位相に自動補正することで，R-R間隔が異なる不整脈症例においても冠動脈の連続性が高くバンディングアーチファクトが少ない画像を提供することが可能となる。

② Adaptive multicycle reconstruction：画像再構成中にセグメント分割数と分割比率を自動可変処理することで，R-R間隔の変動を有する症例においても時間分解能の担保された診断精度の高い画像を得ることできる。

③ Auto Arrhythmia Detection：心臓CT検査終了時に，本体コンソール上に不整脈によるアラートを表示することで，不整脈を見落とすことのない心電図編集を可能とする。

これらの技術は自動化されたアプローチであるため，撮影者の技量によらず，不整脈症例においてアーチファクトが少ない冠動脈の画像を取得することができる。図1は心房細動の症例である。このように，HRが50～120bpmと心拍変動が大きな症例においてもアーチファクトの少ない診断能の高い画像が得られている*。

2. 高HRに対応したAI画像再構成アルゴリズム「Precise Cardiac」

フィリップスは，前述の再構成技術に加え，AI技術を応用し，高HRによる冠動脈のモーションアーチファクトを低減することが可能なPrecise Cardiacを開発した。Precise Cardiacは，本体コンソール上で動作可能なアルゴリズムであるため，検査ワークフローを損なうことなく，日常臨床への適用が可能である。一般的な心臓CTにおける画像再構成法では，相対delay法あるいは絶対delay法で決定した心位相の投影データのみを画像再構成に用いる。一方，Precise Cardiacの画像再構成プロセスは，ターゲットとする心位相だけでなく，ターゲット近傍の位相データを使用し，その連続データの全ボクセルに対し，ベクトル解析による動きの推定と非剛体レジストレーションを行う。この一連の処理の中で，AIで事前に学習されたアルゴリズムが用いられている。図2の症例は，128sliceの「Incisive CT」で撮影されたHR：138の高HR症例である。撮影時の回転速度は0.35sと，従来ではモーションアーチファクトの影響により画質劣化が予測できる症例であるが，Precise Cardiacではモーションアーチファクトの影響が少なく，視認性の向上した冠動脈画像が得られている。

■ 確信度を高めた画像診断を提供するスペクトラルイメージング

近年，2つの管電圧からさまざまな画像を取得することが可能なdual energy CT（DECT）が臨床応用されている。フィリップスが開発したDECTは，2層検出器を用いた心電図同期撮影により，single energy CT（SECT）で課題となっていた循環器領域の症例に対して，従来画像と空間的・時間的ミスレジストレーションがないスペクトラルイメー

〈0913-8919/23/￥300/論文/JCOPY〉

DX，その先に日本の医療の未来はある

医療DXを
加速する

IT

Vision

47 | 2023

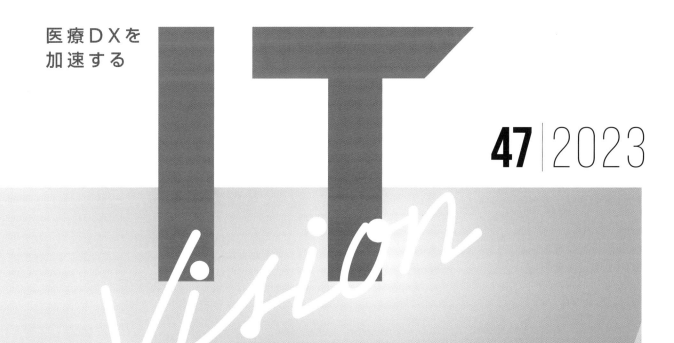

■特集1

医療DXで何が変わる

■特集2

放射線部門の
サスティナビリティを
向上するデジタル戦略

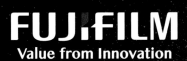

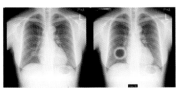
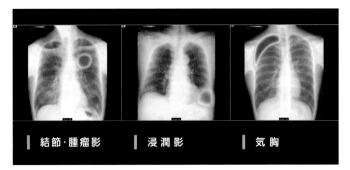
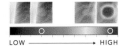

広告企画 **ZOOM UP**

AmiVoice®／アドバンスト・メディア

問い合わせ先

株式会社アドバンスト・メディア　医療事業部
〒170-6042　東京都豊島区東池袋3-1-1 サンシャイン60 42F　E-mail medical@advanced-media.co.jp　URL https://www.advanced-media.co.jp/

AmiVoice®が考えるDX

アドバンスト・メディア

　経済産業省は，デジタル庁を設立するなど日本全体のDXを進める中で，デジタル技術の進展に伴って新しく生まれた業務に対応するスキルを身につけるためのDX人材育成推進を主導しています。政府が5年で1兆円の投資を行うと発表したDX人材育成推進の対象には，人工知能（AI）活用などのスキル向上が含まれています。

　弊社は，1997年の設立以来，「HCI（Human Communication Integration）」の実現をビジョンに掲げ，人間が意のままに機械を操る時代を拓くべく，音声認識の精度向上，対応言語の多様化，知能性の高度化などの「進化」を追求してきました。医療現場においては多くの医療従事者の皆さまの支持をいただき，国内におけるその実績は2022年9月現在，1万6445施設に上ります。

　今後も，さまざまな医療分野におけるDXの推進が喫緊の課題とされる中，AI音声認識と音声認識AIを核とした新たな課題解決ツールの市場導入・普及を通じて，あらゆる医療機関での生産性向上，そして，働きがい改革を経て，AIと共存するサステナブルな「人々の働き」の創造に貢献していきます。

「AmiVoice® Ex7」

　医療全般向けのAI音声認識システムです。電子カルテ，放射線読影レポート，薬局，介護など，それぞれに特化した音声認識辞書を各種取りそろえています。

　放射線科用音声入力システム「**AmiVoice® Ex7 Rad**」を使用したレポート作成では，従来のキーボード入力と比較して，約1/2～1/3に入力時間を削減し，レポート作成業務の効率向上に大きく貢献しています（当社調べ）。

　2022年10月には，さらなる利便性の向上を実現した最新版（Ver7.90）をリリースしました。従来のDNNの辞書に代わって，より高い認識精度を実現したBi-LSTM辞書が搭載されています。

「AmiVoice® VK」

　医療機関で働くすべての医療従事者にキーボード入力の効率化を提供する音声認識ソフトウエアです。複数の高精度音声認識エンジンを搭載しており，適時，適所で使うことで利用の幅を大きく広げ，一般文章，住所，長い数字列，変換が煩わしい英字・数字・記号の混在などのキーボード入力を効率化させます。

　また，キーワードや音声コマンドの登録，各音声認識エンジン利用の習熟などにより，入力の効率を一段と向上させることができます。音声入力による効率化と作業の代替化がもたらす快適化により，医療従事者の活用が広がっていくことが期待されます。

「AmiVoice iNote」

　医療向けAI音声認識ワークシェアリングサービスです。記録業務の省力化と質の向上に貢献することはもちろん，院内SNS機能でリアルタイムな情報共有や勤務状況のモニタリングなども可能にします。従来の音声入力だけにはとどまらず，音声入力によるヒヤリハット報告に活用する（社会医療法人柏葉会 柏葉脳神経外科病院：北海道厚生局主催 2022年度「医療安全に関するワークショップ」ベストプラクティス賞）など積極的なICT活用の取り組みは，新聞やWebなどのメディアにおいて好事例として取り上げられています。

「AmiVoice iNote Lite」

　「**AmiVoice iNote**」の一部の機能を包含したiOS向けのサービスです。よりコンパクトなシステム構成（院内サーバ設置不要）で，さらに導入しやすくなっています。音声認識による入力の効率化はもちろん，豊富な機能で記録業務を支援します。

「AmiVoice® ScribeAssist」

　院内におけるオンライン/オフラインなどの会議形態，Web会議システムの種類を問わず使用できる，スタンドアローン型の文字起こし支援アプリケーションです。リアルタイム認識・バッチ認識に対応しており，会議音声の録音，音声認識，テキストの編集，文字起こし内容の出力までをワンストップで行えます。AI話者識別機能やキーワード・タグ付け機能，リアルタイム字幕表示機能など，会議での運用に適した機能を多数搭載しています。

　また，会議に限らず，インフォームドコンセントやオンライン診療の書き起こしなど，さまざまな運用シーンでの活用が可能となります。

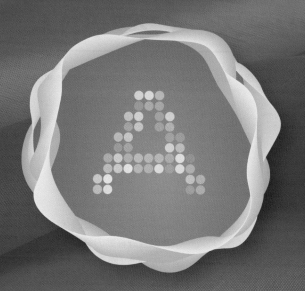

AmiVoice® は、病院内の DX 推進に貢献いたします。

読影業務に加え、複数の高精度音声認識エンジンを適時、適所で利用できることで、業務の幅を広げます。

AI 音声認識 AmiVoice®

アドバンスト・メディアは 1997 年の創立以来、AI 音声認識「AmiVoice」の開発を一貫して行ってまいりました。

多くのユーザー様のご支持のもと常に進化を続け、近年はモバイル向けアプリやサブスクリプション型のサービス提供など、より広い診療部門・ご利用シーンに向けて、働きやすい環境づくりをご支援する製品・サービスの展開を行っております。

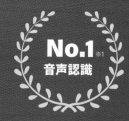

音声認識市場

No.1 ※1
音声認識

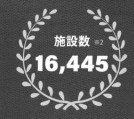

医療分野の導入

施設数 ※2
16,445

※1）出典：合同会社 ecarlate「音声認識市場動向 2022」
音声認識ソフトウェア / クラウドサービス市場

※2）2022 年 9 月現在

2023 年 4 月 14 日 ㊎ ～ 16 日 ㊐

パシフィコ横浜にて開催される
「2023 国際医用画像総合展（ITEM2023）」に出展いたします。

Booth No. **D4-02**

株式会社アドバンスト・メディア
〒170-6042 東京都豊島区東池袋 3-1-1 サンシャイン 60 42 階
TEL ：03-5958-1045（医療事業部）
Mail ：medical@advanced-media.co.jp

💻 詳細はこちらから ▶
https://www.advanced-media.co.jp/

AmiVoice® およびロゴマークは株式会社アドバンスト・メディアの登録商標です。

放射線情報システムiRadシリーズ／インフォコム

問い合わせ先
インフォコム株式会社　ヘルスケア事業本部放射線システム営業部
〒107-0052　東京都港区赤坂9-7-2 東京ミッドタウン・イースト10階　TEL 03-6866-3790　URL https://service.infocom.co.jp/healthcare/

iRadシリーズがもたらす
新たな価値の創造

インフォコム

インフォコムは，iRadシリーズ製品である診断RIS「iRad-RS」，レポーティングシステム「iRad-RW」，治療RIS「iRad-RT」の新バージョン（Ver.10）を2022年11月に発表した。新バージョンは「RIS（Radiology Information System）からRIS（Radiology Intelligence System）への進化」をテーマに掲げ，旧バージョンのアーキテクチャを継承しつつ，魅力ある機能を充実させた。従来のオンプレミス型環境に加えデータセンター型環境でのシステム構築が可能となり，使い勝手の改善や業務分析機能を充実させることで，ユーザーに新たな価値を提供する（**図1**）。

情報セキュリティ対策

医療機関などを対象とするセキュリティリスクが顕在化していることへの対応として，2022年3月に改定された「医療情報システムの安全管理に関するガイドライン」に準拠したユーザーパスワードのハッシュ化に加えて，2要素（パスワード+ICカード）認証を実装した。ICカードについてはシステムロック画面や実施者確認などのユーザー認証画面でも使用可能で，情報セキュリティ対策の強化を行った。

ユーザーインターフェイスの改善

昨今ディスプレイの高品質化が一気に加速し，高精細4Kモニタが当たり前の存在になってきている。新バージョンでは日常的にモニタ診断業務を行っているユーザーの疲労対策として，フローティングボタンバーを活用したマウス移動距離の軽減，マウス位置から離れた画面のスクロール操作を可能とするボタンの設置を行うことで，操作者の視線移動の軽減・操作の簡略化を図っている（**図2**）。また，使用頻度が高い場面に入力履歴機能を搭載した。使用頻度の高い項目の選択が容易になり，作業の効率化に寄与するだろう。

新しい業務への対応

診療放射線技師法の改正に伴い，診療放射線技師が静脈路の確保を行えることになったことを受け，ルート確保管理機能を実装した。ルート確保のステータス管理および実施者の登録が可能となり，ルート確保場所と検査室が離れている場合でも状況の伝達が容易で，検査開始の判断に活用することができる。

業務改善・収益改善ツールとしての活用

検査ごとの読影率の把握および読影率達成のための残読影件数・完了予測時間のリアルタイム表示機能，および検査項目ごとの読影時間ヒストグラム表示機能を実装した（**図3**）。業務を見える化をすることで読影業務の振り返りによる気づきを促し，データを人員配置の適正化の根拠資料として活用することができる。

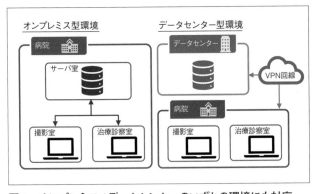

図1　オンプレミス/データセンターのいずれの環境にも対応

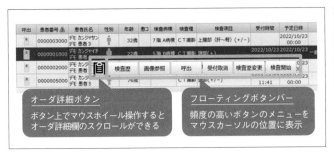

図2　作業を効率化するユーザーインターフェイスの改善

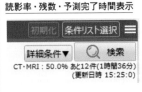
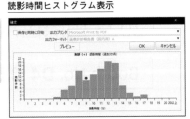

図3　業務を見える化する機能の実装

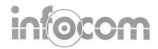

放射線科向けiRad®パッケージがリニューアル
―Information SystemからIntelligence Systemへ―

情報を確実に共有することはもちろん、必要な情報を必要なときに提供
インフォコムは多岐にわたる放射線業務サポートのため、これからも進化を続けます

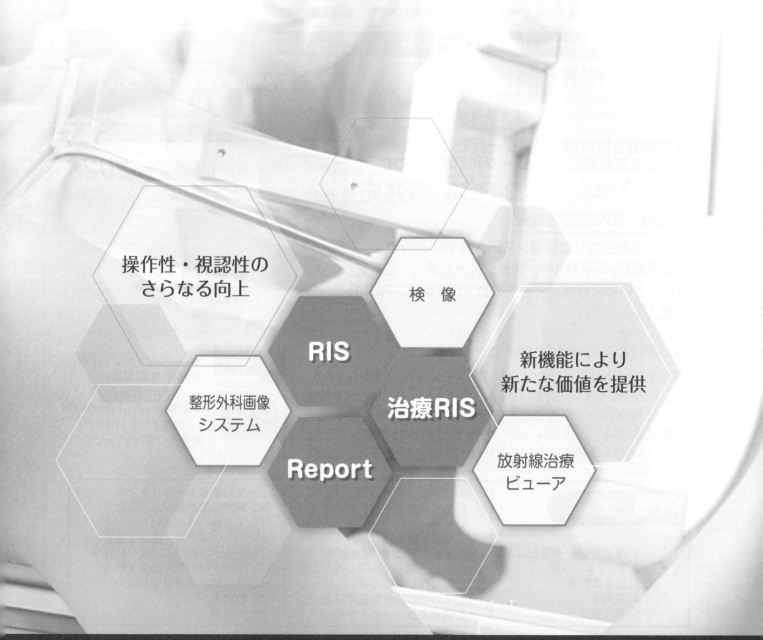

操作性・視認性の
さらなる向上

検 像

RIS

新機能により
新たな価値を提供

整形外科画像
システム

治療RIS

Report

放射線治療
ビューア

インフォコム株式会社
〒107-0052 東京都港区赤坂9丁目7番2号 東京ミッドタウン・イースト10階
TEL:03-6866-3790（受付）URL:http://www.infocom.co.jp/healthcare/ E-mail:iRad-sales@infocom.co.jp

CD-ROM（Hybrid版）

好評発売中

電子カルテ・医療情報システム部品集 2023

Directory of Electronic Health Record System and Components

編集：木村通男

> 浜松医科大学医学部附属病院
> 医療情報部 教授/医療情報部長

厚生労働省標準規格準拠が一目でわかる！
SS-MIX対応製品のストレージ利用範囲もわかる！

2023年度版 CD-ROM 新発売

136社・374製品を収録

部品を組み合わせた情報システム構築に必須の
情報を網羅。電子カルテ，情報システム導入・更新を
検討している医療機関に必携のカタログ集CD-ROM
です。

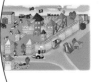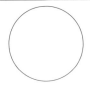

■「価格」の入ったカタログ集は，ほかにはありません。

■標準化規格〈HL7, DICOM〉対応システム，IHE-J準拠システム，
レセプトオンライン化対応システム，患者さんへのCDによる電子
的情報提供の「厚生労働省電子的診療情報交換推進事業規
格適合済み」システム，厚生労働省標準規格準拠システム，
HL7J-CDA準拠システム，SS-MIX2対応システムがわかります。

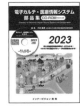

◆CD-ROM（ハイブリッド版）
◆A4判（並製）製品・
　システム一覧冊子つき
◆定価3,300円（本体3,000円）
　（2022年11月17日刊行）
発売元：（株）インナービジョン

目 次

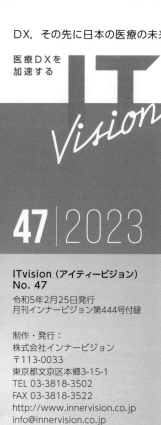

DX，その先に日本の医療の未来はある

医療DXを
加速する

IT
Vision

47 | 2023

ITvision（アイティービジョン）
No. 47

令和5年2月25日発行
月刊インナービジョン第444号付録

制作・発行：
株式会社インナービジョン
〒113-0033
東京都文京区本郷3-15-1
TEL 03-3818-3502
FAX 03-3818-3522
http://www.innervision.co.jp
info@innervision.co.jp

印刷：欧文印刷株式会社
禁・無断転載

FEATURE

医療DX
で何が変わる

課題と期待，そして今後を展望する

2022年6月7日に閣議決定された「経済財政運営と改革の基本方針2022　新しい資本主義へ〜課題解決を成長のエンジンに変え，持続可能な経済を実現〜（骨太方針2022）」では，医療のデジタルトランスフォーメーション（DX）の推進が盛り込まれました。その後，2022年10月12日には医療DX推進本部が発足し，DXによるサービスの効率化や質を高め，保健医療の向上を図るとともに，最適な医療を実現するための基盤整備をめざして，情報共有や検証を行っています。医療DX推進本部では，「全国医療情報プラットフォームの創設」「電子カルテ情報の標準化等」「診療報酬改定DX」を具体的施策に掲げ，今春には工程表を策定するとしています。そこで，本特集では，本格的に動き出した医療DXの課題と期待を取り上げ，今後を展望します。

医療DX推進に向けた動向

ITvision 編集部

2022年6月7日に閣議決定された「経済財政運営と改革の基本方針2022 新しい資本主義へ～課題解決を成長のエンジンに変え，持続可能な経済を実現～（骨太方針2022）」の中で，国を挙げて医療のデジタルトランスフォーメーション（DX）を推進することが明記された。さらに，10月12日には，政府の医療DX推進本部が発足。今春には施策の工程表を策定することとしており，医療DXが加速することが期待される。

3施策を柱に医療DXを推進

骨太方針2022では，医療・介護分野のDXにより，サービスの効率化・質の向上を図るとしている。そのために，デジタルヘルスの活性化に向けた関連サービスの認証制度・評価指針による質の見える化，イノベーションを進める。また，データヘルス改革の工程表に基づいたPHR（Personal Health Record）の推進などを行う。オンライン資格確認に関しては，原則として2023年4月から医療機関・薬局への導入を義務づけ，2024年度中の保険証廃止を明記している。

さらに，骨太方針2022では，自由民主党政務調査会が5月に提言した「医療DX令和ビジョン2030」の内容が盛り込まれた。この提言では，医療における情報のあり方を根本から解決するために，①「全国医療情報プラットフォーム」の創設，②電子カルテ情報の標準化，③診療報酬改定DX，の3施策を同時に進めることを求めている。

骨太方針2022では，全国医療情報プラットフォームについて，オンライン資格確認等システムのネットワークを拡充して，レセプトや特定健診などの情報，予防接種，電子処方箋，自治体検診情報，電子カルテなどの介護も含めた医療全般の情報を共有・交換できるものと位置づけている（図1）。また，電子カルテ情報の標準化に関しては，標準型の電子カルテを検討するほか，データを治療の最適化や人工知能（AI）といった医療技術の開発，創薬などに有効活用する（図2）。診療報酬改定DXについては，改定時の対応作業を効率化して，SEなどの人材の有効活用を図るほか，費用を抑えて医療保険制度全体の運営コストの削減をめざす。これらを医療界，医学界，産業界が一丸となって進め，さらに医療情報の利活用のために，法制上の措置も講じるとしている。

今春には工程表を策定

その推進のために，岸田文雄内閣総理大臣を本部長とした医療DX推進本部が10月12日に発足した。さらに，医療DX推進本部の下に具体的な施策を検討する幹事会が設けられ，施策の企画立案・実施をデジタル庁，厚生労働省，総務省，経済産業省が担う。11月24日には第1回の幹事会が開催され，施策の現状と課題が整理された。

今後，第2回幹事会では工程表の骨子案を検討，第3回幹事会では工程表の最終確認が行われる。その上で，今春開催予定の医療DX推進本部で工程表が策定される見込みだ。

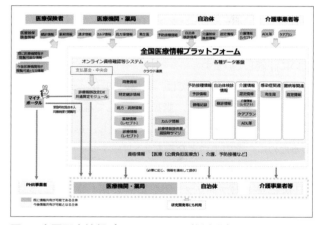

図1 全国医療情報プラットフォーム（将来像）
（第1回医療DX推進本部幹事会資料より引用転載）

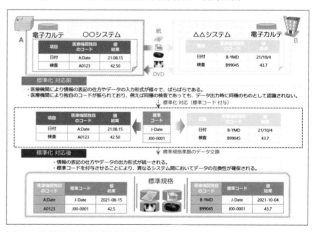

図2 電子カルテ情報の標準化
（第1回医療DX推進本部幹事会資料より引用転載）

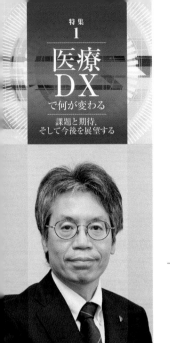

医療DXの推進には，すべての国民，患者，医療者がメリットを享受できることが求められる

医療機関は地域における役割を明確にして，戦略的に取り組むことが大切

長島 公之 氏 公益社団法人 日本医師会 常任理事

日本医師会は，2001年の「日医IT化宣言」以降，医療のIT化に取り組んでおり，政府の医療DX推進本部の施策が適切に進むよう積極的に協力していきたいと考えている。技術革新と医療環境の変化により，国を挙げて医療のデジタルトランスフォーメーション（DX）を推進するが，実現に向けては安心・安全を確保し，国民，患者，医療者が誰一人取り残されることなくメリットを享受できることが求められる。そして，医療機関は地域での役割を明確にして戦略的に取り組むことが重要である。

日本医師会は20年以上，医療のIT化を推進

日本医師会では，2022年6月に閣議決定された「経済財政運営と改革の基本方針2022　新しい資本主義へ～課題解決を成長のエンジンに変え，持続可能な経済を実現～（骨太方針2022）」の中に，医療DXの推進が盛り込まれたことを大いに評価しています。

これまでも日本医師会では，医療のIT化，デジタル化の必要性を主張するとともに，旗振り役として推進してきました。まず2001年に「日医IT化宣言」を発表し，医療のIT化を進めるために，その土台となるネットワークづくりに向け，レセプトコンピュータの標準化を図る「ORCA Project」において，「日医標準レセプトソフト」を無償公開しました。さらに，2016年には，「日医IT化宣言2016」を公表しました。この中で，安全なネットワークを構築するとともに，個人のプライバシーを守ると宣言しています。加えて，患者の同意に基づいて収集した医療情報を研究・分析して，医療の質向上と安全の確保をITで支えるために努めることを盛り込みました。また，国民皆保険をITで支えるとして，日医標準レセプトソフトの提供と普及を進め，診療報酬請求のためのインフラの整備を行うことを明記しています。さらに，地域医療連携・多職種連携のために，電子カルテのない医療機関でも電子化された医療情報を活用できるようなツールを開発・提供するとしました。そして，電子化された医療情報を電子認証技術で守るために，電子認証局（HPKI）事業の推進と医師資格証の普及を図ることを表明しています。

このように，日本医師会が20年以上前から医療のIT化に取り組んできたのと同様の内容が，「全国医療情報プラットフォームの創設」「電子カルテ情報の標準化等」「診療報酬改定DX」として，骨太方針2022に取り入れられました。今後，政府の医療DX推進本部の下に施策が進められますが，日本医師会としても適切な方向に進むよう，積極的に協力していきたいと考えています。

医療DX推進の背景に技術革新と医療環境の変化

骨太方針2022の中で医療DXの推進が盛り込まれたのは，日本の医療が抱える課題があり，それがITなどのデジタル技術によって解決できるからです。

政府が医療DXを推進する背景には2つの要因があります。1つは技術の進歩です。ITなどのデジタル技術の進歩により，これまでは困難だったことが可能になりました。ネットワークやハードウエア，ソフトウエア，セキュリティなどの技術が進歩して，安全に情報を利活用できるようになりました。また，もう1つは医療を取り巻く環境の変化です。以前は病院完結型医療が中心で，1人の患者を1施設が診ていました。しかし，疾病構造が変化して，1人の患者が複数の疾患を抱えていたり，医療機関の機能分化と連携が進んだこともあり，複数の医療機関が1人の患者を支える地域完結型医療へと移行しています。その一方で，医療情報の複雑化，データ量の増大によって，紙やフィルムでのやりとりだけでは情報共有が難しくなっています。そこで，ITを活用して医療機関が電子化された情報を共有する仕組みが求められるようになってきました。

このような状況を踏まえると，「全国医療情報プラットフォームの創設」については，各地域で地域完結型医療のために構築されている既存の地域医療連携ネットワークと併用していく

ことが必要だと思います。すでに地域医療連携ネットワークが有効利用され，定着している地域もあるので，この仕組みは残すべきです。両方のメリットや特性などを考慮して，進めていくべきでしょう。「電子カルテ情報の標準化等」は，国が主導していくことが大事です。すでに，電子カルテなど多くの医療情報システムの導入が進んでいる中で，標準化を進めるには，しっかりとした方向性を示してほしいと思います。また，「診療報酬改定DX」は，改定時の大きな問題となっているレセプトコンピュータの更新作業が効率化されると期待しています。現状，更新作業は改定時に集中しておりベンダーの負担になっていますが，このスケジュールに余裕を持たせることで軽減できます。さらに，共通算定モジュールの開発が明記されていますが，これが実現すれば更新作業が効率化し，マンパワー不足などの問題も解決できるでしょう。

すべての人がメリットを享受できることが大切

昨今，頻用されるDXという言葉に明確な定義はないのですが，この言葉を提唱したスウェーデンのエリック・ストルターマン氏は，"Information technology and the good life"という論文の中で，「デジタル技術が人々の生活に影響を与え，より良い方向に変化させること」だと述べています。この言葉を踏まえると，日本医師会がめざす医療DXとは，「ITなどのデジタル技術が，社会，医療界に浸透して，人々の生活をより良い方向に変化させること」になります。具体的には，「ITという手段によって業務の効率化や適切な情報連携を進めることで，国民，患者により安全で質の高い医療を提供するとともに，医療現場の負担を減らすこと」だと考えます。そして，これは2001年の「日医IT化宣言」の中ですでに示していることでもあります。日本医師会では，IT化やデジタル化は目的ではなく，あくまでも手段と考えています。デジタル技術は万能ではありません。従来の方法と組み合わせて，適切に活用することがとても重要です。国民や患者に適切な医療を提供すること，医療現場を効率化することが目的である以上，拙速に進めてしまい，医療現場に混乱を生じさせるようなことがあってはなりません。

今後，医療DX推進の施策が進められると思いますが，医療現場の状況を把握して取り組むことが求められます。また，医療情報は生命や健康にかかわるものなので，有効性と安全性を確保した上で，利便性や効率性を追求していくことが大事です。そして，国民，患者，医療者の誰一人も取り残されることがないように進めなければなりません。そのためには，3つのポイントがカギとなります。1つ目は，誰にでも使いやすい技術を用いることです。特別な研修など受けなくても容易に扱えなければなりません。2つ目のポイントは，サポート

です。高齢者や障がい者でも利用しやすいように，どのようにサポートしていくかがカギとなります。そして，3つ目は情報リテラシー（活用能力）の向上です。このリテラシーには2つの意味があります。1つはデジタル技術を使いこなす能力を高めること，もう1つはメリットとデメリット，リスクを理解することです。この3つのポイントに取り組み，すべての人がメリットを享受できることが大切です。

サイバーセキュリティ対策のための専門知識，人材，財源の不足が課題

今後，医療DXを推進していく上で，課題も多く残されています。日本医師会では，「日医IT化宣言2016」の中で，安全なネットワークの構築に言及していますが，昨今，医療機関がサイバー攻撃を受けるなど，セキュリティへの対応が十分だと言えません。多くの医療機関で，サイバーセキュリティのための専門知識，人材，財源が不足しています。医療者の多くは，専門的な教育を受けておらず，専門家の雇用が困難な医療機関がほとんどである一方，診療報酬にはサイバーセキュリティに対する評価がありません。サイバー攻撃のリスクが高まっている現状を踏まえると，安全なネットワークを構築するためには自助だけでなく，環境整備のための公助が必要です。国には，サイバーセキュリティ対策の教育・研修だけでなく，補助金などの支給も検討してほしいと思います。なお，日本医師会では，2022年6月からサイバーセキュリティ支援制度の運用を開始しています。この制度では電話での相談窓口の設置，サイバー攻撃の被害を受けた施設や個人情報が漏えいした施設への一時支援金の支給などを行っています。

医療機関は地域の中で自施設の役割を考え戦略的にDXを進めることが重要

超高齢社会の進展と医療技術の進歩により，今後ますます地域医療連携の必要性が高まってくるでしょう。都市部や地方，へき地など，地域によって求められる連携のあり方は異なります。医療機関には所在する地域の中で自施設がどのような位置付けなのか，どのように連携に参加するのかを考えることが求められています。そして，地域での役割を明確にして，安全で質の高い医療を提供するために，自施設のDXに戦略的に取り組むことが重要です。

（取材日：2023年1月6日）

（ながしま きみゆき）
1984年島根医科大学卒業。92年に自治医科大学大学院を修了し，同年長島整形外科を開業。日本整形外科学会専門医，医学博士。日本医師会医療IT委員会委員などを経て，現在，日本医師会常任理事，栃木県医師会常任理事を務める。

医療DXはいつかやらねばならないことであり 国民，患者を置き去りにすることなく プラス思考で取り組むことが良い成果を生む

国が明確なビジョンを示し，強いメッセージを出すことが求められる

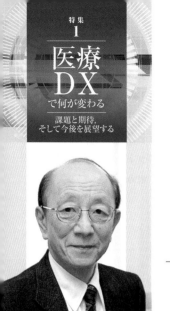

大道　道大 氏　一般社団法人 日本病院会 副会長

医療機関の厳しい経営環境が続く中，ITなどのデジタル技術への投資は難しい状況にある。また，国が推進する医療のデジタルトランスフォーメーション（DX）施策には，取り扱う情報や電子カルテの普及など課題も残されている。

しかし，医療DXはいつかやらねばならないことである。実現に向けては，国が明確なビジョンを示し，それをめざして，国民，患者を置き去りにすることなく，プラス思考で取り組むことが，医療機関にとっても良い成果につながる。

医療機関の厳しい経営環境が デジタル化の投資を阻む

日本の医療のIT化について，その歩みを振り返ると，まず1970年代にレセプトコンピュータが登場しました。私が院長を務めた大道病院（現・森之宮病院）でも73年に導入して，79年にはメインフレームによる電算処理へと移行しています。その後，80年代に入るとオーダリングシステムが普及し始め，99年には診療録の電子保存が認められ，2000年以降電子カルテを導入する施設が増え始めました。2006年にはレセプトのオンライン請求が開始となり，さらに2010年には診療録の外部保存が解禁され，クラウド型電子カルテのサービスが広がりました。

このように，医療情報システムは，50年の間に大きな混乱もなく着実に普及が進んだと言えます。厚生労働省の調査によると，電子カルテの普及率は2020年の時点で，400床以上の施設で90％を超え，200床未満では約49％，診療所も約50％になっています。大きな問題もなく，IT化が進んでいるのには，3つ理由があると考えています。1つは，IT化が医療機関経営にプラスなったためです。電子カルテとPACSによって，カルテとフィルムの保管場所や搬送作業が不要となり，フィルムの購入もなくなって，コスト削減など経営面でメリットを得られました。また，2つ目は，IT化が医療の質向上にも寄与したことです。転記ミスなどのインシデントを防止し，アレルギーなどの患者情報の確認や共有も効率的かつ確実に行えることで，安全で質の高い診療を行えるようになりました。さらに，3つ目は，かつては診療報酬改定率が高く，多くの医療機関が安定して成長できていたことから，IT化のための原資を確保することができていたことです。つまり，これまでの医療のIT化は，

医療機関に原資があり，経営と医療の質を向上させることができるために積極的に投資が行われ，普及してきました。

しかし，1990年代後半から診療報酬改定率が下がり，物価上昇率と比較しても伸びが低く，医療機関を取り巻く経営環境も厳しくなっています。また，医療情報システムの構築にかかるコストも，かつてのレセプトコンピュータ導入の場合と比べると，大幅に高額になっています。こうした理由から，現在は医療機関にとってITなどのデジタル技術の導入に投資しにくい状況が続いています。

全国医療情報プラットフォームの 有効活用に向けて残る課題

医療DXの推進が盛り込まれた「経済財政運営と改革の基本方針2022　新しい資本主義へ〜課題解決を成長のエンジンに変え，持続可能な経済を実現〜（骨太方針2022）」では，「全国医療情報プラットフォームの創設」「電子カルテ情報の標準化等」「診療報酬改定DX」の3施策が示されています。

全国医療情報プラットフォームは，オンライン資格確認のネットワークを拡充するとしており，併せて電子カルテの標準化を進め，診療情報提供書などの3文書，検査情報といった6情報を，クラウドで共有できるようにするとしています。このことは大変良いことだとは思いますが，それにより医療の質がどのように向上するかが明確にされていません。すべての国民がマイナンバーカードを取得し保険証として利用するのならばよいのですが，そうならなければ，かえって情報が不十分となり，共有するメリットを得にくくなります。加えて，共有する情報が常に新しい情報でなければなりません。例えば，ある患者のアレルギー情報が

3年前のもので, 直近に別の医療機関で新たなアレルギー反応を起こした場合に, その情報が共有される前に診療を行うと重大なインシデントが生じるリスクがあります。さらに, 電子処方箋の情報の共有も進めることとなっていますが, 現状では, 院内処方は対象外となっています。これでは, 例えば, 紹介患者が紹介元の医療機関に入院していたときの処方内容がわからないといった事態が発生することも考えられます。

電子カルテ情報の標準化には普及に向けた技術の進歩も必要

電子カルテ情報の標準化は, とても重要なことであり, その規格にHL7 FHIRを用いることとなりました。ただし, すでに電子カルテが稼働している医療機関では, 標準化に対応するためにシステムの改修・更新などの作業が生じる場合もあります。多くの電子カルテはパッケージ化されていても, それと接続する部門システムが医療機関ごとに異なっているなど, たとえ同じベンダーのパッケージシステムでも仕様の異なることが多いため, HL7 FHIRに対応するのは, 時間とコストを要する可能性があります。加えて, 従来の医療情報システムは, 診療情報という機微な個人情報を保護するために, 外部との接続を避け閉鎖的な環境で運用していました。このようなシステムが普及していることが, 標準化を進める上では障壁になるかもしれません。

さらに, 電子カルテを普及させるためには, 入力作業などを効率化させる技術の進歩も求められます。以前の電子カルテは, キーボード入力のために医師がモニタ画面に見入ってしまって患者に顔を向けないと指摘されることがありました。また, 看護師がベッドサイドでバイタルデータのメモをとり, ナースステーションに戻ってから入力するといったことが当たり前でした。その後, デバイスやセンシングといった技術が発展し, 血圧計などの医療機器で計測した情報が自動的に電子カルテに入力されるようになりました。今後は, 技術革新によって, より多くの情報が自動記録できるように進化していくことを期待しています。これにより, 医療者の負担軽減が進み, 働き方改革にもつながるはずです。

私個人の意見ではありますが, 以前, すべての医療機関が利用できるような「ジャパンカルテ」を提唱したことがあります。共通の機能, 仕様を持ちながら, 医療機関の種別や特性に応じて対応したモジュールを組み込む電子カルテを, 国の主導の下, ベンダー各社が協力して開発するというものです。これにより, 開発費用が抑えられ, 医療機関も導入しやすくなるはずです。また, 診療報酬改定時のシステム改修のコストを下げることもでき, ベンダーの負担も軽減して診療報酬DXにもなるなど, 今後の電子カルテ情報の標準化に向けたヒントにもなるかもしれません。

医療DXはいつかやらねばならないことであり国民, 患者を置き去りにせずに進めることが大事

本来ならば, もっと早い時期に標準化された共通のシステムがあるべきだったと思いますが, それが実現しないまま電子カルテの普及が進んでしまいました。骨太方針2022で示された医療DX施策は, 標準化や共通基盤などを進めるものであり, これまでの医療情報システムを見直す良い機会だととらえています。「全国医療情報プラットフォームの創設」「電子カルテ情報の標準化等」「診療報酬改定DX」は, いずれもいつかやらねばならないことです。すでに海外では成功している国もあります。だからこそ, 医療者は医療DXの推進に反対せず, これを好機だととらえて, 議論しながらより良い方向をめざして挑戦していくことが大事です。

ただし, 医療DXを進める上で忘れてならないのは, 国民, 患者を置き去りにしないことです。例えば, マイナンバーカードの保険証利用についても, 患者自身が信頼しているかかりつけ医が対応していないからと言って, 受診の妨げになってはいけません。また, 2023年1月から電子処方箋が始まりましたが, 国の周知が十分ではなく, 国民, 患者にはあまり認知されていません。当院でも, 医師や事務職員が患者に説明しているのです。

このような現状を見ていると, 国には私たちが納得できるようなビジョンを示してほしいと思います。たとえ医療DXによって一時的にコストがかかったり, 医療現場が混乱したりすることがあっても, 将来的には国民, 患者, 医療者にとって大きなメリットになるという強いメッセージを出すことが求められます。

コロナ禍で社会のDXが進んだように目的を持ちプラス思考で取り組みを

コロナ禍によって, 社会全体でDXが進み, 医療現場でもオンライン診療や面会, カンファレンスが行われるなど, 時間や距離にかかわらずコミュニケーションがとれるようになり, デジタル技術によって変わろうとしています。このようなデジタル技術の医療現場への浸透は, 非接触でコミュニケーションをとるという明確な目的があったからこそ急速に普及しました。国が推進する医療DXの施策についても, 医療機関は経営と医療の質を向上するという明確な目的を持ち, プラス思考で積極的に取り組んでいくことが, 良い成果を生むことにつながると思います。　　（取材日：2023年1月10日）

（おおみち　みちひろ）
1981年順天堂大学医学部卒業。大阪大学微生物研究所研究員を経て, 85年に医療法人大道会に入職。90年に医療法人大道会大道病院（現・社会医療法人大道会森之宮病院）院長就任。現在, 同法人理事長。2010年から日本病院会副会長を務める。

Opinion …… 産業界からの医療DXへの期待

JAHISが考える医療DX

大原　通宏　一般社団法人 保健医療福祉情報システム工業会 運営会議 議長

現状の課題

デジタル技術の進歩で社会全体のデジタルトランスフォーメーション（DX）が加速する中，医療分野では，デジタル化・データ利活用の取り組みの遅れが指摘されてきた。また，新型コロナウイルス感染症の拡大で，データのデジタル化が進んでいないことが，日本における医療の弱点として浮き彫りになり，迅速かつ適切な情報収集を可能にするシステムの構築が喫緊の課題となっている。

データを利活用するためには，標準化された良質のデータであることが重要である。そのためには，データ入力段階，もしくはデータ送信段階で標準化が行われ，情報が正しくスピーディに活用できる仕組みが求められる。しかし，電子カルテシステムの普及率については2020（令和2）年で，一般病院が57.2％，診療所も49.9％にとどまっている（厚生労働省：医療施設調査）。しかも，標準化の実装は，一部のデータに限られているのが現状である。

そのような状況であることから，現時点においては，患者・国民が自らの意思で自身の健康や医療情報の把握を自由に行えている状況とは言えない。また，国内の医療機関において電子カルテシ

ステムが導入途上にある現状では，医療機関を横断した患者個人の診療・治療への活用，あるいは健康管理，医療連携，政策決定，研究開発への活用という面ではきわめて限定的である。

政府動向と今後への期待

このような課題の解決に向けて，2022年6月に閣議決定された「骨太方針」の中で「全国医療情報プラットフォームの創設」「電子カルテ情報の標準化等」および「診療報酬改定DX」が明記され，さらに「医療DX推進本部」も2022年10月に発足し，具体的な動きが始まっている。

この方向性は，保健医療福祉情報システム工業会（JAHIS）が「JAHIS 2030ビジョン」[1]で掲げた「いつでも，どこでも，誰でもが，良質で個人の意志を尊重した保健・医療・福祉サービスを受けられること，そしてそれに基づいて，健康で豊かな活力ある国民生活をおくること。その実現を念頭に置き，使いや

すく，そして安全な，保健・医療・福祉に関する情報システムを社会に提供する」と同じ方向を示したものであり，JAHISだけでは困難な壁であっても，乗り越えるチャンスを得られると，われわれは期待している（図1）。

JAHISの役割

「骨太方針」で掲げられた医療DXの実現に向けては，産官学が一丸となって進める必要がある。JAHISとしても，医療DX推進本部が進めるタスクフォースにすでに参画しており，政府が進める医療DXの推進をしっかりと支え，意見具申だけでなく，関係機関と連携・協力し，共に汗をかき，日本における医療DX推進に寄与していきたいと考えている。

今後ともデータ利活用に関する提言活動や標準化活動を通して，「JAHIS 2030ビジョン」[1]の実現に取り組み，ポストコロナの新たな時代に，データ循環型社会による「健康で安心して暮らせる社会」の実現をめざして，活動を推進する。

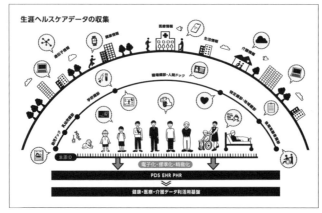

図1　「JAHIS 2030ビジョン」[1]で示した生涯ヘルスケアデータの収集

●参考文献
1）保健医療福祉情報システム工業会：JAHIS 2030ビジョン.
https://www.jahis.jp/about/contents_type=13

（おおはら　みちひろ）
一般社団法人保健医療福祉情報システム工業会運営会議議長。2002年から日本電気株式会社において医療情報システムの導入に従事。全国の大学病院，一般病院をはじめとするプロジェクトを担当。2016年同社医療ソリューション事業部事業部長代理，2022年同社医療ソリューション事業部門統括部長（現職）。

Opinion …… 産業界からの医療DXへの期待

日本医療ベンチャー協会が考える医療DX

坂野 哲平 一般社団法人 日本医療ベンチャー協会 医療DX担当理事

医療DXのゴール

医療デジタルトランスフォーメーション（DX）は，医療（および介護）を提供する側と患者の双方が受益者であると同時に，社会保障とビジネスの両面からも質の改善と経済効果を明確にする必要がある。

われわれベンチャー企業は，AI問診・遠隔ICU・診断AI・治療用アプリ・遠隔診療・パーソナルヘルスレコードなどのさまざまな製品を医療・介護現場に提供しているが，特定の業務プロセスの最適化は示せているものの，未来医療は示せていない。投資に対して効果を示す必要があるのだ。いつまでに，全国の救命率が○％上がる，○％の重複診療・重複服薬が減り，○億円の医療費，○％のポリファーマシーが削減されるなどの具体的なゴールを官民医で設定すべきだろう。

グローバルビジネスと国際貢献

2022年の医療関係の貿易赤字は，新型コロナワクチンの輸入の影響もあり急速に膨んだ結果，7兆円到達は目前の状況だ。一方，医療DXや働き方改革はグローバルなテーマであり，2030年には医療機器の市場規模を医療デジタルが超えるとの試算もある。

日本は長年，国際医療貢献に取り組んできたが，医療DXはビジネスと国際貢献を両立させることができるテーマであり，より早期に薬機法・ガイドライン・保険償還などのプロセス・ルールを整備し，制度と一体化した輸出に官民医で取り組めば医療輸出への道も開ける。

医療DXと働き方改革

医師の時間外労働の主な理由は，緊急対応，手術延長などと報告されており，容易に削減できない。医師不足・偏在もより深刻化しており，面積あたりの医師数は，東京都と北海道で60倍近い格差がある。インターネットは，距離が関係なく，情報を収集，処理，届けることができる。例えば，AI問診により，外来の問診時間が1/3に削減されたとの報告（Ubie社）や，救急時に医療画像などを共有することで専門医の緊急駆けつけが63％近く削減されたと報告（アルム社）されている。評価指標を策定し，効果と負担が明確になることでより導入が進む。

ビジネスの多様性

医療DXと診療報酬はセットで議論されており，拙速に決めるものでもない。患者が選択・活用できる自由診療との組み合わせや，評価療養（例：先進医療）・選定療養（例：ベッド差額）も整備することで，より市場規模は広がると同時に競争原理も働く。海外では，製薬企業・医療機器企業が，がん検出AIを健診施設に提供するモデルなども登場している。

患者・家族を置き去りにしない推進

パーソナルヘルスレコードは，患者自身が記録を総覧し管理できる新しい価値観を提示する。医療データの共有不足から起こる重複受診，検査，処方の減少が見込め，関連する医療費，多剤処方などの事故の削減が見通せる。また，診療側も，これまで見ることのできなかった，ほかの医療機関がその患者に行っていた診療や処方の情報が常に共有されるようになれば，俯瞰した視点で診療を行えるので，医療の質の向上につながり，患者も直接的なメリットを実感することができる。

周辺事業への拡大

医療DXは周辺事業への拡大も期待できる。例えば，手術計画を物流システムとつなぐことで，必要な手術用医療機器を必要なタイミングで送ることができ，各医療機関に在庫されている医療機器を減らすことができる。医薬品や食品だけではなく，医療機器も滅菌有効期間があり，滅菌切れによる廃棄コストが年間数億円かかり，結果として製品コストに上乗せされている。

医療DX化後の未来医療

医療DXはさまざまな可能性と課題があり，受益者である国民・医療者の双方にとってのメリット・効果とコスト負担を産業界としてしっかり示していく必要性がある。一方，より早く環境を整備することで，グローバルなプレゼンスや周辺事業へも拡大する。行政，産業界，医療界が三位一体で取り組むことで，グローバルビジネス・国際貢献も両立させることができ，日本の医療への還元も実現できる。

（さかの　てっぺい）
2001年早稲田大学理工学部卒業と同時に有限会社スキルアップジャパンを設立。動画配信プラットフォーム事業を発展させ，2013年に売却。医療ICT事業へ本格参入し，2015年に株式会社アルムに商号変更して以来，医療ソフトウエアの開発・販売を手がけ，世界32か国にて事業を展開する。2018年一般社団法人日本医療ベンチャー協会理事に就任。

Special Contribution…… 医療DX実現のために

医療DXのために医療情報学および日本医療情報学会が果たすべき役割

小笠原克彦 一般社団法人 日本医療情報学会 理事長, 北海道大学大学院 保健科学研究院

新型コロナウイルス感染症で進む医療DX

新型コロナウイルス感染症（COVID-19）の流行も4年目を迎えた。このCOVID-19のたび重なるパンデミックは, 例えば, 脆弱な医療器材のグローバルサプライチェーンや, デジタル化されていない医療情報連携, 患者数に依存した病院経営など, さまざまな医療の問題点を浮き彫りにし, 現在もなおその解決策を模索している。特に, デジタル化されていない医療情報連携では, スマートフォンが生活に欠かせない中で, いまだに医療機関と保健所がFAXで連携しているなど, 医療デジタルトランスフォーメーション（DX）以前の問題を眼前にさらし, そのギャップを感じずにはいられない。さらには, 「HER-SYS」（新型コロナウイルス感染者等情報把握・管理支援システム）の運用不備や, 「COCOA」（新型コロナウイルス接触確認アプリ）のバグなどを含め, 医療機関に限らず, 保健システムがそのもののDXが不可欠であることを認識せざるを得なくなったと言ってもよい。その一方で, このCOVID-19の前後で, 国民の医療, 働き方や個人情報に対する意識も変化し始めており, 医師と患者を結ぶ遠隔診療が部分的に解禁されただけではなく, マイナンバーカードの普及などが進んでいる。これら

の医療を受ける側である市民の意識の変化は, 今後の医療DXを進める環境にも大きく影響しており, 医療DX推進の一つの契機となるであろう。

医療DXは医師の働き方改革と連動

もう一点注目すべき大きな医療システムの変化として, 2024年からの医師の働き方改革が待ったなしの状態となっている。この医師の働き方改革では, 医師の時間外労働に上限が設定され, 看護師などほかの医療職種へのタスク・シェアやタスク・シフトのほか, 積極的なICTの導入が求められることになった。「医療DX」と「医師の働き方改革」は連動しており, 医療情報の実務として十分に臨床で活用できるシステムを構築・運用することはもちろんのこと, その実務を支える医療情報学研究と次世代の実務者・研究者の育成も不可欠である。

医療DXをめぐる政府の動向

ここで, この1年間の政府の動きについて追ってみたい。昨2022年6月に「経済財政運営と改革の基本方針2022 新しい資本主義へ～課題解決を成長のエンジンに変え, 持続可能な経済を実現～（骨太方針2022）」が閣議決定された。社会保障分野の記載では, 半分が医療情報領域の政策となっており,

「医療DX」「デジタルヘルス」「タスクシフティング」や「オンライン診療」「AIホスピタル」という言葉が並んでいる。また, 記載の後半にも「臨床情報と全ゲノム解析の結果等の情報を連携させ搭載する情報基盤の構築」や, 「歯科領域におけるICTの活用」が明記されている。特に, その中で注目する点としては, 「全国医療情報プラットフォームの創設」「電子カルテ情報の標準化等」「診療報酬改定DX」が列挙されており, 「医療DX推進本部」や「医療情報の利活用について法制上の措置」などの記載から, 政府の強い覚悟を感じずにはいられない。今後, これらの具体的な政策については, 関係省庁を中心に決定されていくであろう。そこに本学会が医療情報領域のシンクタンクとして, 臨床現場と医療情報の専門家の意見を集約し, 現実的で具体的な提案をすることなどが必要であると考えている。本学会では, 2022年の夏に副学会長を中心とするワーキンググループを設置し, 昨秋の第42回医療情報学連合大会においてもセッションを開催するなど, 意見集約を進めているところである。

医療DXに向けた日本医療情報学会の役割

これらの医療政策での追い風の下, 今後ますます医療DX推進に向けた医療情報の役割が大きくなるものと考え

られるが，それに伴い，本学会を挙げて解決しなければならない医療情報学領域の課題も多い。例えば，日本の医療DXの進展は残念ながら，大きく後れを取っていると言っても過言ではない。OECDが発表した2021年の診療所などの電子カルテの普及状況は，先進国40か国中100％を達成している国々が多い中で，37位と下位に甘んじており42％に過ぎない[1]。40か国の平均が93％であることから日本はその半分の普及率にも満たない状況である。2020年の統計であるが，400床以上の医療機関において電子カルテの普及率は91.2％であるが，一般診療所においては49.9％である[2]。言い換えると，診療所の半数はまだ手書きカルテと言ってもよい。オーダエントリシステムの普及率においても，400床以上の医療機関では93.1％であり，ほぼ普及したと言ってもよいが，200床未満の医療機関においては53.3％であり，病床数に関係なく一般病院の平均は62.0％である。中小の私的な医療機関が多い日本の医療システムの現状を考慮すると，単に医療情報システムにかかわる問題だけではなく，病院経営や医療情報にかかわる人材不足などが密接に絡んでおり，情報システムを導入すれば容易に医療DXが進むというような簡単な話ではない。今後，本学会においても，医療DXの経営面や臨床面でのメリット，人材育成なども検討しなければならない。

今後重要となる医療情報学研究

本学会が学術団体として，必ずしも医療DX研究に限定するわけではないが，医療情報学研究の推進も不可欠である。今まで述べた医療情報を取り巻く環境の変化に呼応し，その研究の領域も，病院内のシステムの枠を超え，リアルワールドデータとして臨床研究の基盤としてなくてはならないものとなっている。また，本学会においても，"Public Health Informatics"と呼ばれるNDB（National Datebase）や地図情報などにかかわる研究も積極的に行われており，医療経済や医療政策など社会医学の基盤ともなっている。さらには，ブームとなっている人工知能（AI）も研究の段階から実用の段階に入ったと言ってもよく，開発された医療AIを臨床に導入・評価するなどの役割は，まさに医療情報学が中心になり進めるべき研究領域と考える。今後，医療AIの開発だけではなく，医療AIが臨床に及ぼす影響の計測などの研究にも期待したい。これらの研究が間接的に医療DXの推進につながるものと考えている。

人材育成に向けた取り組み

次に，医療DXを推進する人材育成について，特に本学会医療情報技師育成部会（図1）による医療情報技師の役割について考えてみたい。2003年に医療情報技師が誕生して早くも20年が経過した。この間に基礎検定による医療情報技師の裾野を広げただけではなく，上級医療情報技師，医用画像情報専門技師など医療情報業務を深化させ，専門性に特化した医療情報技師も誕生している。医療情報技師の合格者数もこの20年間で2万4000人となり，医療機関や医療情報関連企業で活躍しており，その需要や知名度も年々高まっている。最近では，医療情報システムの導入・管理だけではなく，医師の業務支援に携わることも多くなった。その中で，近年の医療DXと医師の働き方改革は，医療情報技師が活躍できる大きなチャンスと考えられる。新しい時代の医療情報技師には，臨床で生じているさまざまな問題の要点を把握し，近年社会問題となっているランサムウエアに対応できるセキュリティ能力に加え，AIをはじめとした情報技術を応

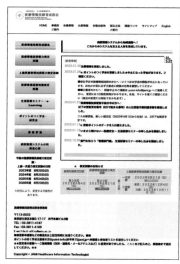

図1 医療情報技師育成部会ホームページ

用する能力がますます要求されることであろう。医療情報技師が今まで以上に臨床に携わることによって，医療と情報を有機的につなぎ，医療DXを推進する「臨床SE」としての役割を担うことも可能であると考えている。

まとめ

以上簡単ではあるが，医療DXにおける医療情報学および本学会の果たす役割について述べた。改めて，医療情報学および本学会が医療DXをハード面およびソフト面の両面からリードできるのではないかと感じている。ぜひとも，今後の医療情報学にご期待いただければ幸いである。

●参考文献
1) OECD : Health at a Glance 2021.（2023年1月20日閲覧）
https://www.oecd-ilibrary.org/social-issues-migration-health/health-at-a-glance-2021_ae3016b9-en
2) 厚生労働省：医療分野の情報化の推進について．（2023年1月20日閲覧）
https://www.mhlw.go.jp/stf/seisakunitsuite/bunya/kenkou_iryou/iryou/johoka/index.html

（おがさわら　かつひこ）
1989年北海道大学医療技術短期大学部卒業，97年慶應義塾大学修士，2001年北海道大学博士，2007年小樽商科大学MBA。2003年北海道大学医学部保健学科助教授，2006年同大学大学院保健科学研究院教授。2008年米国マサチューセッツ工科大学短期留学。2022年から日本医療情報学会代表理事（学会長）。

Special Contribution……医療DX実現のために

オンライン資格確認の今後の展望とマイナンバーカードと健康保険証の一体化の取り組みについて

中園 和貴　厚生労働省 保険局 医療介護連携政策課 保険データ企画室長

オンライン資格確認の概要と今後の展望

　オンライン資格確認等システムは,マイナンバーカードのICチップに保存された電子証明書を用いて,社会保険診療報酬支払基金・国民健康保険中央会に設けたデータベースにアクセスし,保険資格の確認を行うとともに,患者の同意の下,健康・医療情報の提供を受ける仕組みである。医療機関・薬局の窓口などに専用の顔認証付きカードリーダーを設置し,マイナンバーカードの顔写真データと窓口で撮影した本人の顔写真とを照合し本人確認を行うとともに,健康・医療情報の提供に関する患者の同意を取得する。

　オンライン資格確認には,主なメリットが2つある。1つは,期限切れの保険証による受診で発生する過誤請求・返戻対応や手入力による手間などの事務コストを削減できること,もう1つはマイナンバーカードを用いて確かな本人確認を行うことにより,患者の同意の下,医療機関・薬局で特定健診結果やレセプトベースでの薬剤情報・診療情報の健康・医療情報を閲覧できるようになり,より多くの種類の正確な情報に基づいた,より良い医療を受けられる環境が整備されることである。

　また,オンライン資格確認は災害時でも有効に活用することができる。通常,医療情報などの閲覧にはマイナンバーカードによる本人確認が必要であるが,災害時には,患者の同意の下,氏名・性別・生年月日・住所の4情報などによる本人確認で閲覧を可能とする機能も備えている。災害時において,普段かかっていない医師などの診療を受ける際にも,日常で飲んでいた薬の情報を正確に伝える・知ることができれば,より良い医療の提供につながるものと考えている。

　オンライン資格確認には,①全国の医療機関・薬局がネットワークにより安全かつ常時接続されていること,②医療情報を個人ごとに把握し,本人の情報を確実に提供することが可能であること,③患者の同意を確実にかつ電子的に得ることが可能であることなどの機能があり,厚生労働省としては,このような機能を基に,データヘルスの基盤として,閲覧・活用できる情報をさらに拡大していくこととしている。2023（令和5）年1月からは電子処方箋の運用が開始され,薬剤情報のリアルタイム連携が可能となり,重複投薬の回避などの効果がより高まることとなった。また,2023（令和5）年5月からは閲覧できる診療情報に手術情報も追加される予定である。さらに,2022（令和4）年6月に閣議決定された「経済財政運営と改革の基本方針2022新しい資本主義へ～課題解決を成長のエンジ
ンに変え,持続可能な経済を実現～（骨太方針2022）」においては,「全国医療情報プラットフォームの創設」が盛り込まれている。今後,オンライン資格確認等システムのネットワークを発展的に拡充し,レセプト・特定健診等情報に加え,電子処方箋情報,予防接種情報,自治体検診情報,電子カルテなどの医療（介護を含む）全般にわたる情報について共有・交換できる全国的なプラットフォームの構築をめざすこととしている。

オンライン資格確認の推進

　2022（令和4）年6月の骨太方針2022では,オンライン資格確認について,保険医療機関・薬局において,2023（令和5）年4月からの導入を原則として義務づけることなども政府の方針として示された。これを踏まえ,同年8月10日の中央社会保険医療協議会（中医協）において,①オンライン資格確認の導入の原則義務化（療養担当規則などの改正）,②医療機関・薬局向け補助の拡充,③診療報酬上の加算の取り扱いの見直しが答申などにより示された。また,答申の附帯意見においては,「関係者それぞれが令和5年4月からのオンライン資格確認の導入の原則義務化に向けて取組を加速させること。その上で,令和4年末頃の導入の状況について点検を行い,地域医療に

支障を生じる等，やむを得ない場合の必要な対応について，その期限も含め，検討を行うこと」とされた。

8月10日の中医協答申附帯意見を踏まえ，同年12月23日の中医協においては，やむを得ない事情がある保険医療機関・薬局は，期限付きの経過措置を設けることなどの答申が示された。

経過措置の対象は，①2023（令和5）年2月末までにシステム事業者と契約締結したが，導入に必要なシステム整備が未完了の場合，②オンライン資格確認に接続可能な光回線のネットワーク環境が整備されていない場合，③訪問診療のみを実施している場合，④改築工事中・臨時施設の場合，⑤廃止・休止に関する計画を定めている場合，⑥その他特に困難な事情がある場合が挙げられ，それぞれの類型ごとに期限が定められるとともに，導入支援のための財政措置の期限も延長することとなった。

12月23日の中医協答申においても，「本経過措置は真にやむを得ない事情に限定して対象を明確化し，最小限に留めるものであるという前提の下，延長を行わないこと」などの附帯意見が付されている。これを踏まえ，厚生労働省としては，引き続きオンライン資格確認の導入を推進していく。

マイナンバーカードと健康保険証の一体化の取り組み

マイナンバーカード1枚で受診していただくことで，患者において，健康・医療に関する多くのデータに基づいた，より良い医療を受けていただくことが可能となることから，マイナンバーカードと健康保険証の一体化を進め，2024（令和6）年秋に保険証の廃止をめざすこととしている。保険証の廃止に向けては，細部にわたりきめ細かく環境を整備する必要があり，医療を受ける国民，医療を提供する医療機関関係者などの理解を得られるよう，ていねいに取り組む必要がある。また，何らかの事情により手元にマイナンバーカードがない方が必要な保険診療などを受ける際の手続きについても検討が必要である。現在，デジタル庁に設置された「マイナンバーカードと健康保険証の一体化に関する検討会」やその下に設けられた「専門家ワーキンググループ」において検討を進めている。

また，保険資格情報を確認するために健康保険証を利用しているが，現時点においてマイナンバーカードによるオンライン資格確認に対応していない場面・業態においても，今後オンライン資格確認が可能となるよう，その用途を拡大する必要がある。具体的には，①訪問診療・訪問服薬指導・訪問看護・オンライン診療といった居宅でのオンライン資格確認の対応や，②柔道整復師・あん摩マッサージ指圧師・はり師・きゅう師の施術所などにおいて資格情報のみを確認できる簡素な仕組みの構築が挙げられる。

訪問診療などにおいては，初回訪問（契約）時に医療関係者が持参したモバイル端末などを用いて，通常のインターネット回線により専用の「Webサービス（ポータルサイト）」にアクセスし，資格確認を行うとともに薬剤情報などの提供に関する患者の同意取得を実施することとしている。2回目以降の訪問においては，医療関係者が患者宅などを実際に訪問することから，患者のなりすましなどのリスクも低いため，医療機関等側において資格の有効性の確認を可能とする「居宅同意取得型」のオンライン資格確認の仕組みを検討している。オンライン診療においても同様の仕組みを活用し，患者本人のモバイル端末またはPCを用いてWebサービスにアクセスし，資格確認を行うとともに薬剤情報などの提供に関する同意取得を実施する予定である。これらの「居宅同意取得型」の実施は2024（令和6）年4月からをめざしており，オンライン資格確認等システムの開発に加え，医療機関などのシステム改修などの補助についても，今後実施予定である。

2023（令和5）年5月よりAndroidスマートフォンにマイナンバーカードの利用者証明用電子証明書が実装される予定であることから，これに対応したオンライン資格確認等システムの開発も並行して検討を進めており，2024（令和6）年4月までの実施をめざしている。

柔道整復師・あん摩マッサージ指圧師・はり師・きゅう師の施術所や健診・保健指導実施機関などを対象に，必要な資格情報のみを取得できる簡素な仕組みの構築についても検討している。この簡素な仕組みは，今後，オンライン資格確認義務化の例外医療機関などについても導入を検討している。この簡素な資格確認の仕組みは「資格確認限定型」と称して，2024（令和6）年4月からの開始をめざしている。

オンライン資格確認は，安心・安全で質の高い医療を提供するための医療デジタルトランスフォーメーション（DX）の基盤の整備につながるものと考えている。今後も，オンライン資格確認の用途拡大を着実に進めつつ，マイナンバーカードと健康保険証の一体化によるメリットを発信し，より多くの国民や医療関係者の理解を得ながらていねいに取り組んでいきたい。

（なかぞの　かずたか）
2002年に厚生労働省に入省。老健局（介護保険），保険局（高齢者医療），年金局（年金事業運営・制度改革），医政局（医療法改正），情報化担当参事官室（データヘルス），障害者雇用対策課（障害者雇用における差別禁止・合理的配慮の施行）で業務。滋賀県草津市役所，北海道大学公共政策大学院教員の出向経験も経て，現職。

Special Contribution……医療DX実現のために

医療機関における サイバーセキュリティ対策に関する 厚生労働省の取り組みについて

田中　彰子　厚生労働省 医政局 特定医薬品開発支援・医療情報担当参事官

背　景

医療機関では，医療情報システムを取り巻く環境の変化や医療情報システム・機器の高度化などに伴い，セキュリティの脆弱性への対応やインシデント発生時に対処するためのポリシーの策定，安全管理体制の整備やトレーニング・教育などに関する対策を早急に講じることが喫緊の課題となっている。また，近年は医療機関を標的としたサイバー攻撃により，一部の診療機能が停止することなどの事案が発生している。

医療分野の情報セキュリティ対策に関しては，2015（平成27）年9月4日閣議決定の「サイバーセキュリティ戦略」[1]で「機能が停止又は低下した場合に多大なる影響を及ぼしかねないサービスは，重要インフラとして官民が一丸となり重点的に防護していく必要がある。その際，民間は全てを政府に依存するのではなく，政府も民間だけに任せるのではない，緊密な官民連携が求められる」とされ，重要インフラに該当する医療分野においても厚生労働省と医療機関などが連携し，実効性のある情報セキュリティ対策を講じていくことが求められている。2018（平成30）年3月には医療セプターが設置され，内閣サイバーセキュリティセンターや厚生労働省との連携の下，IT障害の未然防止，発生時の被害拡大防止・迅速な復旧および再発防止のため，政府などから提供される情報を適切に重要インフラ事業者などに提供して関係者間

で共有するとともに，演習参加などの活動に取り組んでいる。また，2018（平成30）年7月27日に閣議決定された「サイバーセキュリティ戦略」[2]では，従来の枠を超えた情報共有・連携体制の構築として，国はISAC（Information Sharing and Analysis Center：情報共有分析組織）を含む情報共有の取り組みの推進を支援することとされ，年次計画「サイバーセキュリティ2022」[3]〔2022（令和4）年6月17日にサイバーセキュリティ戦略本部決定）では，医療分野のISACの試験的な運用開始が盛り込まれ，コアメンバーによる検討を進めている。

また，2022（令和4）年度の診療報酬改定において，許可病床400床以上の保険医療機関について，厚生労働省「医療情報システムの安全管理に関するガイドライン」に基づき，専任の医療情報システム安全管理責任者を配置すること，また，当該責任者は，職員を対象として，少なくとも年1回程度，定期的に必要な情報セキュリティに関する研修を行っていること，さらに，当該保険医療機関は，非常時に備えた医療情報システムのバックアップ体制を確保することが望ましいことを診療録管理体制加算に加えた。

近年，新型コロナウイルス感染症により，オンライン診療・遠隔医療などの活用，医療機器のIoT化への期待も高まる中，2023（令和5）年4月より，保険医療機関・薬局におけるオンライン資格確認等システムの導入の原則義

務化が示されており，おおむねすべての医療機関などが外部ネットワークと接点を持つことになることから，医療機関の規模を問わず，わが国の医療分野におけるサイバーセキュリティ対策の充実・強化に資する取り組みを図っていくことは急務となっている。

医療情報システムの安全管理に関するガイドライン（第5.2版）改定

厚生労働省では，医療機関などにおける電子的な医療情報の取り扱いに関して，個人情報保護に資する情報システムの運用管理とe-文書法への適切な対応を行うため，技術的および運用管理上の観点から所要の対策を示した「医療情報システムの安全管理に関するガイドライン」を定めており，2022（令和4）年3月には第5.2版への改定を行っている[4]。

本ガイドラインは，医療情報を扱うシステムと，それらシステムにかかわる人または組織を対象とし，電子的な医療情報を扱う際の責任のあり方，情報セキュリティマネジメントシステム（ISMS）の実践，組織的・物理的・技術的・人的安全対策，診療録などを電子化・外部保存する際の安全管理基準などを示している。第5.2版では，2省ガイドラインなどとの整合性，改正個人情報保護法への対応などの制度的な動向への対応，医療機関へのサイバー攻撃の多様化・巧妙化による技術的な動向への対応，電子署名・外部ネットワークの「規制改革実施計画」などへの対応につ

いて，追記・見直しを行っている。

また，本ガイドラインでは，最低限のガイドラインとして，コンピュータウイルスの感染などによるサイバー攻撃を受けた（疑い含む）場合や，サイバー攻撃により障害が発生し，個人情報の漏えいや医療提供体制に支障が生じる，またはその恐れがある事案であると判断された場合には，「医療機関等におけるサイバーセキュリティ対策の強化について」〔医政総発1029第1号，医政地発1029第3号，医政研発1029第1号：2018（平成30）年10月29日〕に基づき，厚生労働省医政局特定医薬品開発支援・医療情報担当参事官室への連絡などの必要な対応を行うほか，そのための体制を整備することとしている。厚生労働省は，障害などの判明（発生）日時，障害などが発生したシステムや障害などの内容，対処状況，影響範囲，個人データの漏えいの有無などを把握し，内閣サイバーセキュリティセンターなどと連携して事案に対応するほか，必要に応じて当該医療機関に対してサイバーセキュリティに係る技術的事項などについての助言や，マルウエアや不正アクセスに関する技術的な相談窓口の紹介などを行っている。また，個人情報の漏えい（疑いを含む）などが発生した場合は，当該医療機関などは上記の対応とともに，適用される個人情報保護法に基づき，速やかに個人情報保護委員会へ報告を行うといった対応を適切に行うことが義務づけられている。

医療機関における
サイバーセキュリティ対策の
厚生労働省の取り組み

厚生労働省では，2022（令和4）年9月に第12回 健康・医療・介護情報利活用検討会 医療等情報利活用ワーキンググループにおいて，予防対応・初動対応・復旧対応からなる「医療機関のサイバーセキュリティ対策の更なる強化策」を取りまとめた。

予防対応の具体的項目としては，①医療従事者などの情報セキュリティ

に関するリテラシーのよりいっそうの向上を図るべく，医療従事者の階層（医療従事者・経営層・システムセキュリティ管理者）に応じた研修，②脆弱性が指摘されている機器・ソフトウエアの確実なアップデートを医療機関への立入検査の実施などによる確認，③医療分野におけるサイバーセキュリティに関するISACの構築，④不正侵入検知・防止システム（IDS・IPS）などの検知機能の医療機関への設置・活用の推進，⑤G-MIS〔医療機関等情報支援システム。新型コロナウイルス感染症対策として，全国の医療機関の医療提供体制関連情報を迅速に収集するために，2020（令和2）年5月に構築・運用されている〕による医療機関に対するサイバーセキュリティ対策の実態調査を挙げている。

①に挙げた研修については医療従事者へのサイバーセキュリティ対策に関する研修の開始に伴い，医療機関向けセキュリティ教育支援ポータルサイト（MIST：Medical Information Security Training）を2022年12月から開設している。本ポータルサイトを通じ，各種研修の申し込みや，自組織内のサイバーセキュリティ教育に活用できるコンテンツ集の掲載など医療機関への継続的な教育支援を行っている（https://mhlw-training.saj.or.jp/）。

次に，初動対応の項目として，①サイバーセキュリティインシデントが発生した医療機関への初動対応支援，②サイバーセキュリティインシデント発生時に厚生労働省等行政機関などへの報告の徹底を挙げた。2022（令和4）年10月31日に発生した大阪急性期・総合医療センターのサイバー攻撃事案に対しては，強化策の一つである初動対応支援として速やかに専門家を派遣し，感染原因の特定や対応の指示などを行った。さらに11月10日には，今回の大阪急性期・総合医療センターの事案を踏まえ，全国の医療機関に対してサイバーセキュリティ対策が適切に講じられているかについて注意喚起[5]を行った。

最後に，復旧対応の項目として，①バックアップの具体的な作成が明記された「医療情報システムの安全管理に関するガイドライン」に基づいたバックアップの作成・管理の徹底，②「令和4年医療情報セキュリティ研修及びサイバーセキュリティインシデント発生時初動対応支援・調査事業一式」において，サイバーセキュリティインシデントが発生した際の対応手順の調査を行い，適切な対応フローの整理，また整理した対応フローを基に，サイバーセキュリティインシデントに備えたBCP（Business Continuity Plan）の提案を行うことを挙げている。

引き続き，医療機関などの理解を得ながら予防対応・初動対応・復旧対応の強化を図ることで，医療分野のサイバーセキュリティ対策への取り組みが進み，政府の方針として示されている医療DXが推進するよう努めてまいりたい。

●参考文献
1) 内閣サイバーセキュリティセンター：サイバーセキュリティ戦略（平成27年9月4日閣議決定）. 2015.（2022年9月20日閲覧）
https://www.nisc.go.jp/pdf/policy/kihon-s/cs-senryaku.pdf
2) 内閣サイバーセキュリティセンター：サイバーセキュリティ戦略（平成30年7月27日閣議決定）. 2018.（2022年9月20日閲覧）
https://www.nisc.go.jp/pdf/policy/kihon-s/cs2018.pdf
3) 内閣サイバーセキュリティセンター サイバーセキュリティ戦略本部：サイバーセキュリティ2022. 2022.（2022年9月20日閲覧）
https://www.nisc.go.jp/pdf/policy/kihon-s/cs2022.pdf
4) 厚生労働省：医療情報システムの安全管理に関するガイドライン 第5.2版. 2022.（2023年1月20日閲覧）
https://www.mhlw.go.jp/stf/shingi/0000516275_00002.html
5) 厚生労働省：医療機関等におけるサイバーセキュリティ対策の強化について（注意喚起）（令和4年11月10日）. 2022.（2023年1月20日閲覧）
https://www.mhlw.go.jp/stf/seisakunitsuite/bunya/kenkou_iryou/iryou/johoka/cyber-security.html

（たなか あきこ）
厚生労働省医政局特定医薬品開発支援・医療情報担当参事官。2001年東京女子医科大学医学部卒業。東京大学医学部附属病院麻酔科などを経て，2016年に厚生労働省に入省。同省健康局結核感染症課エイズ対策推進室長補佐，健康局難病対策課課長補佐，健康局総務課課長補佐，健康局難病対策課移植医療対策推進室長，医政局研究開発振興課医療情報技術推進室長を経て現職。

Special Contribution…… 医療DX実現のために

医療情報プラットフォームのための HL7 FHIR の概要

塩川　康成　日本 HL7 協会 適合性認定委員会 委員長

はじめに

国際標準規格団体 HL7（Health Level 7）の最新規格 FHIR（Fast Healthcare Interoperability Resources）の台頭が目覚ましい。厚生労働省が 2022 年 3 月 4 日に開催した「令和 4 年度診療報酬改定説明会」において，診療録管理体制加算施設基準への HL7 FHIR 導入状況報告義務が登場した[1]ことを皮切りに，2022 年 3 月 24 日付通知での厚生労働省標準規格に 4 つの HL7 FHIR 記述仕様が採択[2]，さらには 2022 年 5 月 17 日に自由民主党が発信した「『医療 DX 令和ビジョン 2030』の提言」[3]にて，電子カルテ情報標準化に向けた HL7 FHIR の活用推進の明記と，2022 年は医療行政が公式に「HL7 FHIR」を採用することを明確にした年となった。本稿ではそんな HL7 FHIR の基礎知識の提供を通じ，その利点と欠点，医療情報プラットフォームへの活用のあり方を考える。

HL7 FHIR の概要

HL7 は 1987 年に HL7 V2 規格を公開した。V2 は仕切り文字によるフォーマット規定したテキストデータで，主に伝票類の通信や日本でも SS-MIX 2 標準化ストレージ[4]などで採用されている。1996 年に XML ベースの HL7 V3 が登場。多様な医療情報を構造化し共有する目標で整備が進んだが，構造が複雑化し普及には至らなかった。ただ，V3 の RIM（Reference Information Mode）基本情報モデルをベースに 2005 年に登場した CDA R2（Clinical Document Architecture Release 2）は，医療文書に特化し，使い勝手が良く世界的に導入が進んだ。

FHIR が登場した 2012 年は，米国の HITECH 法（Health Information Technology for Economic and Clinical Health Act）に基づく医療情報のインセンティブ支払いプログラム Meaningful Use の Stage 2 の年になる[5]。2013 年の JASON Report では，Stage 2 がめざす医療情報の相互運用性確保による医療の質の向上を実現する上で，システム実装の遅さが大きな課題と指摘された。通信処理の実装は，標準規格の理解と要件実装，動作検証に，膨大な手間と時間がかかる。この解決には「現代的インターネット原理を用いた公共 API を提供し相互運用性を確保する必要がある」と報告している[6]。この解決を意識した思想が，FHIR のコンセプトの源泉である。

FHIR の 4 文字を説明の都合から逆引きでたどり，改めて FHIR の概要を解説していく（図1）。

R（Resources）は現実世界を抽象化したデータオブジェクト（の集合体）である。医療情報の連携にあたっては，この Resource をその対象とする。

I（Interoperability：相互運用性）の確保は，この Resource や Resource 間の情報構造，そこで使われる用語セットを HL7 が標準規格として定義することで担保する。また，既存の情報資産に対しても，FHIR では 4 つのパラダイム概念を用いて解決を図っている。V 2 や V 3 での伝票的情報を「Message」，V 3 や CDA による文書情報を「Document」，それ以外のコンテンツ情報を「Services」の各パラダイムとし，いずれも FHIR の「REST（Representation State Transfer）」パラダイムで用いる Resource 構造に置換できる設計になっている。Resource で再現できれば FHIR による連携が行え，既存資産の相互運用性も担保できる。

H（Healthcare）分野で登場する実体，例えば「Patient（患者）」や「Observation（検査結果）」などの情報概念が定義されている。臨床上の情報概念だけでなく，「Bundle（Resource 群の束ね）」といった実装機能的概念も含まれている。V 3 の教訓を生かし，FHIR では必要な Resource を自由に組み合わせ，ユースケースに合った情報構造を組み上げられる柔軟性を持つ。

F（Fast）は設計や実装の開発速度を飛躍的に高めるねらいを表している。FHIR は通信手順として REST[7]を採

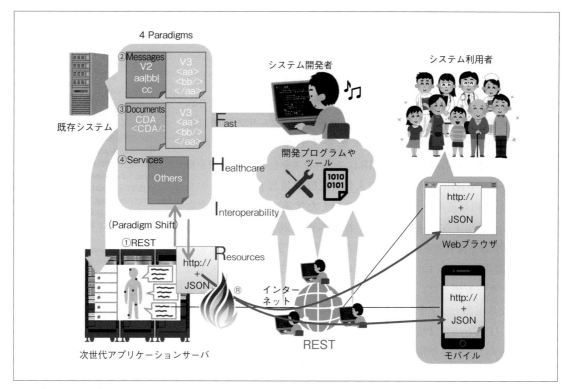

図1　HL7 FHIR 概念図

用しており，インターネット上の情報資産であるResourceに対しHTTPでアクセスする。ブラウザで情報参照するように，医療情報にもアクセスできるのがねらいである。他方，インターネット上のアプリケーション開発は，通信機能を含む多くの機能モジュール（プログラム）について，オープンソースの文化が定着し，公開，共有されている。FHIRサーバモジュールについても，いくつかオープンソースが公開されている[8]。開発者はこれを組み込むだけで，通信処理の実装をスキップし，目的のアプリケーションをFastに実装できるのだ。

現状の普及状況

欧米におけるFHIRの活用はすでに始まっている。

米国のメディケアでは保険請求上必要な自身の診療情報を，「Blue Button」で医療機関からダウンロードできる[9]が，ここにFHIRが活用されている。このFHIR APIはThe SMART Health IT Projectが提供しており，Blue Button機能を搭載するアプリケーションの開発者は，SMART（Substitutable Medical Application and Reusable Technology）のページからAPIモジュールを得ることができる[10]。SMARTでは，Blue Button以外にもCDS（Clinical Decision Support）などのさまざまな領域で活動している。

医療施設間の情報連携においても，米国では企業間アライアンスであるCommonWell Health Alliance[11]や，Sequoia Projectが提供する「Carequality」[12]が供給するAPIの一部でFHIRが採用されている。英国NHSは母子健康手帳のデジタル版である「eRedbook」を提供している[13]が，医療情報や予防接種，各種乳幼児健康イベントに係る情報の収集，親が持つ携帯端末への情報連携にFHIRが用いられている。

日本国内においては2021年12月に日本医療情報学会次世代健康医療記録システム共通プラットホーム（NeXEHRS）課題研究会より，FHIRの日本実装要件を定義した「JP Core IG（Implementation Guide）」[14]のV1.0が公開された。しかし，現時点においては一部施設内や，PHRの試験的活用での事例はあるものの，いまだ業務レベルでの普及が始まったとは言えないだろう。

FHIRの採用への課題

FHIRには課題も多い。それらを踏まえた上で，いかに対策をしつつ，医療情報ネットワークを構築していくかが重要である。

「FHIR Release 4B」で公開されているResource[15]には，成熟度と呼ばれる数字，もしくは「N」という文字が振られている[16]。「N」はNormative（標準として確定）の意味だが，0〜5は仕様の検討状態を表しており，将来仕様が変更されるかもしれない。Resourceは139あるが，成熟度「N」のものはわずか11で，しかも臨床的概念のResource

は，Patient と Observation だけである。したがって，開発側は，仮に将来実装仕様に変更が出たとしても即応できる，アジャイル型の開発スタイルが求められる。

筆者は JP Core を整備する立場でもあるが，FHIR 普及にあたって特にリスクを感じているのが，用語，いわゆる「マスター」の問題である。FHIR は世界的な Interoperability（相互運用性）確保をコンセプトとし，使用する用語セットは主に国際標準用語を推奨する。しかし，日本の医療情報システムは，施設内の独自用語マスターを使っている。幸い FHIR は異なる用語セットを複数併記できるため，JP Core では現実的な対応として，まずは国内標準用語セットを優先的に採用し，施設独自用語との併用を想定している。これは FHIR の問題ではなく，日本の医療情報全体の課題と言えよう。

日本における医療情報の標準化整備においては，強力な推進役が不在なのも大きな課題だ。米国では国家施策のレベルで，IT 化推進組織 ONC（The Office of National Coordinator for Health Information Technology）が法律整備も含めたリーダーシップを発揮し，戦略的に施策を牽引する。例えば ONC が進める TEFCA（Trusted Exchange Framework and Common Agreement）では，米国内の医療情報共有インフラモデルや，ガバナンスの整備を進め，CommonWell Health Alliance や Carequality など，既存の医療情報連携ネットワーク間での相互運用性確保をめざしている[17]。TEFCA では QHIN（Qualified Health Information Network）Technical Framework を発行しており，IHE プロファイルなどの連携仕様を定めている[18]。これらは FHIR ベースではないが，REST 対応に向け FHIR の開発ロードマップを検討中，とも明記している。

今後の医療情報プラットフォームへの展望

冒頭で記載したようにわが国においても医療DX推進本部開設に象徴される，医療情報のデジタル化の実現に政府が本腰を入れている。具体的に FHIR にフォーカスをし，国内全域を視野に入れた医療情報共有インフラの整備に乗り出した意義は大きい。残念ながら，推進本部は 2022 年 10 月に立ち上がったばかりで，2004 年に端を発する米国 ONC のような姿を望むべくもない。しかしながら，QHIN が示すように，FHIR の本格展開は欧米においても途上で，日本では JP Core IG の整備も含めて少なくともその流れに追随できている。

今後，欧米での先行事例を参考にしたり，現在ある課題を着実に解決したりしつつ，FHIR を日本の医療DXの中で賢く活用していくことが望まれる。ただ，今の院内医療情報システムや，地域医療連携ネットワークを FHIR に置き換えることが主眼ではない。これら既存資産をむしろ活用しながら，FHIR のコンセプトである REST の特性を最大限生かした段階的な施策の実現とその積み上げが必要だ。課題は山積しているが，医療DX推進本部のリーダーシップに期待したい。

●参考文献
1）厚生労働省保険局医療課：令和4年度診療報酬改定の概要 入院Ⅳ.（2023年1月16日閲覧）
https://www.mhlw.go.jp/content/12400000/000920427.pdf
2）厚生労働省医政局長，厚生労働省政策統括官：「保健医療情報分野の標準規格（厚生労働省標準規格）について」の一部改正について.（2023年1月16日閲覧）
http://helics.umin.ac.jp/files/MhlwTsuuchi/MhlwTuuchi_20220324.pdf
3）自由民主党政務調査会：「医療DX令和ビジョン2030」の提言.（2023年1月16日閲覧）
https://www.jimin.jp/news/policy/203565.html
4）日本医療情報学会：SS-MIX2のページ.（2023年1月17日閲覧）
https://www.jami.jp/jamistd/ssmix2.php
5）富士通総研：HL7 FHIR に関する調査研究一式 最終報告書. 35, 2020.（2023年1月17日閲覧）
https://www.mhlw.go.jp/content/12600000/000622524.pdf
6）McCallie, D., Tripathi, M., : JASON Report Task Force Final Report. Health IT Policy Committee.（2023年1月17日閲覧）
https://www.healthit.gov/sites/default/files/facas/Joint_HIT_JTF_JTF%20HITPC%20Final%20Report%20Presentation%20v3_2014-10-15.pdf
7）ウィキペディア：Representation State Transfer.（2023年1月23日閲覧）
https://ja.wikipedia.org/wiki/Representational_State_Transfer
8）HL7 International：HL7 FHIR R4B Implementation Support.（2023年1月17日閲覧）
http://hl7.org/fhir/implsupport-module.html
9）Medicare.gov：Share your Medicare claims（Medicare's Blue Button）.（2023年1月18日閲覧）
https://www.medicare.gov/manage-your-health/share-your-medicare-claims-medicares-blue-button
10）Centers for Medicare & Medicaid Services：CMS Blue Button 2.0.（2023年1月18日閲覧）
https://bluebutton.cms.gov/
11）Commonwell Health Alliance ホームページ.（2023年1月18日閲覧）
https://www.commonwellalliance.org/
12）Carequality ホームページ.（2023年1月18日閲覧）
https://carequality.org/
13）NHS eRedbook ホームページ.（2023年1月18日閲覧）
https://www.eredbook.org.uk/
14）日本医療情報学会 NeXEHRS 研究会：HL7 FHIR Jp Core Implementation Guide（Jp Core 実装ガイド）.（2023年1月18日閲覧）
https://jpfhir.jp/fhir/core/index.html
15）HL7 International：HL7 FHIR Release 4B；Resource Index.（2023年1月18日閲覧）
http://hl7.org/fhir/resourcelist.html
16）HL7 International：HL7 FHIR Release 4B；Home.（2023年1月19日閲覧）
http://hl7.org/fhir/index.html
17）HealthIT.gov：Trusted Exchange Framework and Common Agreement（TEFCA）.（2023年1月19日閲覧）
https://www.healthit.gov/topic/interoperability/policy/trusted-exchange-framework-and-common-agreement-tefca
18）ONC TEFCA Recognized Coordinating entity：Qualified Health Information Network（QHIN）Technical Framework（QTF）.（2023年1月19日閲覧）
https://rce1dev.wpengine.com/wp-content/uploads/2022/01/QTF_0122.pdf

（しおかわ　やすなり）
1994年武蔵工業大学工学部経営工学科卒業。同年 AJS 株式会社（旧・旭化成情報システム株式会社）入社。2014年キヤノンメディカルシステムズ株式会社（旧・東芝メディカルシステムズ株式会社）入社。2015年に日本 IHE 協会理事となり，2018年に日本 HL7 協会適合性認定委員長に就任。2019年に日本医療情報学会 NeXEHRS 課題研究会 HL7 FHIR 日本実装検討 WG SWG2 リーダ，同学会 FHIR 課題研究会幹事となる。2022年から同学会理事も務める。

第42回 医療情報学連合大会
共催セミナー企画

医療DX
最前線レポート

第42回医療情報学連合大会（第23回日本医療情報学会学術大会）が2022年11月17日（木）〜20日（日）の4日間，札幌コンベンションセンター（北海道札幌市）を会場に，オンラインとのハイブリッド形式で開催された。ランチョンセミナーでは，医療のデジタルトランスフォーメーション（DX）を加速する技術と導入事例などが取り上げられた。本企画では，4社のセミナーを誌上再録する。

CONTENTS
（敬称略）

ランチョンセミナー 24（共催：キヤノンメディカルシステムズ株式会社）●座長：遠藤　晃（北海道大学病院 医療情報企画部 准教授）

医療の未来を切り開く IT Platform

臨床情報を活用した診療効率の向上と
ワークフローを止めない画像診断支援

橋本　正弘　慶應義塾大学 医学部 放射線科（診断）特任助教

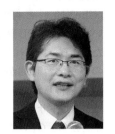

　慶應義塾大学病院は，戦略的イノベーション創造プログラム（SIP）の「AIホスピタルによる高度診断・治療システム」に参画している。その一環として，放射線診断科では，キヤノンメディカルシステムズの読影支援ソリューション「Abierto Reading Support Solution（Abierto RSS）」や医療情報統合ビューア「Abierto Cockpit」を導入，専門家支援・データベース構築についての検討を行っている。本セミナーでは，その一部を報告する。

読影支援ソリューション「Abierto RSS」

　Abierto RSSは，さまざまな解析アプリケーションを領域ごとに提供し，画像解析の質の向上と業務効率向上を支援するソリューションである。Abierto RSSでは，モダリティで撮影された画像が画像解析用サーバ「Automation Platform」に転送され，アプリケーションによる画像解析が行われる。解析の進捗や検知の有無などが解析進捗リスト「Worklist」で通知され，ユーザーは専用ビューア「Findings Workflow」で解析結果を確認する（図1）。Worklistにより解析の進捗が把握できることで，読影の効率化につながるほか，検知のある症例の読影を優先するワークフローを組むことも可能である。また，

Automation Platformはマルチベンダーのアプリケーションの搭載が可能だが，Findings Workflowはアプリケーションによらず一貫した操作性が維持され，同一部位に対する複数のアプリケーションの解析結果を1つの画面上で表示するほか，アプリケーションに応じた最適な表示が行える。

　多くのソリューションでは人工知能（AI）を用いたアプリケーションの解析結果がそのまま配信され，PACSに保存される。そのため，患者からの開示請求を念頭に，読影医がアプリケーションの解析結果をより重視し，false positive（偽陽性）を拾いがちになるケースがある。それに対し，Findings Workflowでは，アプリケーションによる解析結果の配信の有無を選択できるのも利点である。

　Automation Platformに搭載可能なアプリケーションのうち，「Temporal Subtraction For Bone」（キヤノンメディカルシステムズ製）は，骨の差分

画像作成のための画像シリーズの選択から適切な過去画像の取得までをあらかじめ設定したルールで行い，高精度な差分画像を作成する。Findings Workflow上では，三次元画像を自在に動かし，過去画像と今回画像を並列表示し同時にスクロールできるなど，比較読影しやすいのが特長である（図2）。また，「EIRL Brain Aneurysm」（エルピクセル製）は，頭部MRA画像から2mm以上の脳動脈瘤に類似した候補点を検知する（図3）。画像上の検知箇所をクリックすることで，各断面が連動して，切り替え表示も可能である。

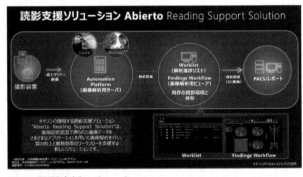

図1　読影支援ソリューション Abierto Reading Support Solution

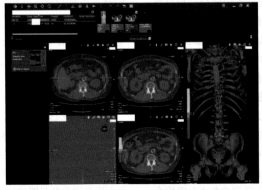

図2　専用ビューア Findings Workflow の表示例（アプリケーションは Temporal Subtraction For Bone）

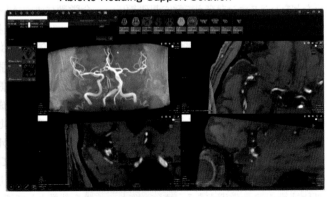

図3　専用ビューア Findings Workflow の表示例（アプリケーションは EIRL Brain Aneurysm）

医療情報統合ビューア「Abierto Cockpit」

　AI導入などに伴い，放射線科医の業務が失われることを懸念する声もあるが，病変の検出・鑑別をAIが行うことで，放射線科医は患者のアウトカム向上という本来の業務に立ち返ることが可能となる。患者に有用なレポートを作成するためには，適切な臨床情報の把握が必要である。しかし，実臨床では多忙な放射線科医がレポート作成時に電子カルテを参照する率は高いとは言えない。これは，電子カルテ内で必要な情報の所在や時系列がわかりづらく，短い読影時間内に検索に時間を割くことが難しいことが要因の一つとなっている。

　そこで，当院では，キヤノンメディカルシステムズの医療情報統合ビューアAbierto Cockpitを導入した。Abierto Cockpitは，VNA技術を活用し，電子カルテや検査結果，薬剤情報，医用画像，文書情報などを統合して，必要な情報を効率的に表示する（図4）。読影やカンファレンスなどの場面に応じた最適なレイアウトを設定して保存し，適宜展開することが可能である。また，各情報を同期させる「時間軸連動機能」や，あらかじめ設定したルールに基づき該当データをハイライト表示する「ルールベースエンジン機能」が標準搭載され，見落としの防止などに有用である。さらに，single page application（SPA）として開発されたWebアプリケーションで，バージョン管理が容易なほか，アプリケーションがブラウザ側で動作するため，軽快なのも特長である。

機械学習を用いた検索機能の課題

　Abierto Cockpitはテキスト検索も可能で，検索漏れを回避する「あいまい検索」機能が新たに加わった。あいまい検索は，自然言語処理や医療辞書，事前学習済みの機械学習モデルを組み合わせ，検索語と文字列の並びや意味が近い単語を獲得，集約する（検索語拡張）ことで表記の「ゆれ」を吸収する。機械学習モデルには，文章中の単語を数値ベクトルに変換してその意味を把握する

自然言語処理の「Word 2 Vec」が使用されている。例えば「むくんで」という言葉を検索すると，「エデマ」や「浮腫」なども含めた検索が行われる。

　しかし，学習用データにWikipediaの公開データなどを使用しているため，「Brachy」「ブラキ」「密封小線源療法」などの単語や，「肺がん」「LK」などの類義語，略語の吸収は難しく，一方で「息切れ」と「胸痛」や，「喫煙」と「飲酒」など日常会話で類似的に扱われている単語は誤検出されやすい。そのため，医療用コーパスでの学習やTransformersモデルの利用などによる，さらなる精度向上が望まれる。特に，BERT（Bidirectional Transformers for Language Understanding）モデルは，双方向のTransformersで言語モデルを学習することで汎用性を獲得し，さまざまな自然言語処理において精度が向上したことが報告されている。解析のみの場合は比較的低コストで利用できるため，BERTモデルの活用に期待したい。

BERTモデルを用いた検討

　当院では，実際にBERTモデルを用いてレポートの重要性を判断する検討を行った。CT検査のレポートを確認後に入院オーダがあった場合，それが重要であったとする仮説を立て，2012年1月1日〜2018年3月31日の当院外来でのCT検査のレポート（約20万件）を対象に，検査後90日以内の入院オーダ有無を教師データとして日本語版Wikipediaで事前学習したBERTモデルをファインチューニングした。その結果，従来モデルより入院予測の精度が向上したほか，自然言語情報にも深層学習が使用でき，文脈を加味したエンベディングも可能であることが示された。

　しかし，臨床現場では事前に入院が必要と思われる疾患に対して術前検査後に入院オーダを行うケースが多く，レポートを契機に入院する事例はそれほど多くなかった。そのため，入院オーダと

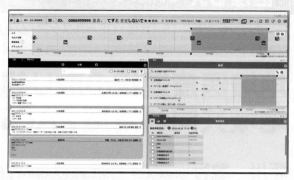

図4　医療情報統合ビューア Abierto Cockpit

レポートの重要性は一致せず，教師データの適切な定義がきわめて重要であると考えられた。

　そこで，新たに検査のキャンセル待ち登録システムを構築し，そこで得られたデータを教師データとして活用することを検討した。同システムでは，登録時に主治医が検査の緊急度（優先度）を自己申告で入力する仕組みとした。しかし，自己申告では優先度が高く登録される傾向にあることから，登録時に直前の3件のオーダの重要度を評価するピアレビューの仕組みを取り入れた。

　同システムにより教師データが自動的に収集されると思われたが，実際には，人的なつながりなど社会的な優先度が考慮されるケースが全体の4割を占めることが明らかとなった。この結果から，情報の重要性は医学的重要性と社会的重要性があり，利用者や利用目的によりバランスが異なることが教訓として得られた。現在の深層学習では社会的な優先度を判断するのは難しく，運用上の課題となっている。

まとめ

　今後の展望として，機械学習による類義語判定の精度向上，文脈や診療科領域ごとの略語の違いなどを考慮可能なモデルの開発が望まれる。また，Abierto Cockpitは短時間で情報収集できる便利なツールだが，個々の患者の状況に応じた優先事項が一目でわかる仕組みなど，さらなる機能拡張に期待したい。

（はしもと　まさひろ）
2006年慶應義塾大学卒業。済生会中央病院などでの研修後，日本鋼管病院を経て2012年に慶應義塾大学病院放射線科助教。2018年より同大学病院のAIホスピタル事業を担当し，特任助教に就任。

＊本システムには次の医療機器プログラムが含まれます。
【一般的名称】汎用画像診断装置ワークステーション用プログラム
【販売名】汎用画像診断ワークステーション用プログラム
　　Abierto SCAI-1AP
【認証番号】302ABBZX00004000

＊以下はエルピクセル社の製品です。
【一般的名称】MR装置ワークステーション用プログラム
【販売名】医用画像解析ソフトウェア EIRL aneurysm
【製造販売承認番号】30100BZX00142000

ランチョンセミナー 18（共催：GEヘルスケア・ジャパン株式会社）●座長：黒田 知宏（京都大学医学部附属病院 医療情報企画部）

VNAを活用した地域共同利用型画像システムの運用

地域医療連携の取り組みと，地域共同利用型PACSの紹介

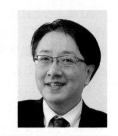

藤川　敏行　公益財団法人 大原記念倉敷中央医療機構 倉敷中央病院 情報システム部

倉敷中央病院では，倉敷地域を中心とした地域統合型医療を促進するために，地域医療エコシステムプラットフォームを構築している。本講演では，このプラットフォームで運用している，GEヘルスケア・ジャパンのVNAをベースにした地域共同利用型PACSなどについて紹介する。

当院の概要とIT化の歩み

当院は岡山県倉敷市に位置する，病床数1172床，職員数3791人の地域中核病院で，倉敷市を含む人口約69万人の県南西部，および約6万人の高梁・新見の2つの医療圏をカバーしている。

当院は早くからIT化に取り組んできた。1970年代にコンピュータを導入し，80年代からは検体検査システムなどの開発を職員が行い，各部門のIT化を進めてきた。90年代に入り，オーダリングシステム，看護システムの開発を行ったが，90年代中盤以降，各システムのオープン化を図り，パッケージシステムへと移行。2003年には電子カルテシステムとPACSを導入した。さらに，2010年以降，地域医療エコシステムの実現をめざして，診療情報共有システム「KChart（通称）」と医療画像共有システム（地域共同利用型PACS）「KPacs（通称）」を構築した。

情報基盤の整備

当院では，医療DXの実現にはインターネット接続が必要という考えの下で，情報基盤の整備に取り組んできた。現在は，認証基盤として，「Active Directory」（マイクロソフト）を採用しており，ユーザーは院内の各所で同じクライアント環境で業務を行える。また，すべてのクライアントがインターネットに接続している。当院ではインターネットへの接続が脅威なのではなく，認証していないことが一番のリスクであるという考えの下，システムをインターネットから分離することよりも，安全を確保することに注力している。

地域医療エコシステムの実践

当院では，第5次中期経営計画（2021年4月〜2024年3月）において，「『地域統合型医療』エコシステム構築にハブ病院として中心的役割を果たす」ことを重要課題としている。地域統合型医療エコシステムとは，多くの参加医療機関が，自施設の得意とする領域での技術・ノウハウ・知見を持ち寄り発展させていくことを基本的な考え方としている。その中で，当院はハブ病院として地域の医療機関と連携し，地域全体での医療の質と効率化を追求するため，救急医療体制の強化，医師・看護師などの人材交流，地域医療エコシステムによる患者情報・画像の共有などを行うこととしている。

連携施設と患者情報・画像情報を共有するベースとなるのが，個人情報保護法第27条第5項第3号に基づく，個人データの「共同利用宣言」である。当院では，共同利用する個人データに関して，データの項目，連携施設の範囲，利用する目的，個人情報の管理責任者の氏名または名称を掲示してあらかじめ通知している。

構築した地域医療エコシステムプラットフォームを図1に示す。当院のDMZ（DeMilitarized Zone）をデータセンター内に置き，当院の提供サービスや，自治体・企業との共創サービスを共通の認証基盤で運用できるようにしている。診療などの

業務系ネットワークをインターネットに接続していない医療機関や，岡山県の地域医療ネットワーク「晴れやかネット」の会員は，VPN（Virtual Private Network）接続で，サービスを利用できる。

当院の提供サービスとしては，診療情報共有システムKChart，医療画像共有システムKPacsのほか，診療予約などが可能な「KBook」，地域医療連携ポータルがある。これらのサービスの認証基盤は，現在，Active Directoryから「Azure Active Directory B2C」（マイクロソフト）へと移行を進めており，ユーザーの属性に応じたサービスを提供できるようにしていく。

KChartとKPacsを利用した情報共有のフローを図2に示す。開示施設の場合，診療情報はSS-MIX形式でサーバにアップロードし，医療画像はVNAのストレージにアップロードする。また，患者IDの名寄せを，IHE（Integrating the Healthcare Enterprise）のPIX（Patient Identifier Cross-Reference）

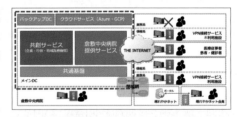

図1　地域医療エコシステムプラットフォーム

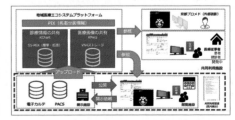

図2　KChartとKPacsを利用した情報共有のフロー

を用いて行う。これにより，各施設の患者IDがひも付けられ，診療情報や画像の共有が可能になる。名寄せ作業は，PIX Managerである「Comlavie」（システム計画研究所）上で，RPA（Robotic Process Automation）を用い，氏名，生年月日，住所を照合して行うことにより，効率化を図っている。名寄せの実績は，現時点，当院の患者約14万人に対して行われている。

KChartによる診療情報の共有

閲覧施設はKChartで患者を検索した上で閲覧目的をチェックし，開示要求を行うことで診療情報を閲覧することができる。一方，転院時などでは，公開施設側から該当患者の情報を転院先の医療機関にあらかじめ公開設定をしておくこともできる。

カルテ画面からは，画像ビューワの展開，および検体検査などの表示もできる。また，カレンダー画面では，患者の概略の受診履歴を確認でき，そこから診療内容の詳細情報にアクセスすることができる。

画像ビューワには「Kwviewer」（京都プロメド）を採用しているが，VNAとの接続により，画像配信・表示速度が高速で，クリニックなど連携先施設から高評価を受けている。

KPacsによる医療画像の共有

VNAを用いて構築されたKPacsの運用について説明する。例えば，A病院のPACSに保管された画像データを当院から参照する場合，まずA病院の画像データが同院内のPACSに保管されると，そのデータがVNAのストレージにコピーされる（図3）。当該患者が紹介状を持って当院に来院すると，当院では「Universal Viewer」（GEヘルスケア・ジャパン）からPIX ManagerにA病院の患者IDを問い合わせることで，画像データを表示できるようになる。また，Universal Viewerの施設間画像連携機能「XED（Cross Enterprise Display）」を用いると，他施設の過去画像も含めて，時系列で画像を表示することも可能であり，読影効率の向上に寄与していると考える。また，連携施設とのDVDの

やりとりも不要となる。

次に，当院の検査画像をA病院が参照する場合を説明する。A病院のPACSは，GEヘルスケア・ジャパンとは別のベンダーである。当院の画像データが院内の短期画像ストレージ（STS）に保管されると，VNAへ画像データがコピーされる（図4）。そして，当院の診療放射線技師がPIX ManagerでA病院の当該患者IDに変換などをした後，この画像データはA病院のPACSにコピーされる。これにより，A病院では，自院の画像ビューワから当院で検査した画像データを参照できるようになる。

KPacsの利用が困難な施設などに対しては，今後データセンターに専用のストレージを設けて，一時的に画像データを交換するだけのサービスを提供する予定である。また，これらのサービスは，利用費用を連携施設からもいただきながら運営している。

VNA導入によるメリット

VNAは，岡山県のデータセンター内に300TBのストレージで設置しており，岡山情報ハイウェイを介して当院と接続している（図5）。VNA導入のメリットは，ベンダーに依存しないシステムを構築できることである。当院の画像ビューワも，Universal Viewerのほかに，「ShadeQuest/ViewR」（富士フイルム医療ソリューションズ），「XTREK VIEW」（ジェイマックシステム），Kwviewerが稼働している。VNAに保管された画像データを画像ビューワに表示する際には，DICOM規格のWADO-RSにより高速表示することが可能である。さらに，VNAでは，「OCDB（Open Connect Database）」（GEヘルスケア・ジャパン）を採用しており，SQLで検索から画像表示までを高速化している。当院の診療放射線技師が画像表示速度を実測したところ，画像総数200枚，100MB程度のCT画像を5秒程度，画像総数748枚，325MBのMR画像を10秒程度で表示できていた。

まとめ

以上，当院における地域医療連携の取

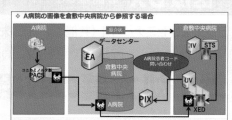

図3 VNAを用いた画像参照（A病院の検査画像を当院が参照する場合）

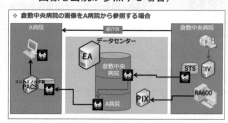

図4 VNAを用いた画像参照（当院の検査画像をA病院から参照する場合）

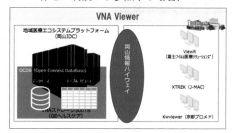

図5 VNAによるベンダーに依存しないシステムを構築

り組みと地域共同利用型PACSの構築について報告した。まず，システム構築に当たっては，ベンダーはインターネットから切断することを前提としているため，認証基盤を重視した上で自分たちで行うことが大事である。2点目に，地域医療連携にはマネタイズが必要であり，ツールの導入が目的にならないように，すべての参加施設にとって有用なものにすることが求められる。3点目として，VNAは十分な運用ができており，OCDBはさまざまな画像ビューワで画像データの高速表示を可能にする。シンスライスを除けば10秒前後で閲覧が可能である。そして，最後に信頼できるパートナーを選択することが重要である。地域共同利用型PACSも，GEヘルスケアのVNA，また周辺を支えるシステムによるものである。

（ふじかわ　としゆき）
倉敷中央病院入職以来，メインフレームにおける医事会計・オーダリングシステムの開発業務を担当。その後，病院内のSEとして病院情報システムの導入・システム基盤の構築などの業務にも従事。2016年から情報システム部部長。2013年からは，医療ネットワーク岡山協議会（晴れやかネット）の運営委員を務めている。

ランチョンセミナー 14（共催：ＰＨＣ株式会社）●座長：髙橋　治（ＰＨＣ株式会社 取締役）

電子処方箋 〜官民で進める医療DX 〜

電子処方箋の取組状況

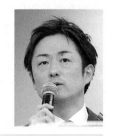

伊藤　建
厚生労働省 大臣官房総務課企画官 医薬・生活衛生局併任 電子処方箋サービス推進室長

本講演では，2023年1月から運用が開始される*電子処方箋について，概要や運用開始に向けた取り組み，ポイントについて紹介する。

＊2023年1月26日より運用を開始

電子処方箋の概要

電子処方箋とは，処方箋の運用を電子的に実施する仕組みで，社会保険診療報酬支払基金等が運営する電子処方箋管理サービス（以下，管理サービス）と医療機関・薬局をオンライン資格確認等システムのネットワークでつなぎ，処方箋データのやりとりを行う。ネットワークには閉鎖網を使用するためセキュアな環境が保たれるが，データのやりとりに関係する電子カルテや薬歴システム，レセプトコンピュータにも，「医療情報システムの安全管理に関するガイドライン」（2022年3月改定）に則った万全なセキュリティが求められ，常に新たな脅威に対応できるようアップデートしながら進める必要がある。

電子処方箋のメリット

電子処方箋のメリットの一つは，医療機関・薬局をまたいで，直近から過去3年分の処方・調剤情報を確認できることである。歯科など処方箋が少ない診療科であっても，他科の処方・調剤情報に基づくことで正確な診察ができ，医療の質の向上につながるというメリットを得られる。また，重複投薬／併用禁忌を自動でチェックする機能が搭載され，処方箋登録時と服薬指導時にチェック機能が働き，アラートが画面に表示される。薬局においては，処方箋情報が薬歴システムに自動転記されるため手入力の負担がなくなり，紙の処方箋を保管するスペースも不要となる。

患者にとってのメリットとしては，将来的にマイナポータルなどで薬のデータを閲覧できるようになれば，自身で予防や健康寿命の延伸に努めることができる。また，紙の処方箋や処方内容（控え）に記載された引換番号などを薬局に事前に連絡することで，薬局は処方箋の原本を閲覧して速やかに調剤できる。これは，オンライン診療や在宅診療においても同様である。なお，オンライン診療や在宅診療においては，オンライン資格確認の端末がないためマイナンバーカードで本人確認ができず，過去の情報が見られないことが課題となっているが，患者自身のスマートフォン経由で本人確認ができる仕組みを検討中である。

政府では現在，2024年秋をめざしてマイナンバーカードと健康保険証の一体化を進めている。マイナンバーカードの保険証利用登録はまだ十分ではないため，電子処方箋は健康保険証でも利用できる仕組みとなっているが，個人情報保護の観点から過去の情報を閲覧することはできない。なお，処方箋の発行形態（電子／紙）は，オンライン資格確認の端末上で選択するようになっている。電子処方箋のポイントは発行形態に関係なく管理サービスにデータが蓄積されることにあり，そこに本質的なメリットがあると言える。

運用開始に向けた取り組み

電子処方箋の運用開始に向けては全国4地域17施設でモデル事業を開始したほか，電子処方箋導入のための補助も行っている。2022年

11月8日には医療DX推進のため，電子処方箋の安全かつ正確な運用に向けた環境整備とHPKI普及事業への補正予算が閣議決定された。電子署名の基盤であるHPKIについては，補正予算でHPKIカード発行費用の補助などが行われる。電子署名の運用フローとしては，HPKIカードを使って認証する方法だけでなく，スマートフォンを用いたカードレス運用も可能である。カードレス運用を採用することで，カードリーダー導入が特に負担となる大規模病院などでもHPKIの導入が容易になる。

まとめ

2025年3月をめざしてオンライン資格確認を導入したおおむねすべての医療機関および薬局での電子処方箋システムの導入を支援していく。電子処方箋はデータを集約することで重複投薬／併用禁忌のチェック精度が高まり，医療の質の向上につながるため，できるだけ多くの医療機関・薬局に参加していただきたいと考えている。電子処方箋の不明点の解消に向けた解決方法（図1）も用意しているので，補助と併せてご活用いただき，導入検討を加速していただきたい。

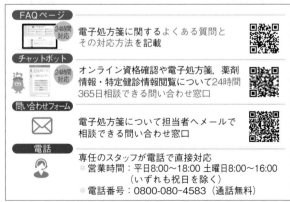

図1　電子処方箋の不明点の解消に向けた解決方法

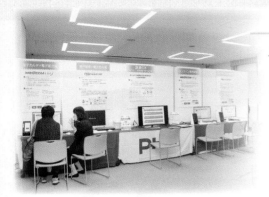

メディコムの電子処方箋への取り組み

医療政策の方針に沿って いち早く対応してきた実績を基に 電子処方箋対応版ソフトウエアをリリースし 医療DXを推進

メディコム事業部は，会場内にホスピタリティルーム（展示ルーム4）を設け，電子処方箋やオンライン資格確認，電子カルテ・電子薬歴，遠隔医療システムなどの最新ソリューションを展示した。また，ランチョンセミナー14では伊藤建氏の講演に続き，メディコム事業部プロダクトマネジメント部プロダクト戦略室の神澤嘉範氏が「電子処方箋における医療DXの変化」と題して，開発中の電子処方箋機能や同社の医療DXの取り組みについて講演を行った。

メディコムの電子処方箋への 取り組み

2023年1月26日から運用が開始された電子処方箋は，クラウド上に構築された電子処方箋管理サービス（以下，管理サービス）に電子化した処方・調剤情報を蓄積し，医療機関と薬局が相互に参照できる仕組みである。管理サービスとデータのやりとりを行う電子カルテや電子薬歴，レセプトコンピュータ（レセコン）を医療機関・薬局向けに提供しているメ

ディコムでは，電子処方箋の運用開始に向けて開発を進め，2023年1月25日より，レセコン一体型システムである医療機関向けの「Medicom-HRf」シリーズと「Medicom-HS」シリーズ，調剤薬局向けの「PharnesV」シリーズについて，電子処方箋対応版ソフトウエアの全国提供を開始した。

操作負荷を抑え，情報活用を 支援するソフトウエアを開発

メディコムでは，レセコンにオンライン資格確認用ソフトウエアを追加搭載する"All-in-one方式"を実現し，見慣れた画面で1つのモニタのみでオンライン資格確認の操作を完結できる環境を提供している。電子処方箋対応版ソフトウエアでもユーザーの利便性を重視したAll-in-one方式を採用し，従来の処方・調剤の運用フローからの変更を最小限にとどめるように開発が行われた（図1）。

ソフトウエアには，医師や薬剤師が電子処方箋のメリットを十分に享受できるような工夫が施されている。重複投薬等チェックにおいては，電子カルテでは自院投薬の重複・相互作用・副作用等チェックと，管理サー

ビスでのチェック結果をまとめて確認できる。また，過去の処方に対して薬局からの伝言や疑義照会結果が登録されていると，電子カルテ上にバッジが表示される。重要度により色分け表示することで医師の注意を促し，バッジをクリックすることで内容を確認できる。さらに，電子薬歴では医師が入力したコメントを確認できるため，重複投薬等チェックにかかるものの問題なしと判断して処方した場合などの情報共有を円滑に行える。このように少ない負担で情報を活用できる機能が，電子処方箋対応版ソフトウエアには実装されている。

また，電子処方箋は将来的にマイナポータルや電子お薬手帳アプリとの連携も予定されていることから，メディコムでは電子お薬手帳の先駆けとして2014年よりサービスを開始している「ヘルスケア手帳」についても，さらなる活用方法の検討を進めている。

＊　＊　＊

メディコムは，1999年の診療録の電子媒体による保存許可（電子カルテ解禁）や2011年のオンライン請求原則義務化といった医療政策の方針をキャッチアップし，製品や機能に反映して，いち早く，かつタイムリーに提供してきた。このような実績を基に，電子処方箋についても市場を牽引し，患者を中心とした医療DXを実現していくことが期待される。

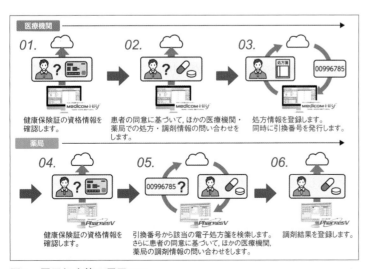

図1　電子処方箋の運用フロー

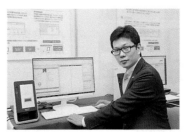

ランチョンセミナーで講演した神澤嘉範氏

メディコムの
電子処方箋サイト

FileMaker が実現する
医療 IT システム

ローコード開発で医療現場の DX をサポートする Claris FileMaker。医療機関の高度かつ多種多様なニーズに応える FileMaker でのシステム構築を紹介する。

case 1　福岡徳洲会病院

多職種がかかわる心カテ室のチームワークをFileMaker プラットフォームの「GOODNET」による情報連携でサポート

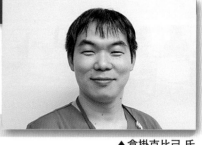

▲倉掛克比己 氏

診療放射線科　倉掛克比己 氏

福岡県春日市の福岡徳洲会病院（病床数602床）は1979年の開院以来，「生命だけは平等だ」の理念の下，24時間365日断らない医療を提供してきた。2014年に病院をリニューアルし地上10階，地下1階で，免震構造を採用し，災害拠点病院，地域医療支援病院などとして高度医療を提供する体制を整えた。救急医療では，屋上ヘリポートなどを整備し春日市を中心とする筑紫医療圏のみならず，県外からの救急患者も積極的に受け入れている。循環器疾患に対しては，心臓カテーテル室（心カテ室）4室で循環器内科を中心に看護師，診療放射線技師，臨床工学技士などがチームとして対応する。その運用をサポートするのがニプロの循環器総合管理ソリューション「GOODNET」だ。Claris FileMaker プラットフォームで開発されたレポートシステム「G-Record」，患者呼び出しシステム「G-Call」などを中心にシステム構築と運用のコンセプトを，診療放射線科の倉掛克比己氏に取材した。

年中無休，24 時間オープンで
地域医療を支える急性期病院

循環器内科では，急性心筋梗塞や心不全などの急性疾患に対して当直医1名，オンコール医師2名，そのほかのメディカルスタッフもオンコールで待機し，救急連絡から心カ

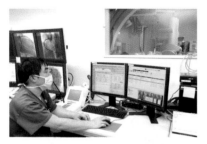

GOODNET で心臓カテーテル室の
情報管理と業務効率化を進める

テ室搬入まで30分以内で対応する体制を取っている。心カテの実施件数は年間1900件前後，緊急対応はそのうち280件前後となっている。循環器診療にかかわるスタッフは，循環器内科が下村英紀副院長ほか医師14名，看護師13名，検査科9名，臨床工学（CE）科12名，診療放射線科8名など。心カテ室の運用の特徴を倉掛氏は，「循環器センターとして組織化されているのではなく，各部門からスタッフが集まって日々の検査や当直業務に当たっています。看護師は心カテ室所属のスタッフがいますが，基本的にほかのスタッフは午前は各部門で業務を行い，午後に心カテ室での検査や治療に対応します」と説明する。循環器内科では急性疾患のほか，高度石灰化症例や重症三枝病変に対するロータブレーターやエキシマレーザーによる治療，不整脈に対するアブレーション治療，下肢閉塞性動脈硬化症への血管形成術なども積極的に施行している。

心カテ室の作業効率の向上を
めざして GOODNET 導入

循環器内科に GOODNET が導入されたのは2003年で，この時にシネフィルムから動画像のデジタル管理に移行した。2010年のシステム更新の際に FileMaker プラットフォームで開発されたカテーテル検査台帳（カテ台帳）として G-Record を導入，それまで院内で FileMaker で自作されていたカテ台帳をベースにして G-Record へ移行した。倉掛氏は，「内製していたカテ台帳を引き継いでカスタマイズしてもらいました。心カテ室のみでの運用でしたが，データの収集，集計，検索などが可能になって業務の効率が向上しました」と説明する。

次に大きな更新となったのが2014年で，

新病院への移転に伴い看護記録や検査科台帳，放射線台帳など心カテ室にかかわるほとんどの台帳をGOODNET に取り込んだ。倉掛氏は，「ペーパーレス化と業務の効率化をコンセプトに導入を進めました。看護師のカテ記録は手書きで，システム化には前向きではなかったのですが，将来的なデジタル化の必要性を理解してもらい，システム側で入力を省力化することで導入できました」と述べる。倉掛氏はニプロのFileMaker チームと相談しながら，2クリックまでで入力が完了できるように定型文やデバイス情報の事前登録，他システムからのデータ取り込みなどを行えるようにし，二重入力を排して省力化を図った。またG-Record のレポートは，2009年から稼働した電子カルテシステムと連携してPDFで提供することで，手書きや紙の書類を削減させた。

GOODNET で検査室の状況を
共有して効率的に運用

病院3階にある心カテ室は4部屋が横並びになっており，操作室側は1つの長い廊下のようにつながっている。そのちょうど真ん中に位置するのが "中央コントロール" だ。中央コントロールには，循環器部門を統括する下村副院長のデスクがあり，ここから検査の部屋割りやスケジュールをコントロールする。また，スタッフ間の連絡やカンファレンスなども行われ，循環器内科の中核施設となっている。GOODNETの端末は中央コントロールのほか，心カテ室の医局，各検査室，循環器内科の病棟などに36台が設置されている（電子カルテとの相乗り端末が25台）。こういった運用のなかで必要なシステムとして導入されたのが，

患者呼び出しシステムのG-Callと，スタッフの配置や勤務状況を共有する「ホワイトボード機能」だ。

【G-Call】

G-Callは，心カテ対象患者の呼び出しや検査の進捗状況を管理するシステムで，SMS形式のメッセージ機能やメールの着信を音と光で知らせるパトライト，心カテ室の様子をモニターできるWebカメラなどを連動することで，心カテ室の状況をリアルタイムに把握してスムーズな連携を可能にする。同院はG-Callのファーストユーザーだが，同院での運用ノウハウが製品にフィードバックされるというG-Callの開発サイトでもあった。G-Callについて倉掛氏は，「病棟からは心カテ室の今の状況がわかりませんでした。緊急検査などで時間が延長すると，検査中に病棟からの問い合わせ電話が入るなど悪循環になっていました。G-Callではメッセージ機能やWebカメラを使って，リアルタイムに心カテ室の状況を把握できるようにしました。当初は他社のシステムも検討していたのですが，GOODNETでは電子カルテからの患者情報の取り込みやパトライト，Webカメラなど，さまざまなシステムと連携でき柔軟な構築が可能になりました」と説明する。

【ホワイトボード機能】

心カテ室では，各部門から集まるスタッフのために，心カテ室の稼働スケジュールや人員配置を中央コントロールの手書きのホワイトボードで管理していたが，2022年のシステム更新ではホワイトボード機能をFileMakerで構築した。倉掛氏は，「心カテ室に集まるメンバーは，当日の心カテ室の稼働状況によって勤務体制が決まります。ホワイトボードとネームプレートで管理していたものをFileMaker上に置き換えました」と説明する。この機能は，コロナ禍でスタッフの陽性者なども発生するなかで，勤務履歴の把握にも役立ったと倉掛氏は言う。

「デジタルで保存されていれば過去にさかのぼってどの部屋で勤務し，その時のメンバーは誰かもすぐに確認できます。この管理もFileMakerでデジタル化できないかと考えて依頼しました」

■ Claris FileMaker プラットフォームを採用した GOODNET

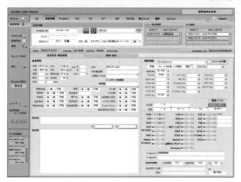

図1　G-Record（カテーテル検査台帳）

2022年の更新ではペースメーカー台帳の機能も拡張した。従来からあった新規植込み情報に加え，初期設定情報，外来での定期チェック情報を一括で管理するようにした。従来，ペースメーカーのデータは専用用紙に転記，それをスキャンして電子カルテに取り込んでいた。倉掛氏は，「専用用紙のフォームをFileMakerに落とし込み，新規植込み情報とリンクして入力できるようにしました。レポートはPDF化することで電子カルテから一括で閲覧でき，業務を効率化しました」と説明する。

アジャイルな開発が可能な ローコードの FileMaker

FileMakerでのシステム構築のメリットについて倉掛氏は，「項目の追加や削除，レイアウト変更が容易で，現場の運用に合わせた柔軟なシステムを構築できること，データの集計や解析が簡単にできる診療情報データベースとしてのメリットは以前から感じていました。現在は，さらに機能が充実しており，さまざまなシステムと容易に連携できるようになって可能性が広がっていると感じます」と述べる。また，GOODNETを開発するニプロについては，「こちらの要望や実現したいことは，ほとんど実装できるというのが，FileMakerプラットフォームで構築されたGOODNETのイメージです。ニプロの開発チームは，現場の状況やワークフローを理解した上で開発を行っていると思いますし，時にはわれわれが考えている先までを見通しているのではと感じることもありますね」と高く評価する。

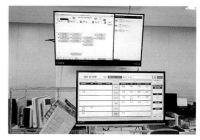

図2　人員配置のホワイトボード機能
a：スタッフ（看護師以外）用　b：看護師用

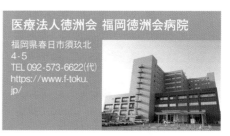

中央コントロールのG-Callとホワイトボード機能の表示画面

今後の循環器ネットワークの更新のコンセプトについて倉掛氏は，「システムの大きな更新は7～8年置きなので，次の10年を見据えたシステムの設計が必要です。現場で働くスタッフは，忙しいこともあって多少効率が悪くても従来のやり方を踏襲しがちです。FileMakerなどのシステム化の過程で客観的に見ることで解決できることもあると思いますので，業務のなかで現場に目を配りながら効率的な運用ができるように改善点を見つけていきたいと思います」と述べる。

救急医療の最前線でチーム医療をサポートするGOODNETをFileMakerの柔軟なシステム開発が支えていく。

医療法人徳洲会 福岡徳洲会病院
福岡県春日市須玖北4-5
TEL 092-573-6622(代)
https://www.f-toku.jp/

case2 愛知県豊橋市 塩之谷整形外科

「足と靴」「爪」に特化した外来のカルテを Claris FileMaker CloudとiPadで構築，きめの細かい診療に活用

院長 塩之谷 香 氏

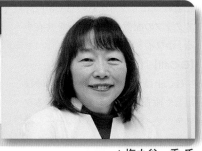

▲塩之谷 香 氏

塩之谷 香氏は，愛知県豊橋市で塩之谷整形外科の院長として「足と靴」「爪（巻き爪，陥入爪）」に対する専門的な治療を行っている。足の外科の専門医として各種学会やメディアなどでも精力的に活動しており，足のトラブルや巻き爪に悩む患者が遠方から訪れることも珍しくない。一方で塩之谷院長は，自身の患者のカルテや症例データベースをClaris FileMakerで自作してきた筋金入りのFileMakerユーザーでもある。2019年からはClaris FileMaker Cloudを導入し，25年来使い続けてきた専門外来のデータベースに加え，新たに巻き爪診療用のカルテ（巻き爪カルテ）を構築した。日本では数少ない足と靴に特化した診療に取り組むことになった経緯や，FileMakerでのシステム運用について取材した。

整形外科専門クリニックとして1972年に開業

同院は，先代の塩之谷 昌氏が1972年に開業した。当時はまだ東三河地区（豊橋市，豊川市，蒲郡市，新城市，田原市など5市3町村で構成）には整形外科が少なく，骨折などの外傷から腰痛などの慢性疾患までを診療するかかりつけ医として地域を支えてきた。早くからオープン型MRIや膝の関節鏡を導入するなど，最新の医療技術も積極的に取り入れた。昌氏は，農業従事者に多い手指のしびれや痛みを主訴とする症状を手根管症候群と診断し，いち早く学会で発表するなど地域住民のための医療に力を注いだ。そういった診療実績はもちろんだが，同院の最大の特色は，看護師をはじめ医院の歴史とともに歩んできたベテランのスタッフが多くアットホームな雰囲気で，地域で信頼され愛されていることだ。2018年に昌氏の跡を継いで香氏が院長に就任，現在は塩之谷院長と市川義明副院長の2名で外来診療を行っている。

足と靴に特化した専門診療，巻き爪治療の専門外来を展開

塩之谷院長は，通常の整形外科の外来に加えて足と靴，巻き爪を対象にした専門診療を行っている。もともと手の外科を専門としていたが，たまたま訪れたドイツで触れた靴医学に感銘を受け，足・靴に専門を変更した。塩之谷院長は，「ドイツでは大人から子どもまでみんながしっかりした靴を履いていて，足元を大事にする習慣が根づいていることに驚きました。日本に帰ってから，ドイツの靴医学に興味を持って学ぶなかで，歩けなかった子どもが靴の処方で立って歩けるようになったシーンを目の当たりにして，靴の重要さを実感する

と同時に整形外科医として足と靴に取り組むことを決めました」と述べる。

【足と靴の外来】

足のトラブルは外反母趾や関節痛，うおのめ，たこなどさまざまだが，靴が合っていない，履き方が悪いなど靴が原因となっているケースが意外と多い。塩之谷院長は，「足の不調の原因は，履いている靴や履き方を見れば，だいたいわかります」と言う。外来では，普段履いている靴を持ってきてもらって履き方や靴の状態を見る。「そもそも靴が合っていなかったり，合っていても履くときに靴紐を締めないなど履き方が悪かったりして，それを矯正するだけでも状態は大きく変わりますし，適切な靴を選ぶことやインソール（中敷き）を使うことでも症状は改善します」（塩之谷院長）。同院では，義肢装具士や専門の靴店などと連携したインソールの製作，靴のフィッティングなどを20年以上にわたって行っている。特に成長期の子どもの足のトラブルは靴が原因となっていることも多い。塩之谷院長は，「靴での生活の歴史が短い日本は，靴と足の健康に対する認識が低く，また整形外科医も足の病気と靴の関係に理解がないのも課題です」と言う。塩之谷院長は，"小児靴学"として教育や知識の標準化をめざす「日独小児靴学研究会」＊を立ち上げ共同代表を務めているほか，子どもの足と靴の問題に関しては，日本フットケア・足病医学会「子供の足・靴改革ワーキンググループ」（塩之谷院長がリーダー）から，2023年春に『小児靴の手引き書』が発刊された。

【巻き爪外来】

巻き爪外来は，塩之谷院長の診察日に予約制を原則として診療しているが，多いときには1日50人以上が受診する。巻き爪につ

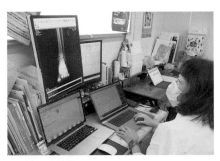

診察室でClaris FileMaker Cloudで構築されたカルテを参照する塩之谷院長

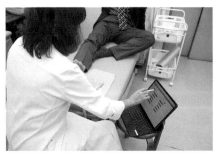

巻き爪治療をしながらiPadとApple Pencilで所見を手書きで入力する

■ **Claris FileMaker Cloud で運用されている「巻き爪カルテ」**

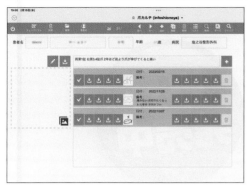

図1　巻き爪カルテ画面
左右5趾の爪の状態を入力できる。左側がシェーマ
の手書き入力欄。

図2　署名機能を応用した手書き入力
爪の状態や使用したワイヤーの太さなど
を記載する。

いて塩之谷院長は，「爪はもともと巻く性質を持っていて，通常は足の指を踏ん張ることで地面からの力がかかり平らに保たれています。巻き爪の治療では外科的に抜爪したり爪の端を切ったりする医師もいますが，新たに生えてくる爪も巻いてしまうため治療としては効果的ではありません。これに対して当院では超弾性ワイヤー（マチワイヤ）を使って爪を平らに固定して巻かないようにする治療を行っています」と説明する。マチワイヤを使った治療は巻き爪の両端にドリルで穴を開けてワイヤーを通すだけで終了する。

症例データベースに FileMaker を 25 年前から活用

塩之谷院長の FileMaker 歴は長く，大学で博士号取得のための論文作成の際に症例データベースを構築したときから始まる。「手関節の関節鏡（内視鏡）に関する研究で博士号を取ったのですが，MR 画像と造影所見などをデータベース化して，疾患や症状での検索や集計に FileMaker を活用していました」（塩之谷院長）と言う。その後，足と靴の患者データベース（足と靴カルテ）を FileMaker で自作し 1997 年から現在まで活用しており，その登録レコードは 9500 件を超える。FileMaker でのデータベース構築について塩之谷院長は，「足と靴の診療は，大学病院から始まって，自院のほかいろいろな医療機関で長期間にわたるため，さまざまな症例データを記録して管理することが重要でした。FileMaker では，とにかく項目を作ればデータを入力

でき，学会の発表など必要に応じてレイアウト作成したり集計したりなどアウトプットが簡単にできるのがメリットだと感じています」と述べる。

手書き入力もできる巻き爪カルテを FileMaker Cloud で構築

巻き爪の診療記録は，問診内容や足趾の状態を記載する独自フォーマットの紙カルテを作成して管理していた。塩之谷法では爪を固定するワイヤーの選択がポイントになるが，塩之谷院長は，「患者の爪の厚さや形，幅などによって適切なワイヤーの太さを選ぶことがコツです。ワイヤー装着後も爪の変化に合わせてワイヤーを取り替えますが，治療の経過や爪の変化を記載することが必要でした」と説明する。巻き爪カルテでは，左右の5趾（母趾，第2趾～第5趾）を並べて記載し，治療の経過が一覧で把握できるレイアウトを採用した。

この紙の巻き爪カルテが 5000 件を超え管理が煩雑になったことから，2019 年に Claris FileMaker Cloud を利用して FileMaker 上で新たに巻き爪カルテを構築した。併せて従来の足と靴カルテもオンプレミスからクラウドの運用に変更した。塩之谷院長は FileMaker での巻き爪カルテの構築について，「爪とワイヤーの状態を手書きで記載するシェーマも含めてシステム化したいと考えていました」と言う。そこで相談したのが，Claris パートナーである（株）ワークスペース（本社：岐阜県下呂市）だ。同社代表取締役の岡田匡氏とはランニング仲間で，岡田氏の足のトラブルを診察したのがきっかけで構築の

サポートを依頼することになった。塩之谷院長は，「サポートを受けながら自作することも考えましたが，最終的に足と靴カルテの中に作っていたプロトタイプを基に新たに構築してもらいました」と経緯を説明する。

FileMaker Cloud で 5000 件の 紙カルテをデジタル化

FileMaker の巻き爪カルテでは，患者情報，問診内容，左右の5趾が1画面で表示され，爪の状態については iPad と Apple Pencil を使って手書きで書き込めるようにした。手書きシェーマは署名の機能を応用して開発した。院内では Mac（MacBook Pro）と iPad 2 台で運用し，それまでの約 5000 件の紙カルテのデータは，秘書の岡田温子さんが FileMaker への登録を進めている。現在は，新患の場合，診察前の問診内容は患者や看護師が問診票（紙）に記入し，それを岡田さんが後で入力する。再診からは塩之谷院長が iPad で巻き爪カルテを確認して爪の状態を確認し，治療しながら iPad に直接書き込む。

FileMaker Cloud での運用について塩之谷院長は，「現在は名古屋市内の複数の医療機関でも専門外来を行っていますが，足・靴や爪の治療は長期間にわたることが多く，長く診ている患者さんが受診されることもあります。出先の病院でも，自院と同じ環境で患者さんの経過を確認して診察できるのは FileMaker のおかげです」と言う。

同院の診療は紙カルテで行われているが，Mac ユーザーの塩之谷院長は，「電子カルテを導入するなら Mac ベースで構築したい」と言う。専門外来のカルテだけでなく，クラウドと FileMaker のローコード開発によるシステムが同院の診療を支えていくことを期待したい。

* Japan & Germany Children's Shoe Science Study Group（JAGSS）= http://jagss.jp/

塩之谷整形外科
愛知県豊橋市植田町
字関取 54
TEL 0532-25-2115
shionoya.net

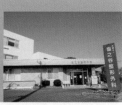

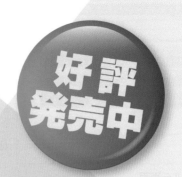
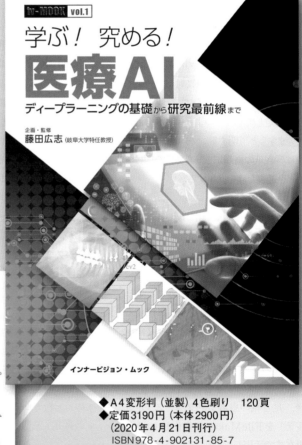

特集2
放射線部門の
サスティナビリティを向上する

デジタル 戦略

最新動向から
見えてきた
診療の質向上と
業務効率化のヒント

2024年4月から医師の勤務時間の上限規制が設けられるなど，医師の働き方改革が進んでいる中，放射線部門でも質の高い検査・診断を維持しながら，さらなる業務の効率化が求められています。一方で，医療機関に対するサイバー攻撃が増加しており，深刻な被害が生じています。このように，放射線部門を取り巻く環境は，数多くの課題を抱えています。これらの課題を解決する対策として，情報システムや人工知能（AI）などのデジタル技術を積極的に導入し，検査・画像診断などの業務の効率化と省力化を図るとともに，サイバー攻撃などのリスクに備えた堅牢なシステムを構築することが求められます。そこで，本特集では，医用画像管理，AI，サイバーセキュリティに関する動向をエキスパートにご解説いただきます。併せて，インナビネット（http://www.innervision.co.jp）連動企画「ヘルスケアIT展バイヤーズガイド PACS編」を掲載します。

特集2　放射線部門の
サスティナビリティを向上する
デジタル
戦略　最新動向から見えてきた
診療の質向上と業務効率化のヒント

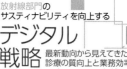

医用画像管理の
最新動向
——すべてを効率化し，可視化する

池田　龍二　熊本大学病院 医療技術部 診療放射線技術部門

（いけだ　りゅうじ）
1995年に熊本大学医学部附属病院に入職。
2009年から佐賀大学医学部附属病院。
2010年に熊本大学医学部附属病院主任
診療放射線技師となり，2017年から熊本
大学病院副診療放射線技師長。熊本大学
医学部講師を併任。PACS Innovation 研
究会代表世話人，放射線画像情報システ
ム研究会代表世話人，3D PACS 研究会
副代表世話人，日本医用画像管理学会会
長を務める。

はじめに

医用画像管理の領域においても，コモディティ化が進み，システムに何を求めるか，システムを選択する際の判断基準など，まさにVUCA (Volatility, Uncertainty, Complexity, Ambiguity) 時代である。

数年前にさかのぼると，国際医用画像総合展 (ITEM) ではクラウドコンピューティングサービス，VNA (Vendor Neutral Archive)，人工知能 (AI) と，どの企業も同じキーワードを掲げていた。今ではどれもシステムに組み込まれ，当たり前の機能となり，次に特化する機能は何かが今回のテーマである。ただし，この3つのキーワードは，ハードウエアの性能比較とは異なり，総合的に評価する仕組みが少ない。そのため，何を基準に判断し，購入を決定するかも課題の一つである。今後はデジタルトランスフォーメーション (DX) を推測しながら，医用画像管理の動向への注視が必要である。「医療DX」だけでなく，「シン・PACS」や「読影DX」といったワードが使われてくるかもしれない。

画像診断管理加算3への対応におけるマネジメントも，注目すべきポイントである。特にソフト面における対応において，人材育成が重要な課題である。DXを推進するために，ヒューマン・リソースは必要不可欠であり，そのためのリスキリングを開始しなければならない。

最終的に今後期待されるのは，効率化と可視化である。いかに業務を効率化し，タスク・シェア／シフト，働き方改革を推進できるか。これまでうまく活用できていなかった膨大な蓄積データを効率的に管理し，可視化することで，業務改善につなげることができるかである。本稿では，医用画像管理の最新動向として，「効率化」「可視化」をキーワードに，「データマネジメント」「画像診断管理加算3」「リスキリング」の3項目の展望を紹介する。

データマネジメントの必要性

医用画像管理の動向において，常に課題として挙げられるのはデータマネジメントである。画像発生量の予測の難しさ，電子保存の3原則の確保，データ保存，BCP (Business Continuity Plan)，情報共有などさまざまである。そして，昨今ではOCDB (Open Connect Database) とVNAの組み合わせの期待が増している。OCDBとVNAで構築した医用画像管理において，マルチベンダーでの構築などメリットがある一方で，スピードにおいて懸念されるケースもあり，ボトルネックの解消が課題である。また，PACS市場はすでに新規導入よりもリプレースでの再構築のケースが多く，データの移行期間と

費用が課題である。しかし，この課題において，今後はOCDB，VNAだけでなく，移行期間を短縮できるサービスやゲートウェイの普及が期待される。

HIMSS (Healthcare Information and Management Systems Society) がDigital Health Transformation[1] の中で示しているDIAM (Digital Imaging Adoption Model) は注目すべきキーワードである。DIAMにおいて，医用画像情報システムの成熟度をステージ分けして評価することが可能である。DIAMでは8つのステージに分類し[2]，業務の効率化と患者の安全性などについて，特定の要件を用いて評価している。これによって，評価の基準が曖昧であった医療機関ごとの医用画像情報システムの能力の可視化が期待される。

前述した画像発生量は，画像診断装置から発生する画像だけでなく，最近ではさまざまな後処理による，生成画像，解析結果によって，臨床に重要なデータが増加している。これらの新しくアウトプットされるデータが，必ずしも標準規格に準じたフォーマットとは限らず，どのように保管管理するかも重要な課題である。VUCA時代における，継続性と見読性を担保したデータマネジメントが必要である。そう考えると，必ずしもスタンドアローンやオンプレミスのシステムではなく，クラウドコンピューティングサービスを活用した，サ

ブスクリプションによる永続的な利用も今後のニーズとして十分に考えられる。

RISやレポーティングシステム，線量管理システムなど，テキストデータにおいても，今後はデータの有効活用が期待される。RISのデータを解析することによって，業務改善や効率化，経営戦略に用いるなど，BI（Business Intelligence）ツールを活用したデータの可視化と効率化が期待される。さらに，レポーティングシステムにおいては，画像と連携し，AI開発のためのデータの蓄積と利活用が期待される。

このように，データマネジメントにおける動向には，効率化と可視化が不可欠である。そして，ハードとソフトの両方に対し，拡張性，柔軟性，安全性を備え，さらに質の担保と高速化といった，高いレベルでのデータマネジメントが要求される。

画像診断管理加算3への対応

2022（令和4）年度診療報酬改定における画像診断管理加算3の施設基準の変更によって，医用画像管理の動向にも変化が見られる。2022（令和4）年3月4日に示された保医発0304第3号において，届出手続きが示された。すでに前回の改定の際に，多くの施設が線量管理システムを導入し，PDCA（Plan，Do，Check，Act）サイクルを用い，被ばく線量の最適化を実施している。矢野総合研究所が発行している『2021年版 医用画像システム（PACS）・関連機器市場の展望と戦略』の中で，「線量管理システムの需要は一巡したと推測される」と記載されている。あと数年で多くの施設が，線量管理システムのリプレースを検討する必要性が生じる。その際，より最適なシステムを選択し，使えるシステムだけが生き残る，過去のPACSやワークステーションと同じような状況が考えられる。

今回の画像診断管理加算3の大きなポイントは，AI関連技術が活用された画像診断補助ソフトウエアの適切な安全管理が追加されたことである。本条件を実施していることを示す証明が必要となるが，画像診断管理認証機構（AOMRI）[3]が，関連学会の指針に基づき実施していることを証明する「認定証」を発行することが可能である。画像診断管理認証機構のホームページがあるので，定期的に情報収集することをお勧めする。

画像診断管理加算3の施設基準を満たすためには，ハード的な体制だけでなく，組織体制，マネジメントも重要である。施設基準と直接は関係しないが，今後wRVU（work relative value units）[4]についても，情報収集が必要である。wRVUの詳細は，参考文献4）に記載したURLを参照いただきたい。簡単に解説すると，一人の医師の生産性に関して，RVUという指標を用いて評価するものである。これは，手技や患者の診察の複雑さに基づいて，それぞれ指標が決められ，wRVUが多いほど，インセンティブを与える仕組みを構築するという考えである。

リスキリングの重要性

これまで医用画像管理の最新動向では，システムだけに注目されていた。しかし，VUCA時代におけるデジタル環境変化に対しては，技術などのハードだけでなく，人材育成などのソフトにも注目が必要である。今後のさらなるデジタル化，医療DXの推進に向けた準備が必要不可欠となっている。そのキーワードが，リスキリングである。リスキリングによって，組織内におけるデジタルリテラシー（活用能力）の向上が必要であり，最新の技術と蓄積した情報を有効活用するための準備が重要である。

米国Amesite社が2021年4月に掲載した "Skill Gap 2021：Top 5 Soft + Hard Skills Companies Need Now"[5]において，2021年に雇用者が求めるハードスキルとして，①クラウドコンピューティング，②AI，③データ分析，④デジタルマーケティング，⑤UX（User Experience）デザインが挙げられている。これらのハードスキルは，今後医療機関においても必要なスキルであり，そのための人材育成を考えなければならない。国内の企業の中には，すでにリスキリングを導入している企業もある。医療機関においても，リスキリングを積極的に行っていく必要がある。特に，②AIと③データ分析は，前述のデータマネジメントや画像診断管理加算3への対応においても，スキル向上が期待されるポイントである。

まとめ

医用画像管理の最新動向について，「データマネジメント」「画像診断管理加算3」「リスキリング」からの視点で解説した。これらの課題を解決し，業務の効率化，可視化を行うためには，組織内での人材育成が優先的な課題である。組織として人材育成に取り組むためにも，リスキリングの認識と環境の整備が期待される。

ワークステーションやAI，データ分析などさまざまなサービスが今後さらに普及してくることが予測される。最新の画像処理やデータ解析が急速に普及すると，データの見読性の担保や，保存性を完全に担保するためには，想定外のコストが発生する可能性も考えられる。これらの課題解決にクラウドコンピューティングサービスとサブスクリプションにおけるサービスがマッチし，国内における情報管理の環境に変化が起きるかもしれない。

●参考文献
1) HIMSS : Digital Health Transformation. （2023年1月20日閲覧）
https://www.himss.org/what-we-do-solutions/digital-health-transformation/maturity-models/digital-imaging-adoption-model-diam
2) HIMSS : The HIMSS Digital Imaging Adoption Model（DIAM）helps to evaluate the maturity of IT-supported processes in medical imaging and supports healthcare organizations to move towards advanced digital environments driving improved patient outcomes and operational efficiencies. （2023年1月20日閲覧）
https://www.himss.org/sites/hde/files/media/file/2021/06/04/himss-diam-criteria.pdf
3) 画像診断管理認証機構（AOMRI）ホームページ. （2023年1月20日閲覧）
https://aomri.jp
4) Physicians Thrive : The Definitive Guide to wRVU Physician Compensation. （2023年1月20日閲覧）
https://physiciansthrive.com/physician-compensation/wrvu-physician-compensation/
5) Amesite : Skill Gap 2021 : Top 5 Soft + Hard Skills Companies Need Now. （2023年1月20日閲覧）
https://amesite.com/blogs/skill-gap-2021-top-5-soft-hard-skills-companies-need-now/

特集2　放射線部門の
サスティナビリティを向上する
デジタル
戦略　最新動向から見えてきた
診療の質向上と業務効率化のヒント

Digital
Strategy

放射線診療における
AIの最新動向

平原　大助　学校法人原田学園 経営企画室 人工知能教育・研究開発チーム

（ひらはら　だいすけ）
1999年鹿児島医療技術専門学校卒業。
2020年日本大学大学院総合社会情報研究科博士前期課程人間科学専攻修了。現在に至る。医療データやファイナンスデータのAI開発を専門とし，多施設と共同で研究開発を行う。高等学校や専修学校でAI教育に従事し，聖マリアンナ医科大学が主催する「未来の医療を創る"医療人2030"育成プロジェクト」において医療AIセミナー講師を担当する。学生の学力の個別最適化のAI開発と実装が増えている中，教職員の負担軽減を目的として教育現場で活躍するAIや，より良い学生教育を行うためのAI教育教材やVR教材の研究開発にも取り組む。

はじめに

　近年，地方都市を中心に，病院の減少や医師や看護師などの専門職の確保が懸念されている。長時間労働が定着していた医療業界では，働き方改革により，残業時間の削減や長時間労働の是正が推進されているが，人材不足により効果が得られていない現実がある。働き方改革を推進するための一つの手段としてタスク・シフト／シェアが提案されている。放射線診療部門でも，働き方改革をタスク・シフト／シェアで実現するために，デジタルトランスフォーメーション（Digital Transformation：DX）の必要性が掲げられている。

　本稿では，放射線診療部門のDXを実現するために不可欠なAIの臨床応用とAI研究の最新動向について紹介する。

放射線診療で利活用されるAI

　放射線診療においてAIが利用される領域が大別して3つある。1つ目がノイズ除去，超解像，画像変換を利用した画像生成領域である。2つ目が領域分割，病変検出，疾患分類，予後予測を利用した診断治療補助領域。3つ目が自然言語処理，音声認識，診断補助AIを組み合わせた自然言語領域である。1つ目の画像生成領域は，臨床で積極的に利用されていて，CTにおいては従来のFBPによる画像再構成法と比較して深層学習画像再構成技術を用いることで最大80%以上もの被ばく線量を削減できるとの報告がある[1]。また，MRIにおいてもCTと同様にノイズを選択的に除去することが可能との報告がある[2]。さらに，MRIでは深層学習を用いた超解像再構成法も実用化されている[3]。CTやMRIを用いた検査において，造影剤を用いることで画像診断医により詳細な情報を提供することが可能であるが，造影剤には副作用のリスクも伴う。CTでは，造影剤を半分に減量しても減量前と同等のコントラストが得られるとの報告がある[4]。また，MRIでは，脳の撮像時の造影剤を10%程度に減量しても減量前と同等のコントラストを得られることが報告されている[5][6]。

　残る2つの領域においても有益なレポートが研究から出されている[7]〜[9]。例えば，診断治療補助領域では，AIをセカンドリーダーや優先的な読影を行うトリアージとして用いることで，読影医の労働負荷削減を期待できたとの報告がある[10]。

　また，12社の結核スクリーニング用のCADソフトウエアのパフォーマンスを評価した研究がある[11]。その結果，6社のCADソフトウエアは，勤務歴5年程度の医師より優れ，勤務歴30年以上の医師と同等であるということが判明した。

　2022（令和4）年度の診療報酬改定では，被ばく線量管理の実施も要件に含まれる画像診断管理加算3に人工知能（AI）を用いた画像診断補助ソフトウエアに係る要件が追加され，340点に評価が見直された。

ブラックボックスからXAIへ

　医療において，重要な診療の意思決定を行う際，CADの結果解釈が困難（ブラックボックス）であるため，積極的にセカンドリーダーとして用いることに心理的ハードルが存在する。そこで，放射線診療の意思決定にCADを安心して活用できるよう，説明可能なAI（Explainable AI：XAI）が重要な技術と期待されている。医用画像の深層学習にXAIを用いた223の論文を検討したシステマティックレビューでは，XAI技術の発展が今後の可能性や方向性を明らかにすると報告されている[12]。XAI技術がさらに進化することで，AI

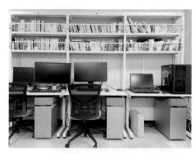

図1　小林研究室の深層学習開発
　　　環境

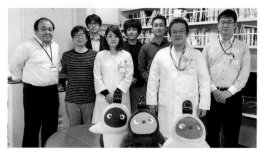

図2　聖マリアンナ医科大学 小林研究室メンバー

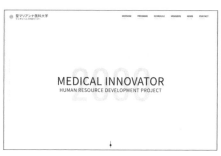

図3　未来の医療を創る"医療人2030"育成
　　　プロジェクト（https://marianna-dhcc.jp/）

の判断根拠が明快に説明可能になるだけではなく，データに含まれる未知情報を特定できる可能性も高くなることが期待されている。

XAIの具体的な提示方法として，医用画像分野でも注目されている畳み込みニューラルネットワーク（Convolutional Neural Network：CNN）では，注目すべき箇所を色付け表示することが多い。自然言語分野では，「Transformer」が機械翻訳の精度を大幅に向上させたことで話題となった。さらに，「ChatGPT」も登場し，深層学習の進歩と実用性を実感できるものとなっている。Transformerを画像に応用したものが2020年に発表された「Vision Transformer」である。誌面の関係から詳細は省略するが，Attention機構を採用した「MetaFormer」のようなモデルもCNNほど説明性が高いわけではないものの，attention rollout[13]やABN[14]などのXAI手法が提案されている。

おわりに

少子高齢化が確実なわが国では，生産年齢人口の減少に対して，DXによる業務効率化が必要不可欠となっている。さらに，高齢化により医療サービスの需要が増加する可能性もあり，人材不足から生じる需給ギャップは深刻化しかねない。そこで，タスク・シフト/シェアを着実に進めながら，各職種が専門とする業務に集中できる環境を構築するためにAI技術を有効活用することが重要である。特に，放射線診療部

門では，業務が増加し続けていて，高性能なモダリティが普及していることから，AIによる業務効率化が効果を発揮すると考える。

最後に私が所属している聖マリアンナ医科大学の小林泰之先生の研究室（医療情報処理技術応用研究分野）の簡単な紹介と，提供している「未来の医療を創る"医療人2030"育成プロジェクト」を紹介する。小林研究室では3台のNVIDIA「DGX Station」や深層学習開発の高性能PCが複数導入されリッチな計算環境が整備されている（図1）。研究室メンバー（図2）はこれらの複数の深層学習開発機を利用しヘルスケア領域のAIの研究開発を行っている。

小林泰之先生は，未来の医療を創るための人材がきわめて不足していることを危惧され，「未来の医療を創る"医療人2030"育成プロジェクト」を2021年度に立ち上げられた（図3）。プロジェクトの初年度となる2021年度は，「第1部医療AIセミナー」（全17回）と「第2部医療人2030育成プログラム」（全37回）が設けられ，参加人数は延べ9200人を超え，AIを学ぶことへの関心の高さが数字に表れている。本年は，AI，データサイエンス，Web3.0をテーマとしたセミナーを開催して，これらの領域に関心のある方の参加登録を歓迎している。

●参考文献
1）Seah, J., Brady, Z., Ewert, K., et al. : Artificial intelligence in medical imaging: implications for patient radiation safety. *Br. J. Radiol.*, 94 : 20210406, 2021.
2）Higaki, T., Nakamura, Y., Tatsugami, F., et al. : Improvement of image quality at CT and MRI using deep learning. *Jpn. J. Radiol.*, 37 : 73-80, 2019.
3）Wessling, D., et al. : Application of a Deep Learning Algorithm for Combined Super-Resolution and Partial Fourier Reconstruction Including Time Reduction in T1-Weighted Precontrast and Postcontrast Gradient Echo Imaging of Abdominopelvic MR Imaging. *Diagnostics*, 12 : 2370, 2022.
4）Haubold, J., et al. : Contrast agent dose reduction in computed tomography with deep learning using a conditional generative adversarial network. *Eur. Radiol.*, 31 : 6087-6095, 2021.
5）Gong, E., Pauly, J.M., Wintermark, M., et al. : Deep learning enables reduced gadolinium dose for contrast-enhanced brain MRI ; Deep Learning Reduces Gadolinium Dose. *J. Magn. Reson. Imaging*, 48 : 330-340, 2018.
6）Pasumarthi, S., et al. : A generic deep learning model for reduced gadolinium dose in contrast-enhanced brain MRI. *Magn. Reson. Med.*, 86 : 1687-1700, 2021.
7）Appelt, A.L., Elhaminia, B., Gooya, A., et al : Deep Learning for Radiotherapy Outcome Prediction Using Dose Data-A Review. *Clinical Oncology*, 34（2）: 87-96, 2022.
8）Min, D., Kim, K., Lee, J.H., et al. : RRED ; A Radiology Report Error Detector based on Deep Learning Framework. Proceedings of the 4th Clinical Natural Language Processing Workshop, 41-52, 2022.
9）Huang, D., et al. : The Application and Development of Deep Learning in Radiotherapy ; A Systematic Review. *Technol. Cancer Res. Treat.*, 20, 2021.
10）Baltruschat, I., et al. : Smart chest X-ray worklist prioritization using artificial intelligence: a clinical workflow simulation. *Eur. Radiol.*, 31（6）: 3837-3845, 2021.
11）Codlin, A.J., et al. : Independent evaluation of 12 artificial intelligence solutions for the detection of tuberculosis. *Sci. Rep.*, 11 : 23895, 2021.
12）van der Velden, B.H.M., Kuijf, H.J., Gilhuijs, K.G.A., et al. : Explainable artificial intelligence（XAI）in deep learning-based medical image analysis. *Medical Image Analysis*, 79 : 102470, 2022.
13）Abnar, S., Zuidema, W. : Quantifying attention flow in Transformers. Proc. the 58th Annual Meeting of the Association for Computational Linguistics（ACL-20）, 2020.
14）Fukui, H., Hirakawa, T., Yamashita, T., et al. : Attention branch network ; Learning of attention mechanism for visual explanation. Proc. CVPR19, 2019.

特集2

放射線部門の
サスティナビリティを向上する
デジタル
戦略 最新動向から見えてきた
診療の質向上と業務効率化のヒント

Digital
Strategy

放射線部門における
サイバーセキュリティの
最新動向

坂野　隆明 みやぎ県南中核病院 情報診療部 医療情報管理課

（ばんの　たかあき）
1997年に東北大学医学部附属病院放射線部入職，2002年からみやぎ県南中核病院放射線部勤務となり，2018年から同院情報診療部医療情報管理課に所属。現在，同課課長。診療放射線技師，医療情報技師，医用画像情報専門技師。

国内医療機関を取り巻く
サイバーインシデントの状況

電子カルテなどの医療情報システムがコンピュータウイルスに感染し診療業務に影響を与えた事例は，以前より報告されていたが，海外での事例が多く報告されていた。しかしながら，近年では，国内の医療機関でのサイバーインシデント事例が報告されるようになってきた。診療業務に影響を及ぼす事例も報告され，厚生労働省から医療機関に向けてサイバーセキュリティ対策の強化についての注意喚起が出されていたが，感染事例は後を絶つことはないのが現状である。コンピュータウイルス感染の事例では，ランサムウエアによる被害が主に報告されており，電子カルテなどの医療情報システム以外にも，PACSやX線CT装置といった検査機器などへの感染事例が報告されている。

放射線部門領域では，DICOM規格が広く普及し，画像情報を電子的に取り扱うことが日常となっているが，その技術的要素はネットワーク技術やコンピューティング技術によって成り立っている。このため，医療情報システムに加えて医療機器のセキュリティ対策も必要となっている。

これまでに報告されているランサムウエアによる感染被害では，リモート保守回線が感染経路となり，VPN（Virtual Private Network）機器の不具合対策の遅れや未対応といった脆弱性を悪用されたことが主な原因となっている。リモート保守回線用VPN機器は，リモート保守サービスを提供するベンダーやメーカーにより設置される場合が多く，放射線部門では検査機器メーカーごとのVPN機器が乱立する医療機関も少なくない現状である。多数のリモート保守用VPN回線の存在は，その回線の数だけ施設外部との接続点が存在することになる。また，VPN機器の管理についても，導入後にファームウエアの最新化を行うなど，管理体制が構築されているといったセキュリティ対策への取り組みに差異が生じている。

放射線部門の
サイバーセキュリティ対策

医療機関における一般的なサイバーセキュリティ対策では，主に医療情報システムを対象として取り組まれているが，放射線部門ではさらに撮影機器などの検査機器に対しても対策が必要となる。

検査装置の高性能化が急速に進み，画像診断機器は，人工知能（AI）などの新しい技術が次々と応用・実装されている。これまでの検査装置の構成は，X線発生装置と画像処理装置などから構成されていたが，新しい技術を検査装置へ実装するため，検査装置の構成機器をネットワーク化し，追加機能として実装できるようになっている。また，画像診断機器自体も汎用OSを採用した製品が一般的になってきているため，医療情報システム同様のサイバーセキュリティ対策が必要となっているが，対応が遅れているものや，対応困難であるという課題も発生している。

放射線部門での業務は，電子カルテや放射線部門システムを利用し検査情報を画像診断装置に登録した後検査を行うことから，検査装置と情報システムを利用し撮影業務を行っているが，これらの保守は，それぞれ機器メーカーと情報システムベンダーが行っている。このためリモート保守回線について，それぞれ別の保守業者が設置することが多くの医療機関で行われている。医療機関内でも，放射線部門の検査機器のリモート保守回線の状況について，担当部署や接続状況の管理など，運用上の管理体制が明確になっている施設は少ない現状であり，医療機器全体の

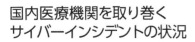

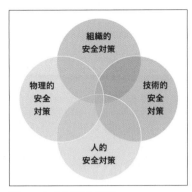

図1 安全対策の原則

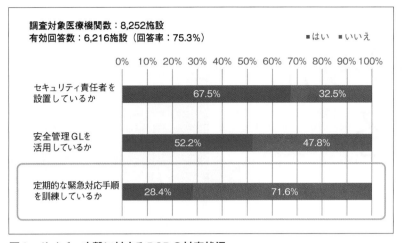

調査対象医療機関数：8,252施設
有効回答数：6,216施設（回答率：75.3%） ■はい ■いいえ

	はい	いいえ
セキュリティ責任者を設置しているか	67.5%	32.5%
安全管理GLを活用しているか	52.2%	47.8%
定期的な緊急対応手順を訓練しているか	28.4%	71.6%

図2 サイバー攻撃に対するBCPの対応状況
（厚生労働省「病院における医療情報システムのバックアップデータおよびリモートゲートウェイ装置に係る調査」から引用転載）

リスク管理に反映することが望まれる。

これまでのセキュリティ対策は，外部ネットワークとの接続を分離し，ローカルネットワークによる運用で安全性を担保していると考えられていたが，現在では外部との接続点がいくつかあり，これまでの対策では不十分と考える。ウイルス対策ソフトウエアなどの導入は当然の対策であるが，検査機器に対する導入は進んでいない。また，検査機器の制御装置に汎用OSが採用されることが多くなっているが，機器の導入時点ですでにサポートが終了しているバージョンであったり，検査機器の運用は数年にわたるがこの期間中のセキュリティパッチへの対応を行えなかったりと，多くの課題が存在している。

放射線部門のサイバーセキュリティ対策は，医療機関内のセキュリティ対策部門からは把握しにくい部分があり，連携や協働といった組織内連携が重要となる。基本的な事項になるが，安全対策の原則は，組織的安全対策・人的安全対策・技術的安全対策・物理的安全対策について総合的に対応することであり，放射線部門のサイバーセキュリティ対策も同様である（図1）。

「医療情報システムの安全管理に関するガイドライン」とBCPの課題

厚生労働省より公表されている，「医療情報システムの安全管理に関するガ

イドライン」は，初版が公表されて以降，内容の陳腐化を回避するため改版が重ねられており，現在では，5.2版となっている。5.2版からは，安全対策として実施すべき内容に直接関係する内容と，安全対策を行う上での背景となる考え方や例示などの内容が，本編と別冊とに分冊化されている。現在，第6版の公開に向けて準備が進められているが，第6版では，概説編，経営管理編，企画管理編，システム運用編から構成されることが検討されている。

第6版では経営管理編が構成されていることからもわかるように，医療情報システムのセキュリティ対策は経営・運営に直接影響を及ぼす重要な課題として，組織内で一部の担当部署が担うものではなく，組織全体として取り組むべきであると言える。

「医療情報システムの安全管理に関するガイドライン　5.2版」の「6.10 災害，サイバー攻撃等の非常時の対応」において，災害やサイバー攻撃などの非常時の対応がまとめられており，ランサムウエアによる攻撃への対応として，バックアップのあり方が示されている。ランサムウエアなどによる被害については，非常時対応として自然災害に加えて，サイバー攻撃に対するBCP

（Business Continuity Plan）の策定が求められている。BCPへの取り組みについては，本稿では深くは触れないが，これまでの被害状況や事例から，事業継続のための復旧時間が許容できる計画であるかが問われてくると考える。厚生労働省による「病院における医療情報システムのバックアップデータおよびリモートゲートウェイ装置に係る調査」〔2022（令和4）年1月〕では，回答のあった約6000施設のうち70%以上の病院で，「定期的な緊急対応手順を訓練しているか」の問いに「いいえ」と回答しており，BCPに基づいた訓練については取り組みが進んでいない実情が明らかとなっている（図2）。

まとめ

本稿では，放射線部門におけるサイバーセキュリティ対策として留意しておきたいポイントを中心にまとめた。今後も，社会情勢や医療政策の変化など，医療機関を取り巻く環境は，これまで以上の速度で変化していくことは，だれもが感じていることと思われる。医療情報分野についても同様にさまざまな変化があり，今後の動向への対応に本稿が寄与できることを願いたい。

デジタル戦略

Digital
Strategy

最新動向から
見えてきた
診療の質向上と
業務効率化のヒント

Sustainability

Radiology

ヘルスケアIT展
バイヤーズガイド
PACS編

画像とITの医療情報ポータルサイト「インナビネット」の人気コンテンツ「ヘルスケアEXPO」では，内容の充実を進めています。2023年には医療ITのバーチャル展示会「ヘルスケアIT展」でPACSなどを大幅に拡充しました。そこで，本特集では連動企画としてPACSを中心に，新規掲載した14製品を紹介します。＊社名五十音順掲載

株式会社インフィニットテクノロジー　　PACS

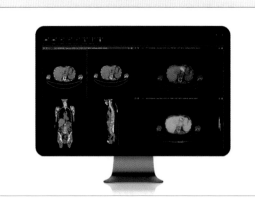

INFINITT PACS 7.0

画像診断フロー全般において，ユーザーの負担を軽減
画像管理・参照をより効率的にする
高機能・高品質の進化系PACS

医療機関の皆様に高品質な医療サービスを提供するINFINITTの次世代ソリューションです。ビューアの起動から画像検索，表示に至るまで，これまでにないスピードを実現し，使いやすさと安全性，こだわりのユーザビリティを追求しました。クリニックから大規模病院や動物病院など，現場の多様なニーズに応じたシステム構築が可能です。ユーザー別の設定などカスタマイズにも優れており，稼働後に生じた運用変動にも柔軟に対応できます。

● 全般業務のスピードアップ
● 便利な機能を1つのワークリストに集約
● 専門分野に特化したビューモード
● クリック回数を最小限に / マウスの移動距離を短縮

標準システム構成	・サーバー式（メイン＆バックアップ＋α），クライアント一式（読影端末，参照端末など）
主な仕様	販売名：画像診断用ソフトウェア　INFINITT PACS G7　認証番号：第230AFBZX00015000号

お問い合わせ先　株式会社インフィニットテクノロジー　東京都台東区上野2-14-27上野の森ファーストビル7階　TEL 03-6806-0317　www.infinitt.co.jp
担当部署：ソリューション営業チーム　Email otoiawase@infinitt.com

インフォコム株式会社 | **PACS**

RT Image Viewer™

放射線治療部門のデジタル化をサポートする
放射線治療ビューア

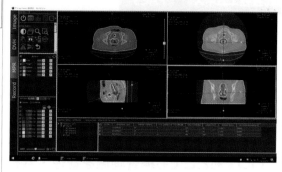

放射線治療の件数増加・高精度化に伴い，線量分布をはじめとする DICOM-RT データの管理はこれまで以上に重要となっています。RT Image Viewer™は，インフォコムが培ってきた放射線画像管理のノウハウや技術力を生かし，治療計画装置・治療装置とのオンライン接続，DICOM-RT データの長期保管・参照運用をサポートします。放射線治療部門はもちろん，放射線治療を依頼された医師や病棟看護師に対しても同じ画像を配信することができ，放射線治療データの活用を強力に推進します。

● データ保管：通常治療に加えブラキセラピー，重粒子線治療の計画画像および実績情報を統合的に管理可能
● 治療 RIS「iRad®-RT」との連携：サーバに保管された線量分布図やグラフ情報，治療実績情報（Treatment Record）をiRad®-RTで確認しながら参照可能
● 紹介用 CD・DVD 出力機能：IHE が定める PDI（Portable Data for Imaging）に準拠したディスクを作成し，ディスクに格納されたビューアを使って画像を表示可能

主な仕様	各種ビューイング機能 ・WW/WL 変更　・スタック　・Zoom　・Pan ・各種 ROI の描画 DVH グラフ表示 MPR 表示 Beam's eye View 表示 Treatment Record 表示 画像入出力 ・紹介用 CD・DVD 出力 ・クリップボードコピー / セカンダリキャプチャ ・ファイル出力（JPEG/BMP/PNG/PDF） ・印刷 ・DICOM 取込み

お問い合わせ先 インフォコム株式会社　東京都港区赤坂九丁目7番2号 東京ミッドタウン・イースト 10階　TEL 03-6866-3790　FAX 03-6866-3960
https://service.infocom.co.jp/healthcare/irad/　担当部署：ヘルスケア事業統括本部 放射線システム営業部　Email iRad-salse@infocom.co.jp

株式会社エクセル・クリエイツ | **PACS**

画像ファイリングシステム FORZ PACS

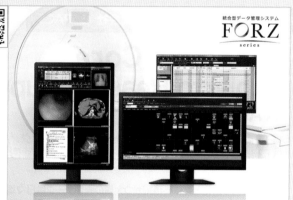

「FORZ（フォルツ）」は，DICOM，非 DICOM 画像だけでなく，さまざまなデジタルデータをファイリングできる PACS です。

DICOM，非 DICOM 画像データのほか，各種デジタルデータ（動画，ドキュメント，音声···）を管理します。その一覧表示には，時系列統合表示「LineView」を標準装備し，サムネイルを用いてビジュアル的に関連データにたどり着けます。電子カルテによるデジタル化でもあふれてしまった各データをファイリング，カルテ ID ごとの連携表示で診療の効率化をサポート。さらに，生理検査，検体検査，健診など部門システムの情報を統合管理することも可能なシステムです。

● DICOM/非 DICOM マルチファイリングと LineView による統合表示
● ショートカットキー，ファンクション割当による操作効率アップ
● 他社製システムとの多彩な連携が可能
● 検体検査システム，健診システムを同一サーバで構築可能

標準システム構成	詳細は弊社までお問い合わせください。
主な仕様	・画像管理サーバ ・画像表示クライアント ・時系列統合表示「LineView」 ・画像ファイル入出力（メディア作成） ・デジタルデータ取込

お問い合わせ先 株式会社エクセル・クリエイツ　（本社）大阪市中央区南船場1-16-13 堺筋ベストビル5F　TEL 06-6121-2130　FAX 06-4964-1133
https://www.excel-creates.jp　Email information@excel-creates.jp

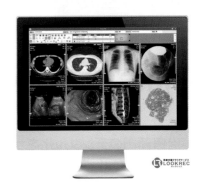

LOOKREC

導入費0円・更新不要！
100％クラウド型DICOMプラットフォームで
いつでもどこでも検査画像を管理・共有

LOOKRECは現役医師×IT専門家がタッグを組み開発した医療情報管理共有システムです。従来型のPACSの枠を超えクラウドを利用してより自由にDICOMデータを共有でき，医療現場のさまざまな課題をリアルに解決するソリューションを提供しています。
まだまだアナログな部分が多い医療現場では，特に場所に対する制限が強く，自施設内外でのコミュニケーションに課題が多くあります。LOOKRECはDICOMデータのプラットフォームとして従来のPACSのようにデータの保管ができるだけでなく，遠隔読影の依頼・レポート受信，予防×治療の連携，病病連携など，検査画像を介したコミュニケーションを円滑にし，質の高い医療の提供をサポートします。

● セキュリティに関する数多くの国際規格に準拠しているGoogle Cloudのシステムを利用し，高い安全性を確保
● 煩雑になりがちな検査画像をクラウド上に保存でき，場所の問題や紛失リスクを解決可能
● 画像保管，レポートなどの基本機能に加え，画像を気軽に共有可能
● 端末も自由自在：いつでも好きな時に，好きな端末で画像のチェックが可能

標準システム構成	詳細は弊社までお問い合わせください。
主な仕様	詳細は弊社までお問い合わせください。

お問い合わせ先	株式会社エムネス　広島市南区東雲本町1-2-27 エムネスビル3F　TEL 082-567-5150　https://mnes-lookrec.com/ 担当部署：Marketing & InsideSales部　Email marketing@mnes.org

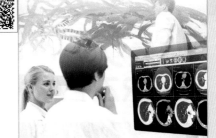

RapideyeCore
Abierto Reading Support Solution
（Abierto RSS）

医療従事者の働き方改革を推進する，AIテクノロジーを用いて
開発したアプリケーションを搭載した新しい画像診断支援システム

＊AI技術は設計段階で用いたものであり，自己学習機能は有しておりません。

医療機器の進化と共に高精細かつ大量の画像データは日々増大し続けています。一方，これらの画像データを基に診断を行う医師の業務負荷も増加の一途をたどっています。2024年4月に開始予定の医師の働き方改革への対応も視野に，いかに読影業務における負担軽減を行えるのかが，われわれに与えられたミッションと捉えています。キヤノンメディカルシステムズはPSP社とのパートナーシップに基づき，画像診断医師に評価の高いビューア（EV Insite R）との読影環境の最適化をご提案します。さらに，オープンなアーキテクチャによってマルチベンダに対応する画像解析システム（Abierto RSS）とのシームレスな連携を行うことによって，病変部位の見落とし防止，読影業務にかかる時間の短縮を目指します。

● 画像診断ワークフローを刷新し医師の業務負担を軽減
● アプリケーションによる画像解析進捗結果を把握可能なワークリスト
● ウィジェット機能により解析結果を画面ポップアップ機能にて読影者へ通知可能
● 画像統合ビューア（Findings Workflow）：各種解析結果を画像観察に最適なレイアウトで表示し，一貫したユーザーインターフェイスで確認可能
● オープンプラットフォーム設計：各社で開発した解析アプリケーションをAbierto RSSに実装可能

標準システム構成	・PACSサーバ（TFS01 U シリーズ）　・画像解析サーバ（Automation Platform）　・読影用ワークステーション（クライアントPCおよび高精細モニタ）
主な仕様	・画像ビューア機能　・マーキング・画像計測機能　・画像再構成機能（MPR）　・フュージョン　・PET画像読影機能　・画像の解析機能　・レイアウト変更（カスタムレイアウト）　・検査画像の編集　・DICOM画像のファイル保存と表示　・画像の印刷　・画像データとしての保存　・画像/情報のコピー機能

＊本システムには次の医療機器プログラムが含まれます。
一般的名称：汎用画像診断装置ワークステーション用プログラム
販売名：汎用画像診断ワークステーション用プログラム Abierto SCAI-1AP
認証番号：302ABBZX00004000
＊改良のため，仕様の一部を予告なく変更する事がございますので，あらかじめご了承ください。
〈以下はPSP株式会社の医療機器プログラム〉
一般的名称：汎用画像診断装置ワークステーション用プログラム
販売名：EV Insite イーヴイ・インサイト
認証番号：227ALBZX00016000

お問い合わせ先	キヤノンメディカルシステムズ株式会社　神奈川県川崎市幸区柳町70番1号　TEL 03-6369-2043　FAX 044-920-2634 https://jp.medical.canon/　担当部署：国内営業本部　エンタープライズ画像ソリューション営業部

コニカミノルタジャパン株式会社　PACS

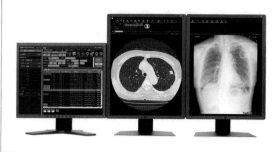

FINO.VITa.GX

医用画像管理システム
FINO.VITA.GX

『想いと技術に向き合う
コニカミノルタの次世代PACS』〜温故知新〜

コニカミノルタの「FINO.VITA.GX」は，FINO.Worklist・FINO.View.Pro・FINO.Report・FINO.Drive から構成されており，各機能に特化したアプリケーションを利用することが可能です。長年培ってきた技術を集約し，医療現場の画像診断・管理業務を強力にサポートし，使うほどになじむPACSとなります。
「FINO.VITA（フィノビータ）」は，人と情報と社会を"つなぎ"，最新技術によってさらなる価値を生み出し，豊かな価値観にあふれた社会のプラットフォームになることをめざしていきます。

- ● FINO.Worklist：診療の生産性向上にこだわった新たなデータアーカイビングシステム
- ● FINO.View.Pro：CTやMR検査画像から3D機能でのボリュームレンダリング，MIP/MPRの画像処理表示がワンクリックで可能（オプション）
- ● CXR Finding-i：胸部X線画像診断支援AIとの連携が可能（ソフトウェアオプション）
- ● FINO.Report：豊富な機能で読影を強力にサポート（オプション）
- ● FINO.Drive：PACS内の画像をデータセンターへ自動バックアップし，データを安全に守るCloudオンラインストレージ（別途infomity契約が必要）

標準システム構成	サーバ：OS/Windows Server 2019，CPU/8コア 2.1GHz，メモリ/32GB クライアント：OS/Windows 10，CPU/6コア 3.3GHz，メモリ/8GB ＊各項目はシステム構成，発注時期により異なります。
主な仕様	・Worklist機能　・マトリクス表示機能 ・データライフサイクルマネジメント機能 ・計測，アノテーション（マーク）機能

お問い合わせ先	コニカミノルタジャパン株式会社 本製品について右記HPよりお問い合わせください。　https://www.konicaminolta.jp/healthcare/inquiry/index.html

---

GEヘルスケア・ジャパン株式会社　VNA

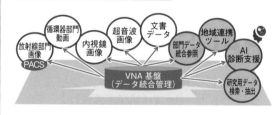

VNA は"データ活用"のための基盤
マルチベンダービューワ活用

Edison Datalogue
（エジソン・データローグ）

院内・院外における画像データ活用の基盤
部門ごとにサイロ化されたデータを統合し，
部門や施設を超えたデータ活用を可能にします

VNA（ベンダー・ニュートラル・アーカイブ）は，放射線PACSの役割だけでなく，院内・院外の画像データ活用の基盤になります。データ統合管理とデータ活用として，以下のような運用方法や実績があります。
- ・複数施設での画像データ共有。施設ごとにベンダーが異なるPACSの画像データをVNAが集約し，施設を超えてデータを共有，活用
- ・施設ごとにベンダーが異なるPACSの場合，VNAがバックアップサーバの役割として，VNAにて画像データを集約
- ・院内のDICOM，Non-DICOMの画像データの一元管理
- ・複数施設でのデータ共有の場合で，患者IDの名寄せシステムと連携
- ・異なるベンダーの複数ビューワを活用する場合，OCDB（オープン・コネクト・データベース）ソリューションにより，他社ビューワからでも画像データを高速表示。マルチベンダービューワを臨床で活用
- ・研究でのデータ活用をするため，専用ツールソリューションにてVNA内データを検索，抽出
- ・マルチベンダーの診断支援AIアプリケーションの運用基盤

- ● 医療情報連携の国際標準規約の一つであるXDSをはじめとしたIHE統合プロファイルに準拠したアーキテクチャを採用
- ● 複数の診療部門が個別に管理していた画像や文書などの管理が可能
- ● ビューワベンダーへのデータベース公開，およびWADO-RS/QIDO-RSへの対応により，VNAと他社ビューワ間で高速なデータ通信を実現

薬事認証書販売名 セントリシティ・ユニバーサル・ビューワ
医療機器認証番号 第 225ABBZX00019000 号

お問い合わせ先	GEヘルスケア・ジャパン株式会社　東京都日野市旭が丘4-7-127　TEL 0120-202-021　https://www.gehealthcare.co.jp/about/contact-us

統合PACSソリューション「XTREKシリーズ」

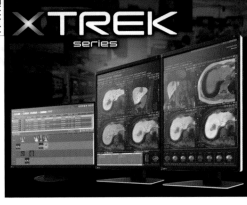

診断現場の声から生まれた多彩な機能を搭載。
日常の読影業務から，カンファレンスや資料作成まで
サポート。

スピーディーな画像表示と自由度の高いユーザーインターフェイスで，日々の読影業務を効率的にサポート。PACS導入時のコスト削減や災害対策，クラウド利用など，各病院様のさまざまなご要望にお応えするPACSソリューションをご提供します。

- **統合PACS用DICOMビューア「XTREK VIEW」**：ユーザーカスタマイズ性に優れており，キーボードのショートカット，マウス，ボタンなどを使用ユーザーごとに設定可能
- **WEB対応参照用画像ビューア「XTREK WebView」**：汎用Webブラウザを活用した簡易画像ビューアで，シンプルな操作性を実現。無線LANなどを活用することで，モバイル端末でも使用可能
- **クラウドPACSソリューション「XTREK F.E.S.T.A.」**：医用画像データを安全なデータセンターで保管し，院内での画像配信から地域医療連携での有効活用までサポート
- **資料作成などにも活用が可能**

標準システム構成	・クライアント構成 　対応OS：Windows 11 / 10 / 8.1 　CPU：Core i3 3.0GHz以上　※クアッドコアXeonまたはCore i5 3.4GHz以上を推奨 　メモリ：64bit版8G以上を推奨（32bit版は4G以上） 　HDD：1GB以上の空き容量 　モニター：1280×1024以上／32bitカラーまたは256色グレースケール，128MB以上のグラフィックメモリ（※PCI-Express×16のグラフィックカードを推奨 　ネットワーク：TCP/IP通信が可能なネットワーク（100/1000BASE-T対応ネットワークカード ※ギガビット推奨） 　※各種オプションおよび「XTREK WebView」については，製品ごとに動作環境が異なります。詳細はお問い合わせください。

医療機器販売名　：画像診断用ビューアプログラム JM14001
医療機器認証番号：227 AFBZX00074000

クリニック向けクラウド型PACS「WATARU」（わたる）

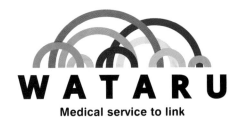

スリーゼットからはじまる，クリニックのための
クラウドサービス「WATARU」
〜未来へわたる，医療の架け橋〜

クラウドだから「WATARU」は初期費用不要，サーバ不要。シンプルな月額料金でご利用いただけます。スピーディな画像参照がスムーズな診療を後押しします。セキュリティ面・BCP対策もご安心ください。大切なデータは，暗号化・秘密分散によりしっかりお守りするとともに，国内2拠点のデータセンターで二重保管し万が一の災害にも備えます。
当社は全国1000施設以上のクリニックへのPACS導入実績で培った，クリニック診療ならではの"かゆいところに手が届く"さまざまな機能をご提案いたします。診療科や接続モダリティなど，ご施設の診療スタイルに合わせたPACS運用を支援します。

- **ハードウェア**：コンパクトなWATARU-CUBEがデータセンターとの通信を行い，CUBEはレンタルで使用可能。画像参照専用のPCは不要で，最小限のハードウェアで運用可能
- **ソフトウェア**：画像ビューアは複数のモダリティに対応できるほか，マンモビューアをデフォルトで搭載
- **コスト**：初期費用￥0でもスタートでき，利用容量に応じて見直せる月額料金制
- **参照スピード**：クラウド上に保管されたデータの一部はWATARU-CUBE本体にも保管されるため，院内でのデータ参照もスムーズ
- **セキュリティ・BCP対策**：データはCUBEとデータセンターとの通信時に暗号化・秘密分散の処理を行い，情報漏洩を防止

標準システム構成	・CUBE端末 ・画像参照用PC / モニタ ほか
主な仕様	・CUBE端末寸法 　H225×W90×D225（mm）

株式会社フィリップス・ジャパン　PACS

医用画像管理システム
Vue PACS

読影から解析，画像の運用まで，
すべてのシーンにおいて業務効率化に貢献する

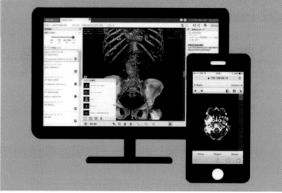

Vue PACS は，3D高速解析を用いた自動レジストレーションをはじめとし，各種設定機能と，豊富な臨床アプリケーションラインナップを兼ね備えています。サーバは VNA としても利用が可能で，Non DICOM画像も含むあらゆる画像の一括管理を実現。患者IDの統合管理，施設間画像共有機能を活用することで，スムーズな地域連携・施設連携にも貢献します。モバイルビューア機能にも対応しているので，タブレットやスマートフォンからの画像表示にも使用いただけます。
読影，解析，その後の画像運用オペレーションまで，一貫して業務の効率化に貢献します。

- ● 自動レジストレーション機能
- ● 豊富な臨床アプリケーション
- ● VNA としても使用でき，DICOM画像，Non DICOM画像の統合管理が可能
- ● 読影割り当て機能（ワークフローオーケストレーター）
- ● 世界中にデータセンターを展開するクラウドサービス
- ● タブレットなどでも各種機能が使用可能なモバイルビューア機能

標準システム構成	詳細はご施設の担当営業にお問い合わせください。
主な仕様	詳細はご施設の担当営業にお問い合わせください。

お問い合わせ先　株式会社フィリップス・ジャパン　東京都港区港南2丁目13-37 フィリップスビル　TEL 0120-556-494　www.philips.co.jp/healthcare
担当部署：プレシジョンダイアグノシス事業部　EDI

PSP株式会社　PACS

NOBORI

クラウドを利用したハイブリッドな PACS「NOBORI」

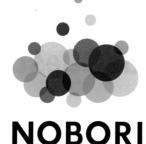

クラウド型 PACS「NOBORI」は，大学病院からクリニックまで全国1100以上の施設で活用されています。大型サーバーが不要で，小型の専用アプライアンスを設置することで PACS 利用が可能で省スペース化も可能です。データを事前に取り寄せる「Smart-Retrieve」機能を実装することで，院内サーバーと同等の画像表示を実現します。院内でのサーバー管理業務軽減や BCP・セキュリティ対策にも大きく貢献しています。さらに，新しいクラウドサービスとして患者向けサービス（PHR）もリリースしており，クラウドを利用した多くのサービスが魅力です。また，日々の読影に役に立つ多様な機能を備えた高機能 DICOM ビューアー「EV Insite R」の搭載も予定しています。

- ●院内サーバー不要：専用アプライアンス「NOBORI-CUBE」によりシステムを構築。病院規模に合わせて CUBE を必要数配置
- ●スピーディーな画像参照：HIS 情報と連携し，データセンターにあるデータを事前に取り寄せる「Smart-Retrieve」機能を実装
- ●安心・安全のデータ管理：データは2拠点のデータセンターで多重管理し，暗号化および秘密分散の方式によりデータの安全性を確保
- ●高機能 DICOM ビューアー「EV Insite R」で効率的な読影環境を実現

標準システム構成	・EV Insite R クライアント（最低）：OS/ Windows 10，CPU/1コア1.8GHz，メモリ/4GB，HDD/1GB以上の空き容量 クライアント（推奨）：OS/ Windows 10，CPU/2コア2.5GHz，メモリ/8GB，HDD/5GB以上の空き容量 クライアント（読影用）：OS/ Windows 10，CPU/4コア3.0GHz，メモリ/16GB，HDD/10GB以上の空き容量，グラフィックボード/※1 ※1 詳しくはお問い合わせください。

お問い合わせ先　PSP株式会社　東京都港区港南1丁目2番70号 品川シーズンテラス25階　TEL 03-4346-3180　https://www.psp.co.jp/　担当部署：販売促進課

遠隔画像診断支援
サービス

患者様との信頼に繋がる「遠隔画像診断支援サービス」

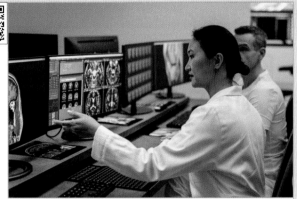

貴院で撮影したCT・MRIの検査画像を，施設基準を満たした病院の放射線診断専門医が遠隔画像診断するサービスです。双方の所在する厚生局に届出をし，ICTを活用して施設基準を満たした病院との連携により読影，翌診療日までにレポートを返信するため，画像診断管理加算の算定が可能となります。

- 施設基準を満たした病院との連携による読影。特掲診療料「遠隔画像診断」の基準を満たし厚生局に届出するので，画像診断管理加算の算定が可能
- 「遠隔画像診断」を実施したCT/MRI検査が算定対象で，当該患者に対して月1回の算定が可能
- 自院で診断しきれない分のみ「遠隔画像診断」へ依頼でき，セカンドオピニオンとしての利用も可能
- 17時までの依頼で，翌診療日までにレポートを返信

標準システム構成	・送信側保険医療機関：遠隔送受信端末（PC，モニター，ルータ，遠隔画像診断用送受信ソフトウェアは貸与） ・受信側保険医療機関：プライベートクラウドサーバ，先着5施設無料交渉権（詳しくはお問い合わせください）
主な仕様	PACSサーバから依頼画像を取得，依頼書作成，読影依頼レポート送信，読影レポート受信

お問い合わせ先　ViewSend ICT 株式会社　東京都豊島区西池袋3-1-15 西池袋TSビル7F　TEL 03-5957-0112　FAX 03-5957-0114
https://www.viewsend-ict.co.jp/　担当部署：営業部　Email sales@viewsend-ict.co.jp

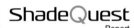

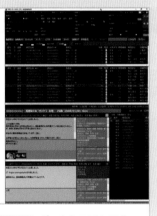

ShadeQuest/Report

画像読影，フォローアップ，カンファレンスなど，
放射線診断読影医をさまざまなシーンで支える
多機能型レポートシステム。

画像ビューアとの緊密な連携や快適な操作性に加え，日常業務や患者フォローなどにもフォーカスを当てた多機能型レポートシステムです。
大学病院や地域の中核病院といった患者数の多い施設様でもストレスなくご利用いただけます。
本製品は，所見作成時の読影医の負担軽減のほか，読影済み患者のフォローアップなど，読影医が診療ワークフローに広く貢献できる環境を作ります。
また，当社グループ会社より販売している医療IT製品との親和性向上を進めており，さらに活用の幅を広げています。

- 文章テンプレート機能や読影環境に合わせて変えられる画面レイアウトなどで読影医の負担を軽減
- 所見の重要度や注意喚起コメントを付けることができ，また，Web画面を経由して電子カルテ端末などで確認できるため，患者フォローや依頼医とのコミュニケーション促進に貢献
- RISや画像ビューア，端末相乗り時の電子カルテとシームレスな製品間連携が可能

標準システム構成	詳細は弊社までお問い合わせください。
主な仕様	詳細は弊社までお問い合わせください。

お問い合わせ先　富士フイルム医療ソリューションズ株式会社　TEL 03-6452-6880　https://www.fujifilm.com/ffms/ja　担当部署：ソリューション本部営業部

富士フイルムメディカル株式会社 **PACS**

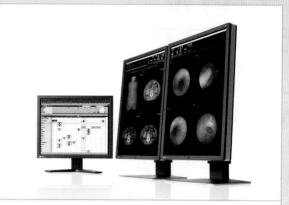

検査情報管理システム
SYNAPSE Wz

データ活用を，スムーズに，効率的に。

SYNAPSE Wzは，従来のフィルムレス運用型PACS「SYNAPSE」に加え，JPEG/PDFなどの汎用ファイルの管理やデータメディア書き込み，検査情報ポータルなどの機能を集約した複合型PACSです。SYNAPSEの「何も起こらないという品質」はそのままに，お客様のワークフローに沿ったより使いやすい機能を提供することで，日々の診療を強力にサポート。また，それらの機能を1台のサーバーに搭載することで，設置場所の省スペース化と低コストを実現します。

● 検査情報ポータル：院内にあるさまざまな情報を集約し，必要な診療情報をひと目で把握可能に
● 先進的な画像解析技術の活用により読影業務を効率化
● シンプルで機能的な線量管理システムで運用
● 専門医向けの本格的なレポーティング機能を搭載
● 紹介用診療画像のメディア書き込み機能（PDI準拠），画像取り込み機能を搭載
● 障害自動監視：24時間365日定期的にサーバーの状態監視を実施
● SYNAPSE Wzに，アップグレード可能な SYNAPSE Wz-U をラインアップに追加

標準システム構成	詳細は弊社営業担当者にお問い合わせください。
主な仕様	詳細は弊社営業担当者にお問い合わせください。

お問い合わせ先 富士フイルムメディカル株式会社　東京都港区西麻布2-26-30 富士フイルム西麻布ビル
TEL 03-6419-8033（代）　http://fms.fujifilm.co.jp　担当部署：マーケティング部

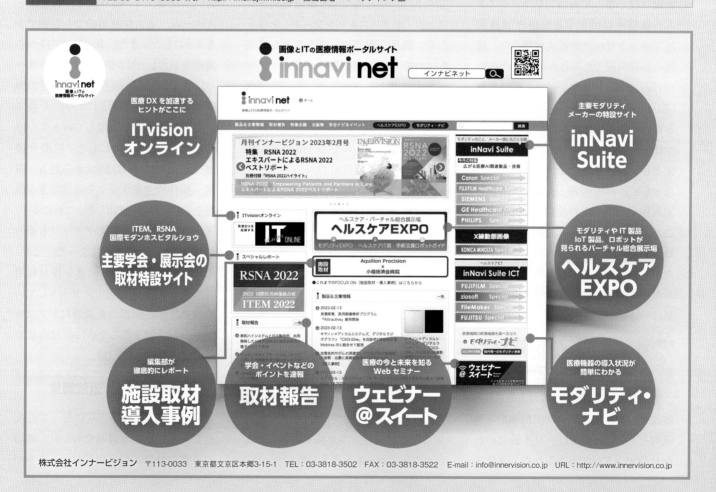

株式会社インナービジョン　〒113-0033　東京都文京区本郷3-15-1　TEL：03-3818-3502　FAX：03-3818-3522　E-mail：info@innervision.co.jp　URL：http://www.innervision.co.jp

タブレットを活用した医療介護連携ICTネットワーク

守屋 潔

名寄市立総合病院 情報管理センター長，名寄市健康福祉部 参与

医療・介護の現場において，タブレットやスマートフォンなどの利用が進んでいる。本シリーズでは，毎回，モバイルデバイスを有効活用している施設の事例を取り上げる。シリーズ第17回は，北海道名寄市の医療介護連携ICTネットワークにおけるモバイルデバイスなどのツールを用いた取り組みについて，守屋 潔氏が紹介する。

（もりや きよし）
名寄市立総合病院情報管理センター長兼名寄市健康福祉部地域包括ケアシステム担当参与。2019年まで国立大学法人旭川医科大学医工連携総研講座特任教授。

はじめに

名寄市は北海道の北部地方に位置しており人口は2.7万人。2021年に市が旗振り役となって地域包括ケアシステム[1]構築を目的とする医療介護連携ICTネットワークが正式稼働した。地域の基幹病院である名寄市立総合病院（当院）をはじめとする市内主要医療機関18，そしてほぼすべての介護施設38と市の4つの施設が参加して，名寄市全体を結ぶ1つのネットワークができた。主として介護認定を受けた高齢者を対象として，診療情報と介護ケア情報を本人同意の下で連携施設間で共有することにより，診療から在宅ケアまでを多職種で効率良く連携できるようになった。本稿では，主として当院の視点から医療介護情報の共有がもたらした効果について述べる。

救急医療連携ICT「ポラリスネットワーク」

当院は北海道が指定する地方センター病院として道北北部三次医療圏を守備範囲としている。また，日本最北の救命救急センターでもあるため，道北各地の二次医療圏の中核病院から毎日多くの救急患者が搬送されてくる。2013年に救急医療体制の維持のため道北北部医療連携ネットワーク協議会を立ち上げ，病院間での医療情報共有システム「ポラリスネットワーク」を導入した。画像，検査データを共有して当院への搬送の必要性判断の救急トリアージを主目的としたが，その後遠隔診療支援や病診連携など用途を広げ，現在では道北北部の公的医療機関は全施設が参加するに至っている（情報公開病院9と参照型医療機関19）。

名寄市医療介護連携ICTネットワークのシステム概要

名寄市は診療所のリソースが不足しており，市民にとって急性期病院である当院が事実上かかりつけの役割を期待されている。したがって，名寄市における地域包括ケアシステムの中心は当院と地域との連携となる。そこで，前述の医療情報共有システムを地域にも公開して，医療介護連携の促進を図ることとした。併せて医療機関，介護施設など多職種での連絡を容易にするためのICTツールも導入した。

システムの概要を図1に示す。医療情報に関しては，医療連携ネットワーク（ID-Link：エスイーシー）をケアマネジャー，地域包括支援センター職員，訪問看護師・リハビリ職と特別養護老人ホーム，老人保健施設でも参照できるようにした。また，新たに市内7つの調剤薬局のレセコン情報をクラウドサーバにアップして，同意を得た患者の調剤情報も公開することにより，介護スタッフが利用者が服用している薬の情報を把握できるようにした。医療介護連携ツールには，ID-Linkから処方，調剤，検体検査のデータを同期できる機能を有したものを採用した。これにより，通所介護，訪問介護のスタッフも薬の情報を参照できるようになった。また，市のデータベースから同意を得た利用者の介護認定情報をインポートしているので，認定情報の更新時にケアマネジャーが情報を得るために市役所まで足を運ぶ手間もなくした。

活用事例1：退院調整

急性期病院である当院にとって在院日数短縮は重要な課題であるが，高齢の患者の場合，自宅退院はハードルが

高く，退院調整に時間を費やすことが多い。そこで，名寄市では，訪問する職種（ケアマネジャー，地域包括支援センター職員，訪問看護師，訪問薬剤師，訪問リハビリ職）の人数分，および市立病院においても連携スタッフ（患者総合支援センター）のために複数台のタブレットを調達して貸与することとした（図2）。これにより，訪問先から利用者の自宅の状況の写真を投稿したり，病院からも連携スタッフが患者のリハビリテーションの様子を動画で伝えている。情報の視覚化により電話や文章よりも明確に状況を共有できるようになり，医療側と介護側で共通した認識を得やすくなったことで，退院へ向けての課題も明確化された。2021（令和3）年度は介護認定を受けている入院患者のうち，ICT介入した患者についてはICT導入前の前年に比べ退院調整日数が平均8日間短縮され，その結果在院日数も平均9日間短縮できた[2]。

活用事例2：地域連携による重症化予防

慢性疾患のうち，特に入退院を繰り返すことが多い慢性心不全の患者を対象として，当院循環器内科外来と地域（診療所，介護事業所，調剤薬局，訪問歯科）との連携にICTを活用することで，重症化予防に取り組んでいる。まず，当院主催で慢性心不全の勉強会を複数回開催し，特に，介護メンバーが在宅での管理項目や重症化の兆候について学ぶ機会を持った。医師からは，在宅でも計測しやすい「体重の増加」が共通のチェックポイントとして示され，訪問看護や通所介護の現場で継続的に体重を測定しICTに記録している。また外来看護師から受診の目安としてレッドカード（すぐに受診），イエローカード（早めの受診）の基準が明示されたことにより，介護チームもその基準に沿って外来に相談しやすくなり，そこに

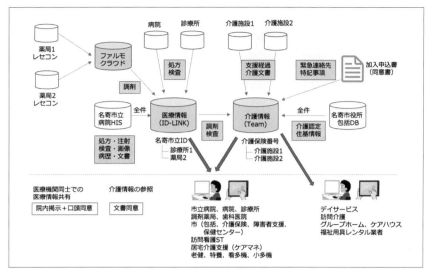

図1　医療介護連携ICTネットワークのシステム概要

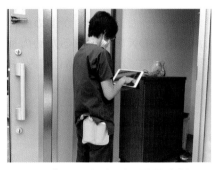

図2　タブレットを活用する訪問看護師

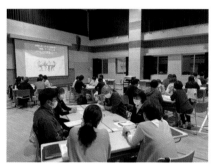

図3　定期的に継続している地域連携会議

ICTを用いることで時間や相手の都合に気を遣うことがなくなった。最近では利用者に重症化の兆候が見られた場合，躊躇（ちゅうちょ）なく受診につなげているため，救急搬送される件数が確実に減少しつつある。

医療介護行政関係者で顔を合わせる場づくり

システムの仕様づくり，運用ルールの検討，ICT導入への合意形成を目的として，市内の医療介護行政関係者が月1回のペースで集まりながら会議，事例検討会，ワークショップを開催した。この取り組みは，本稼働後の現在も定期的に関係者が集まる場として継続している（図3）。

回を重ねるごとにお互いが顔見知りとなって，「医療と介護の間の垣根が低くなった」「チームとしての一体感が

生まれるようになってきた」との声も多く聞かれるようになった。

当院のような急性期病院においても，今後単独では存在することは困難で，地域とのかかわりの中で生きていく必要がある。名寄市の地域包括ケアシステムを構築するために着手したICT化であったが，ICTの導入や運用をきっかけとして医療介護行政関係者が集まる機会が生まれ，ICTに限らず地域の課題を話し合う場に発展してきている。このプロセスそのものが地域包括ケアシステムづくりだと感じている[3]。

●参考文献
1）厚生労働省：地域包括ケアシステム
https://www.mhlw.go.jp/stf/seisakunitsuite/bunya/hukushi_kaigo/kaigo_koureisha/chiiki-houkatsu/
2）沼田未来実：医療介護ICT連携ツール導入による自宅退院率と在院日数，調整日数の変化について．自治体病院学会，2022年11月10日．
3）名寄市あったかICT物語
https://nyhoukatsu01.wixsite.com/nayoroict

いよいよ始まった電子処方箋

大西 大輔

MICTコンサルティング株式会社 代表取締役

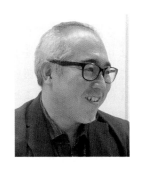

国を挙げて医療のデジタルトランスフォーメーション（DX）が進められる中，2023年1月26日から「電子処方箋」が開始された。医療DXを実現するための重要政策である電子処方箋がクリニック経営にどのような影響を及ぼすのか，目的や仕組み，補助金などについて，大西大輔氏が解説する。

電子処方箋の目的

2023年1月から始まる「電子処方箋」は，政府が進める医療DX政策の一つである。これまで紙で発行していた処方箋を電子化することで，医師，薬剤師，患者が薬の情報をリアルタイムに共有し，医療の質向上につなげようとする試みである。複数の医療機関・薬局をまたいだ処方薬の一元管理が可能となり，さらには重複投薬や併用禁忌のチェックなどが行われるようになる。

政府が医療DXを進める背景には，少子高齢化の問題がある。少子高齢化の影響により，医療費ならびに介護費が増加し，人手不足も深刻な問題になりつつある。その解決策として，「デジタルを活用した社会構造の変革」いわゆる医療DXの推進が重要と考えているのである。医療DXによって，「医療費の増加」「深刻な人手不足」というわが国が抱える2つの課題を解決しようと考えているのである。

電子処方箋の仕組み

電子処方箋は，社会保険診療報酬支払基金と国民健康保険中央会が運用する「電子処方箋管理サービス」を用いて，医療機関が電子処方箋をクラウ ド上のデータベースに登録し，薬局がそのデータベースから取得する方法を用いることで，処方データを共有する仕組みである（**図1**）。管理サービスで取り扱う処方箋は，「院外処方箋」であり，いまのところ院内処方のケースは想定されていない。また，電子メールや

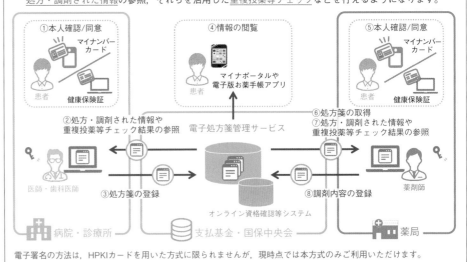

図1 電子処方箋の仕組み[1]
（参考文献1）より引用転載）

SNSによる処方箋の送受信については、「医療情報の安全なやりとりを完全には確保できない」という観点から認められていない。

電子処方箋の導入は，将来的には地域医療情報連携やPHR（Personal Health Record）につなげるための第一歩と位置づけられている。今後は医師から薬局への調剤に必要な情報提供，例えば検査結果やアレルギーなどの情報照会への対応が提供されるようになり，薬局からも医師への調剤結果の提供（薬剤の変更や後発品への変更など）により，医療機関と薬局との情報連携や，患者自らによる服薬情報の履歴の管理がいっそう進んでいくことが期待されている。

電子処方箋のメリット

クリニックが電子処方箋を導入するメリットは，主に以下の3点である。

1. 直近3年間に処方・調剤された情報を医師，薬剤師，患者が参照できる

オンライン資格確認においても「薬剤情報」を確認できるが，レセプトに基づく情報のため直近1か月の処方データは確認ができない。電子処方箋では，処方箋そのものから情報を作成するため，直近データを含めて，複数の医療機関・薬局のデータが参照できるようになるのである。一方で，複数の医療機関・薬局のデータが順次蓄積されていくため，重複投薬に関するレセプト審査が厳しくなることも意味する。

2. 重複投薬や併用禁忌のチェックができる

電子処方箋管理サービスで処方を決定する際に，クリニックは重複投薬や併用禁忌のチェックが行えるようになる。

この仕組みを上手に活用すれば，レセプト点検における薬剤チェックを省くことが可能になり，返戻・査定の減少につながるであろう。また，審査支払機関は，コンピュータチェックの割合を2024年ごろには9割に引き上げると発表しており，クリニックのレセプトチェックも速やかにコンピュータを上手に活用した体制に移行する必要があると考える。

3. 医療機関と薬局間の円滑な情報連携が行える

医療機関と薬局の間で，後発医薬品や処方の変更など，疑義照会が頻繁に行われており，電子処方箋の仕組みにより，情報連携の効率化が進むこともメリットと言えるだろう。現在のように，電話やFAXのアナログなやりとりから，電子処方箋を契機にデジタルなやりとりに移行することができれば，医療機関と薬局ともに効率化が図られると考える。

電子処方箋の準備事項

電子処方箋を開始するには，電子署名を行うための準備（HPKIカードの発行申請など）とシステム事業者（電子カルテなどの事業者）への発注が必要となる。医師であることを電子的に証明するHPKIカードの申請については，日本医師会か医療情報システム開発センター（MEDIS-DC）に発行申請を行う。現時点では，申請から取得までに約3，4か月を要する可能性があるため，早急な申請が必要となる。

また，システムに関する準備としては，HPKIカードのICチップを読み取るためのカードリーダーを用意し，電子カルテなどに「電子処方箋対応ソフトウエア」のアップデートを行う必要がある。これは原則システム事業者から提供されることとなる。このソフトウエアのアップデート作業は，システム事業者によって対応が異なるので，現在利用している電子カルテメーカーなどに確認して準備を進めることとなる。

電子処方箋に関する補助金

電子処方箋の導入に係る費用については，「補助金」が設けられている（表1）。2024年3月末までに導入を完了した診療所は，19万4000円を上限に補助（事業額の38万7000円を上限に，その1/2を補助）が行われる。補助対

表1　電子処方箋に関する補助金[2]
（参考文献2）より引用転載）

R5年度の電子処方箋システム改修補助の見直し（R4年度補助と同率まで引き上げ）					[参考資料]
令和5年度予算案額 130.9億円（383.3億円）　※（）内は前年度当初予算額					
	大規模病院（病床数200床以上）	病院（大規模病院以外）	診療所	大型チェーン薬局（グループで処方箋の受付が月4万回以上の薬局）	薬局（大型チェーン薬局以外）
令和4年度導入完了した施設	162.2万円を上限に補助 ※事業額の486.6万円を上限にその1/3を補助	108.6万円を上限に補助 ※事業額の325.9万円を上限にその1/3を補助	19.4万円を上限に補助 ※事業額の38.7万円を上限にその1/2を補助	9.7万円を上限に補助 ※事業額の38.7万円を上限にその1/4を補助	19.4万円を上限に補助 ※事業額の38.7万円を上限にその1/3を補助
令和5年度導入完了した施設	162.2万円を上限に補助 ※事業額の486.6万円を上限にその1/3を補助（見直し前：1/4）	108.6万円を上限に補助 ※事業額の325.9万円を上限にその1/3を補助（見直し前：1/4）	19.4万円を上限に補助 ※事業額の38.7万円を上限にその1/2を補助（見直し前：1/3）	9.7万円を上限に補助 ※事業額の38.7万円を上限にその1/4を補助（見直し前：1/5）	19.4万円を上限に補助 ※事業額の38.7万円を上限にその1/2を補助（見直し前：1/3）

〈補助対象事業〉
① 基本パッケージ改修費用：電子カルテシステム，レセプト電算化システム等の既存システム改修にかかる費用
② 接続・周辺機器費用：オンライン資格確認端末の設定作業，医師・薬剤師の資格確認のためのカードリーダー導入費用，カードレス導入費用（※HPKIカード取得は別途補助）
③ システム適用作業費用：現地システム環境適用のための運用調査・設計，システムセットアップ，運用テスト，運用立会い等
①〜③については，上記電子処方箋管理サービス導入費用の補助率による。（消費税分（10%）も補助対象であり，上記の上限額は，消費税分を含む費用額）

象としては，①電子カルテなどのシステム改修にかかる費用，②接続・周辺機器費用（オンライン資格確認端末の設定作業，カードリーダー導入費用など）③システム適用作業費用――となる。

また，HPKI取得に関しても，例えば日本医師会の場合は，2023年3月末までに申請した場合は1/2の補助（総額5500円のうち2750円）が出ることになる。なお，日本医師会の会員であれば，初回および5年ごとの発行手数料はすべて無料となっている。

電子処方箋のクリニック経営への影響

電子処方箋は，クリニックの経営にどんな影響をもたらすのだろうか。まず電子処方箋は，全国の医療機関・薬局において普及が完了するまでの期間は紙の処方箋と電子処方箋が混在するため，一時的に運用が複雑になることが予想される。

具体的には，受付では，患者の認証時に，「マイナ保険証」か「健康保険証」の確認が必要となり，患者は薬剤情報などの閲覧の同意，処方箋も紙か電子の選択といった確認が必要になる。顔認証機能付きカードリーダー上の操作が増えるほど，患者は混乱し，操作がわからなければ，スタッフがサポートする必要があるだろう。

また，診察室では，電子処方箋のデータを活用することで，「直近の処方情報を踏まえた診察・処方」と「重複投薬・併用禁忌チェック」が行えるようになる。これまでのように，お薬手帳や患者の記憶に頼らなくてもよくなるため，医療の質向上につながるだろう。一方で，処方のたびに医師は電子認証を行う必要があり，その点は手間が増えるように感じる。また，医療機関と薬局の間での「疑義照会」などコミュニケーションの効率化が可能となれば，これまで

のアナログなやりとりが減り，さらに電子処方箋管理サービスのチェックを利用することで，疑義照会自体の件数も減少することが期待できる。「薬」に関する間違いによる返戻・査定の削減にもつながることだろう。　　　　（続く）

●参考文献
1）厚生労働省：電子処方箋 概要案内.
https://www.mhlw.go.jp/content/11120000/001015134.pdf
2）厚生労働省：開始目前！ これならできる，電子処方箋.
https://www.mhlw.go.jp/content/11120000/001030623.pdf

（おおにし　だいすけ）
2001年に一橋大学大学院MBAコース修了後，日本経営グループ入社。2002年に医療IT機器の展示場「MEDiPlaza」を設立し，2007年に東京，大阪，福岡の3拠点を管理する統括マネージャーに就任。2016年にコンサルタントとして独立し，MICTコンサルティングを設立。過去3000件を超える医療機関へのシステム導入の実績から，医師会，保険医協会などの医療系の公的団体を中心に，講演活動および執筆活動を行う。

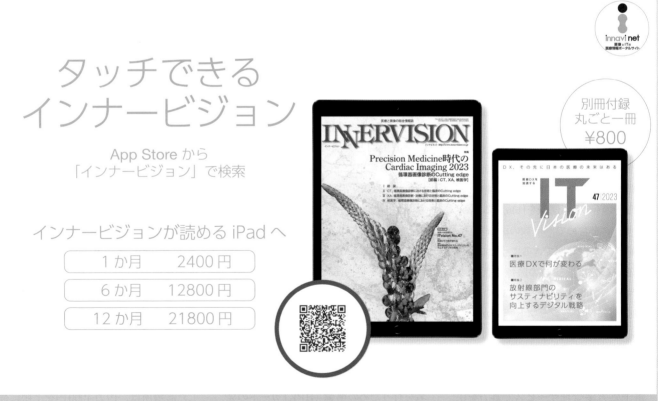

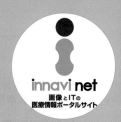

さらに充実！
ヘルスケア EXPO

手術支援ロボットガイド開設

医療機器のバーチャル展示場
モダリティEXPO
CT，MRI，X線装置，
超音波診断装置など

医療ITのバーチャル展示場
ヘルスケアIT展
PACS，ワークステーション，
電子カルテなど

手術支援ロボットのバーチャル展示場
手術支援ロボットガイド
一般消化器外科，泌尿器科，婦人科，整形外科，
脊椎外科，PCIなどの手術支援ロボット

NEW！

ヘルスケア EXPO

手術支援ロボットのバーチャル展示場
手術支援 ロボット ガイド

センハンス・デジタル ラパロスコピー・システム
（アセンサス・サージカル・ジャパン株式会社）

CorPath GRX システム （シーメンスヘルスケア株式会社）

CORI サージカルシステム （スミス・アンド・ネフュー株式会社）

Mako システム （日本ストライカー株式会社）

MAZOR X Stealth Edition （日本メドトロニック株式会社）

Cirq® ロボットアームシステム （ブレインラボ株式会社）

hinotori™ サージカルロボットシステム （株式会社メディカロイド）

株式会社インナービジョン
〒113-0033　東京都文京区本郷3-15-1　TEL：03-3818-3502　FAX：03-3818-3522　E-mail：info@innervision.co.jp　URL：http://www.innervision.co.jp

DX，その先に
日本の医療の未来はある

医療DXを
加速する

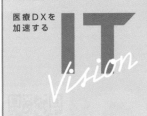
IT Vision

ITvision（アイティービジョン）
No. 47

令和5年2月25日発行
月刊インナービジョン第444号付録

編　集：
　三橋信宏，水谷高章，岡山典子
　田村直美，庄子祥子
制　作：有吉るり子
広　告：斉藤豪介

発　行：
　株式会社インナービジョン
　〒113-0033
　東京都文京区本郷3-15-1
　TEL 03-3818-3502
　FAX 03-3818-3522
　http://www.innervision.co.jp
　info@innervision.co.jp

印　刷：欧文印刷株式会社
禁・無断転載

NEXT ISSUE
次号予告
2023年6月25日発行予定

48|2023

● 特集1

医療DXで実現する働き方改革
業務効率向上のためのデジタル活用最前線

2024年4月から始まる医師の時間外労働の上限規制に向け医療現場の働き方改革が進んでおり，医療機関にとっては待ったなしの対応が求められます。特集1では，デジタル技術の活用による業務効率の向上など，医師の働き方改革を実現するためのヒントを探ります。

● 特集2

最新技術で「絆」が強まる
地域医療連携
事例に学ぶ人と人をつなぐためのIT導入のノウハウ

2024年度から始まる第8次医療計画，地域医療構想に向けて，現在検討が進んでいます。新興感染症，人口減少などの課題解決にITをどのように活用するか，そのノウハウを事例から学びます。

● 連　載

・ZOOM UP　・Keynote　・モバイルデバイスで加速するヘルスケアIT
・クリニックのためのIT導入ガイド　etc.（内容は一部変更になることがあります）

広告・広告企画　索引

資料請求書（送付先）

資料No.				
住　所	〒　　-			
施設名		所属・役職		TEL
氏　名		E-mail		

ITvision編集部宛 **FAX**
03-3818-3522

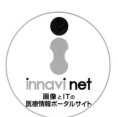
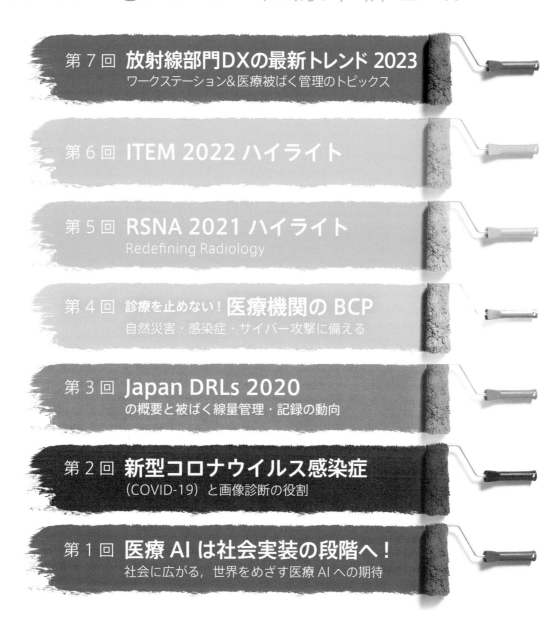

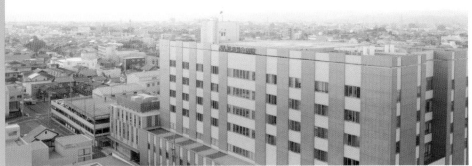
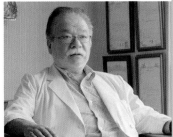
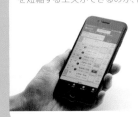

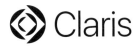
令和5年2月25日発行

制作・発行:株式会社インナービジョン
〒113-0033
東京都文京区本郷3-15-1
TEL 03-3818-3502
FAX 03-3818-3522
http://www.innervision.co.jp
info@innervision.co.jp

印刷:欧文印刷株式会社
禁・無断転載

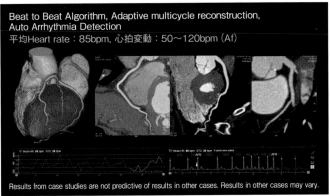

Beat to Beat Algorithm, Adaptive multicycle reconstruction, Auto Arrhythmia Detection
平均 Heart rate：85bpm，心拍変動：50〜120bpm（Af）

Results from case studies are not predictive of results in other cases. Results in other cases may vary.

図1 不整脈に対応する Beat to Beat Algorithm, Adaptive multicycle reconstruction, Auto Arrhythmia Detection を用いた心房細動（Af）症例
（画像ご提供：千葉西総合病院）

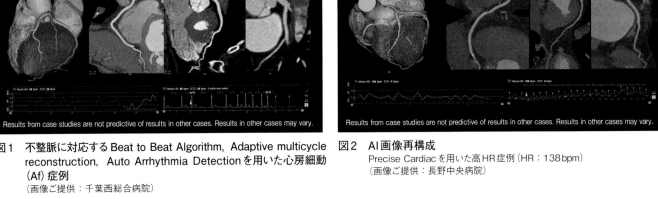

Precise Cardiac
平均HR：138bpm

Results from case studies are not predictive of results in other cases. Results in other cases may vary.

図2 AI画像再構成
Precise Cardiac を用いた高HR症例（HR：138bpm）
（画像ご提供：長野中央病院）

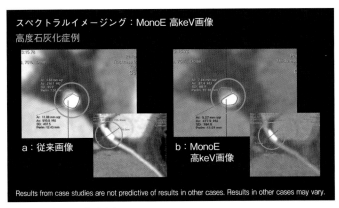

スペクトラルイメージング：MonoE 高keV画像
高度石灰化症例

a：従来画像　　b：MonoE 高keV画像

Results from case studies are not predictive of results in other cases. Results in other cases may vary.

図3 高度石灰化症例

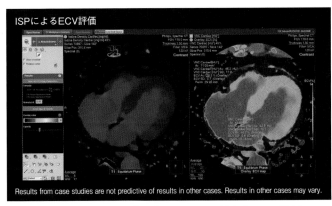

ISPによるECV評価

Results from case studies are not predictive of results in other cases. Results in other cases may vary.

図4 スペクトラルイメージング＋ISPによる簡便なECV評価

ジングを用いることで，診断能を向上することが可能である。

1. 高度石灰化病変における診断能向上

これまでのSECTにおいて，冠動脈の高度石灰化は，ブルーミングアーチファクトの影響により冠動脈狭窄率の過大評価を及ぼす原因となっている。しかし，2層検出器によるスペクトラルイメージングでは，エネルギーを40〜200keVで連続的に可変して表示することができる仮想単色X線（MonoE）を得ることができ，MonoE高keV画像を用いることで，ブルーミングアーチファクトの影響を低減することができる（図3）。これにより，高度石灰化を有する症例においても，より精度の高い狭窄率の評価が可能となる。

2. 簡便なECV評価

近年注目されているextracellular volume（ECV）による定量的評価は，細胞外容積の広がりを反映した定量的指標となり，虚血性心疾患を含む心疾患において，重症度評価・リスク評価を行う上で有用である。スペクトラルイメージングの一つであるIodine densityでは，遅延造影1相のみの画像データからヨード密度値をダイレクトに算出することで，空間的・時間的ミスレジストレーションがないECV評価が可能となる。また，フィリップスのワークステーションである「IntelliSpace Portal（ISP）12」に搭載されたアプリケーションである「Multimodality Analysis」では，よりシンプルで簡便なECV評価を提供している（図4）。操作の簡単な概要は，ECVの選択→大動脈内でIodine値の正規化→各患者のヘマトクリット値を入力し，評価対象とする心筋内にROIを置くだけで，ECV値の表示が可能となっている。

◎

本稿では，これまでの心臓CTの問題点として考えられる課題に対して，フィリップスのさまざまな循環器領域に特化した技術を紹介した。これらの技術は，より簡便で確信度の高い循環器領域の画像診断をサポートする技術であり，今後，心疾患における死因の抑止力の一助となることに期待する。

＊結果は患者ごとに異なるため，すべての不整脈への対応を保証するものではありません。

●参考文献
1) 令和3年（2021）人口動態統計月報年計（概数）の概況．厚生労働省．
https://www.mhlw.go.jp/toukei/saikin/hw/jinkou/geppo/nengai21/dl/gaikyouR3.pdf
2) 2021年度循環器疾患診療実態調査報告書．日本循環器学会．
https://www.j-circ.or.jp/jittai_chosa/media/jittai_chosa2020web_1.pdf
3) 日本循環器学会，他：2022年JCSガイドラインフォーカスアップデート版安定冠動脈疾患の診断と治療．
https://www.j-circ.or.jp/cms/wp-content/uploads/2022/03/JCS2022_Nakano.pdf

問い合わせ先

株式会社フィリップス・ジャパン
〒108-8507
東京都港区港南2-13-37　フィリップスビル
お客様窓口：0120-556-494
受付時間：9：00〜18：00
（土日祝祭日・年末年始を除く）
www.philips.co.jp/healthcare

1. CT技術のCutting edge ── Photon-counting CTとdual energy CTを中心に

5）循環器領域における photon counting detector CTの可能性

角村 卓是 富士フイルムヘルスケア（株）メディカルシステム開発センター

64列CTの登場以降，CTは循環器領域の画像診断に欠かせないものとなっており，その撮影の簡便性と高い形状再現性を生かした冠動脈検査や心筋の機能検査は，生活習慣病である心筋梗塞の予防に威力を発揮している。その後もCTは，循環器領域を中心に検出器の多列化，スキャン速度の高速化と進化を遂げてきた。

そして近年，次世代のCTとして期待を集めているのがphoton counting detector CT（PCD-CT）である。PCD-CTは，検出器に半導体を用いることでX線フォトン1つ1つを個別に計測することが可能であり，従来では得られなかったさまざまな情報が得られると期待されている。

本稿では，富士フイルムヘルスケアのPCD-CTへの取り組みと循環器領域への可能性について紹介する。

■ PCD-CTの原理

現在広く普及しているCTは，検出器にガドリニウムオキシサルファイド（GOS）などのシンチレータを用い，被写体を透過したX線フォトンをシンチレータで光に変換してフォトダイオードで検出する。ある一定時間内に検出器素子に入射したX線フォトンエネルギーの積分値が信号値となって出力されることから，エネルギー積分型CT（energy integrated detector CT：EID-CT）と呼ばれる。

一方，PCD-CTは，検出器素子にテルル化カドミウム（cadmium telluride：CdTe）やテルル化亜鉛カドミウム（cadmium zinc telluride：CZT）などの半導体を採用し，X線フォトンが検出器素子に入射した際に発生する電荷をエネルギーごとにカウントする（図1）。このような原理の違いから，PCD-CTは，EID-CTでは失われていたX線フォトンのエネルギー情報を利用し，これまでにない情報を提供することができると期待されている。

■ 循環器画像診断への可能性

1. 物質弁別

心臓CT検査の主目的は冠動脈の評価である。心筋梗塞に代表される心疾患は，わが国において死因の第2位となっており，心筋梗塞の原因となる石灰化や冠動脈の狭窄の診断は今後も重要な検査となる。しかし，冠動脈CT検査の難点は，この心筋梗塞の原因となる石灰化と造影剤とが画像上では見分けがつきにくいことである。PCD-CTは，先述したように，X線フォトンをエネルギーごとに計測することができるため，造影剤と石灰化のエネルギーごとのX線吸収率の差を利用して，両者を明確に区別することができる。

図2は，血管と石灰化プラークを模擬したファントム画像である。上段のEID-CTで撮影した画像では，血液と石灰＋脂肪のCT値がほぼ同じになっており，画像上では区別することができない。一方，下段のPCD-CT画像では，石灰部分を弁別して除去することにより脂肪

のみが描出され，血液と明確に区別することができる。このように，PCD-CTはより正確な冠動脈の形状診断に役立つと考えられる。

2. 高精細

PCD-CTのもう一つの特徴として，高空間分解能が挙げられる。半導体検出器は，これまでのシンチレータ検出器よりも微細な加工・配列が可能であり，素子の物理サイズは0.3〜0.5mmとEID-CTの半分以下となっている。

図3に，3Dプリンタで造形したファントムを，EID-CTおよびPCD-CTで撮影した画像を示す。ファントムの中心部には直径0.3，0.5，1.0mmの空洞が上下左右に配列されており，濃度の異なるヨード造影剤が封入されている。EID-CTでは0.3mmの微細な構造は正確に描出されておらず，濃度の濃い部分でかろうじて認識できる程度にとどまっている。PCD-CTではCT値の低下は見られるが，低濃度でも0.3mmの構造物が視認でき，高濃度では構造物の輪郭がはっきりとわかる。心臓用再構成フィルタを

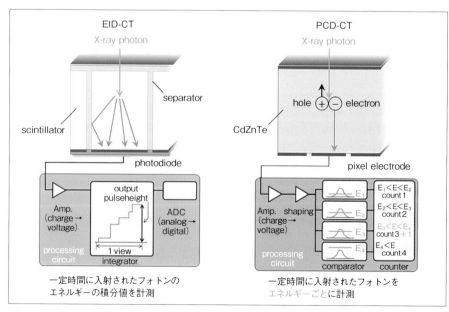

図1 EID-CTとPCD-CTの原理

〈0913-8919/23/¥300/論文/JCOPY〉

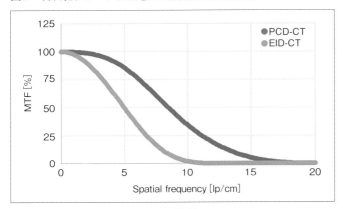

図2 石灰化プラークを想定した物質弁別実験画像

図3 空間分解能評価ファントム画像での EID-CT と PCD-CT との比較

図4 EID-CT と PCD-CT の MTF 比較

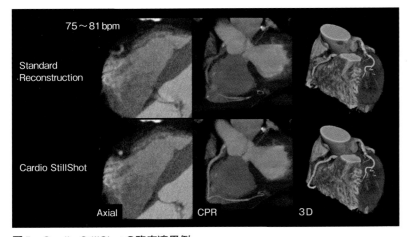

図5 Cardio StillShot の臨床適用例

適用した際の modulation transfer function（MTF）では，PCD-CT は EID-CT の約1.7倍という結果が得られた（図4）。

心筋梗塞の原因となる石灰化プラークは，発生から破裂までの機序が明らかになりつつあり，破裂リスクを予測する上で，石灰化や脂肪分，線維分の定量的な把握が重要となる。PCD-CT の高精細な画像は，石灰化プラークの性状をより定量的にし，心筋梗塞を事前に防ぐ有用なツールになりうると考える。

■ PCD-CT 画像の課題と対応

1. 動き補正技術「Cardio StillShot」

これまで，PCD-CT の循環器領域における可能性について述べてきたが，その性能を十分に生かし，臨床の現場に浸透させるためには，検出器以外にも解決しなければならない課題がある。その一つは，臓器の「動き」である。先述のとおり，PCD-CT は，EID-CT より高精細な画像を提供することができるが，それゆえにこれまで画像に現れなかった「動き」も描出してしまう。特に循環器領域では，心臓の動きや呼吸の動きが織り交ざっているため，真に高精細な画像を提供するには動きへの対応が必要となる。

当社では，心臓CT検査において心臓の拍動によるブレを低減する技術 Cardio StillShot を開発し，64列CT「SCENARIA View」に搭載した。Cardio StillShot は，心電図同期撮影により収集された raw data から，心臓全体の動き方向と量を四次元的に算出・推定し，動き補正画像再構成処理を行うことで冠動脈や心臓の動きを低減する。実効的な時間分解能は最高28 ms であり，冠動脈や心臓の動きによるアーチファクトを低減することが可能である。図5に臨床例の一例を示す。通常の心電図同期撮影では高心拍のために時間分解能が足りず，右冠動脈が正しく結像できていないが，Cardio StillShot 適用後では右冠動脈のブレが抑えられ，十分な動き低減効果が確認できる。

◎

本稿では，PCD-CT の特徴と循環器領域への適用について，当社での取り組みを交えながら紹介した。本稿で述べたように，PCD-CT は従来CTにない特徴を有し，循環器領域のCT診断を一つ上のステージへと引き上げるものとして，多くのユーザーの関心を集めている。この期待に応えるべく，PCD-CT をいち早く臨床の場に提供し，循環器CT検査の未来を開けるよう，富士フイルムグループ一体となって努力していく所存である。

販売名：全身用X線CT診断装置 SCENARIA View
認証番号：230ABBZX00027000

SCENARIA, SCENARIA View, StillShot は富士フイルムヘルスケア株式会社の登録商標です。

問い合わせ先

富士フイルムヘルスケア株式会社
https://www.fujifilm.com/jp/ja/healthcare/mri-and-ct

2. CTの技術革新がもたらす循環器画像診断のCutting edge

1）2層検出器搭載128列/256スライス スペクトラルCTの有用性と可能性

宿谷　　篤／橋本　慎也／山崎　隆広／大熊　吉徳 千葉西総合病院放射線科
赤座　　愼／三角　和雄 千葉西総合病院循環器内科
船橋　伸禎 国際医療福祉大学医学部市川病院循環器内科

　2層検出器を搭載した128列/256スライス スペクトラルCT「Spectral CT 7500」（フィリップス社製）が，2021年9月に千葉西総合病院に導入された。このCTは他社dual energy CTの2管球システム，switchingシステムと異なり，2つのエネルギーのデータを取得する時間・空間上の位置のズレがなく，従来同様の操作での撮影が可能な優れたdual energyシステムである。スペクトラルCTで撮影すると，従来では困難・不可能であった新しい診断が可能となる。本稿では，スペクトラルCTの有用性と可能性について述べる。

スペクトラルCTとは

　従来のCTでは連続X線が用いられる

が，この場合，低エネルギーから高エネルギーまでのX線が混在しており，平均化された中位のエネルギーレベルの画像しか作成できない（図1 a）。そのため，これらが原因で，従来のCTではCT値（HU）のみでの評価が限界であった。

　一方で，スペクトラルCTでは撮影後に，任意のキロエレクトロンボルト（keV）の「仮想単色X線エネルギー」CT画像を表示できる（図1 b）。また，複数のエネルギーのデータを取得できることを利用して，従来CTでは実現しなかった物質の弁別や実効原子番号画像の取得が可能になり，CT値以外の評価も可能となった。

　Spectral CT 7500には，検出器側でX線のエネルギーを分離する2層検出器が搭載されている。検出器にX線が入射

すると，上層で低エネルギー成分，下層では高エネルギー成分のX線が吸収されるため，2つのエネルギーの時間・空間上の位置のズレがないことが特長である。

各エネルギーでのCT値のプロファイル（スペクトラル分布）による評価

　2層検出器を搭載したSpectral CT 7500では，管電圧120kVで撮影されたすべての画像データで，40〜200keVの範囲で仮想単色X線エネルギーCT画像の表示が可能である。ちなみに，撮影条件は従来のCTと同様であり，一度のスキャンでこれらのデータの取得が可能であるため，フィリップス社によると，放射線被ばくは従来のCTと同等とのこ

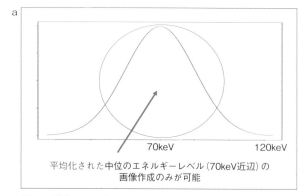
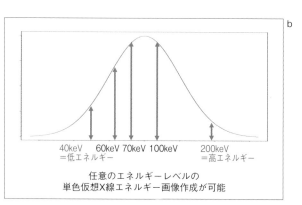

平均化された中位のエネルギーレベル（70keV近辺）の画像作成のみが可能

任意のエネルギーレベルの単色仮想X線エネルギー画像作成が可能

図1　従来のCTとスペクトラルCTの違いの模式図
a：従来のCT。連続X線が用いられるが，この場合，低エネルギーから高エネルギーまでのX線が混在しており，平均化された中位のエネルギーレベルの画像のみ作成可能。
b：Spectral CT 7500。スペクトラルCTでは，管電圧120キロボルト（kV）で撮影されたすべての画像データで，撮影後にワークステーション上のスライディングカーソルを動かすことで40〜200keV間の任意の仮想単色X線エネルギーCT画像を表示することができる。

〈0913-8919/23/￥300/論文/JCOPY〉

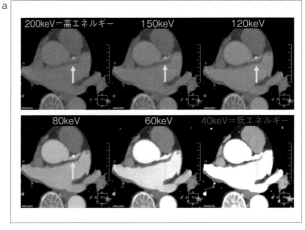
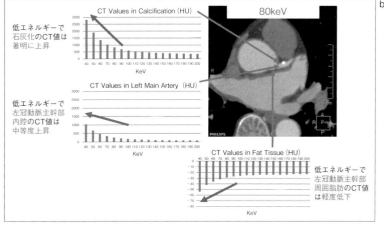

図2　冠動脈石灰化プラークの造影仮想単色X線エネルギーCT画像とスペクトラル分布
　　　a：各エネルギーでの冠動脈石灰化プラークの造影仮想単色X線エネルギーCT画像
　　　b：各エネルギーでの冠動脈石灰化プラーク，左冠動脈主幹部内腔，左冠動脈主幹部周囲脂肪のCT値のスペクトラル分布

とである。この特徴を活用して，各エネルギーでのCT値のスペクトラル分布を利用して，物質の性状を評価できる可能性がある。

1. 冠動脈の石灰化，非石灰化プラーク，内腔の各エネルギーによるCT値のスペクトラル分布の計測

冠動脈プラークの非侵襲的評価には，冠動脈石灰化スコア（Agatston石灰化スコア）が用いられ，心事故に対して高い予後予測能を持つ[1]。冠動脈石灰化スコアは，プラークの体積に，そのプラーク内の最大CT値に応じて係数をかけ算し，総計される[2]。しかし，CT値は管電圧に大きな影響を受ける。Spectral CT 7500を用いて任意の仮想単色X線エネルギーCT画像から，冠動脈石灰化，非石灰化プラークの特性を評価した。

1）造影スペクトラルCTでの冠動脈石灰化，非石灰化プラークのCT値とエネルギーの関係

① 冠動脈石灰化プラーク

各エネルギーでの冠動脈石灰化プラークの造影スペクトラルCT画像を示す（図2 a）。200keVの高エネルギー（上段左）から40keVの低エネルギー（下段右）になるに従い，石灰化（図2 a⇑）と造影された上行大動脈，左心房内腔のCT値が増加しているのが観察される。

各エネルギーでのCT値を計測したところ，低エネルギー画像で石灰化プラークのCT値は著明に上昇，左冠動脈主幹部内腔のCT値は中等度上昇，逆に左冠動脈主幹部周囲脂肪のCT値は軽度低下していた（図2 b）。

② 冠動脈非石灰化プラーク

各エネルギーでの冠動脈非石灰化プラークの造影スペクトラルCT画像を示す（図3 a）。200keVの高エネルギー（上段左）から40keVの低エネルギー（下段右）になるに従い，左冠動脈内腔のCT値が上昇し，200，150，120keVの画像では観察できない非石灰化プラーク（図3 a↓）が，80，60，40keVの画像では左冠動脈前下行枝に観察された。

各エネルギーでのCT値を計測したところ，低エネルギー画像で非石灰化プラークのCT値は軽度上昇，左冠動脈主幹部内腔のCT値は中等度上昇，逆に左冠動脈主幹部周囲脂肪のCT値は軽度低下していた（図3 b）。

上記のように，CT値自体のほかに，CT値の各エネルギーでのスペクトラル分布もプラーク性状分類に有効と考える。

2）CT値以外の情報：実効原子番号，電子密度画像，ヨード密度強調画像

実効原子番号，電子密度画像，ヨード密度強調画像は，従来のCT画像とは異なるコントラストの画像でdual energy CT（スペクトラルCT）の登場により初めて一般臨床に用いられるようになった[3]。これらの臨床的価値はいまだ定まっていないが，定量性が優れているため，新たなイメージングバイオマーカーになる可能性を秘めているとされる。

① 実効原子番号

実効原子番号とは，ある物質がいくつかの元素の化合物によって構成されている時，これを1つの元素に置き換えたと仮定した時の原子番号で，例えば水の実効原子番号は7.42となる[3]。循環器領域における臨床応用としては，以下の冠動脈ソフトプラークと線維性プラークの鑑別がある。

東京女子医科大学東医療センター（現・東京女子医科大学附属足立医療センター）の松井らは，1管球switchingシステムのdual energy CTを用いた検討において，石灰化の主成分とされるヒドロキシアパタイトの実効原子番号は16.1，シュウ酸カルシウムは同13.8，冠動脈壁の石灰化は同13.8 ± 0.8と報告した[4]。

同施設の中島らは，1管球switchingシステムのdual energy CTを用いた検討において，血管内超音波で評価した冠動脈ソフトプラークと線維性プラークの分別を行ったところ，receiver operating characteristic（ROC）解析で，CT値を用いた場合はbest cut off 55HUでarea under the curve（AUC）が0.79であったのに対し，実効原子番号を用いた場合はbest cut off 9.3でAUCが0.91と，実効原子番号を用いた方が分別能が有意に優れていたと報告した（$P = 0.046$）[5]。

自験例として，実際の冠動脈非石灰化プラークの実効原子番号画像を示す（図4）。図3と同一症例の非石灰化プラークの実効原子番号を造影画像上で計測

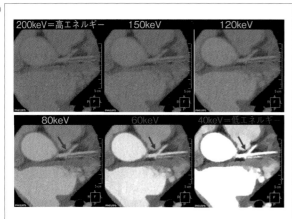
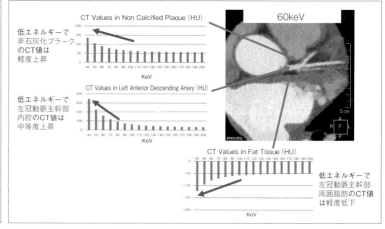

図3 冠動脈非石灰化プラークの造影仮想単色X線エネルギーCT画像とスペクトラル分布
　a：各エネルギーでの冠動脈非石灰化プラークの造影仮想単色X線エネルギーCT画像
　b：各エネルギーでの非石灰化プラーク，左冠動脈主幹部内腔，左冠動脈主幹部周囲脂肪のCT値のスペクトラル分布

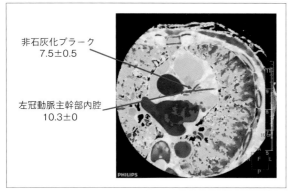

図4　図3と同一症例の非石灰化プラークの実効原子番号計測（造影画像）
非石灰化プラークは7.5±0.5，左冠動脈主幹部内腔は10.3±0を示した。

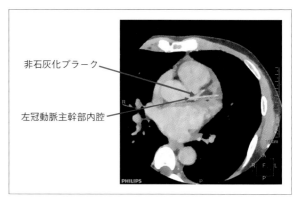

図5　図3と同一症例の非石灰化プラークの電子密度画像（造影画像）

したところ，非石灰化プラークは7.5±0.5，左冠動脈主幹部内腔は10.3±0を示した。

② 電子密度画像

電子密度とは単位体積あたりの電子の個数であり，例えば水の電子密度は3.34×10^{23}となる[3]。電子密度画像の有用性の報告は少ないが，神経膠腫のグレード分類に有用であったとの報告がある[6]。

自験例として，実際の冠動脈非石灰化プラークの電子密度画像を示す（図5）。

③ ヨード密度強調画像

ヨード密度強調画像はベンダーによって異なり，フィリップス社ではIodine no waterと呼ばれている。Iodine no waterは，高エネルギーと低エネルギーの散布図から2-material decomposition（Iodine & Water-soft tissue）によって得られ，骨の信号とヨードの信号によって画像化

される。画像上でregion of interest（ROI）を設定すると，ROIに含まれるヨード密度値（mg/mL）が表示される。

2. その他の応用

1）心房細動症例での左心耳先端の造影欠損

慢性心房細動症例では，血栓がなくても左心耳先端に造影欠損が見られることが多い。この現象は，左心耳内血流の低下を示唆すると言われている[7]。通常は造影遅延撮影を追加し，血栓の有無を確認するが，その場合，放射線被ばく量が増加してしまう。

慢性心房細動症例における，各エネルギーでの左房，左心耳の造影早期スペクトラルCT画像を示す（図6 a）。200keVの高エネルギー画像から40keVの低エネルギー画像になるに従い，左房内と左心耳内の造影強度が増加してい

るが，40keVにおいても左心耳の先端は造影欠損に見える。

そこで，左心耳を，①高エネルギーでも造影強度が左房と同じ左心耳基部，②低エネルギーでも造影不良に見える左心耳先端，③低エネルギーで②の先端より染まるが①の基部より造影不良な左心耳の中央部に分けて，各部位で，エネルギーごとでのCT値のスペクトラル分布を計測した。その結果，いずれも低エネルギー画像でCT値は上昇し（上昇度は左心耳①＞③＞②），低エネルギーでも造影不良に見える左心耳先端でもヨード造影剤の存在が示唆された（図6 b）。

2）肺動脈血栓塞栓症における肺実質の変性の検出

肺動脈血栓塞栓症は重篤な疾患であり，呼吸苦などの臨床症状，動脈血ガスで低酸素血症と過呼吸による低炭酸

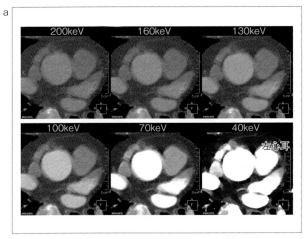

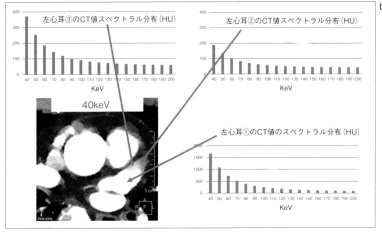

図6　慢性心房細動症例での左房，左心耳の造影早期スペクトラルCT画像とスペクトラル分布
　　a：慢性心房細動症例における，各エネルギーでの左房，左心耳の造影早期スペクトラルCT画像。200keVの高エネルギー画像（上段左）から40keVの低エネルギー画像（下段右）になるに従い，左房内と左心耳内の造影強度が増加しているが，40keVにおいても左心耳の先端は造影欠損に見える（↓）。
　　b：スペクトラルCTの造影早期画像（画像は40keV）における，各エネルギーでの左心耳内のCT値のスペクトラル分布。左心耳内は，①高エネルギーでも造影強度が左房と同じ左心耳基部，②低エネルギーでも造影不良に見える左心耳先端，③低エネルギーで②の先端より染まるが①の基部より造影不良な左心耳の中央部に分けて集計した。いずれも低エネルギー画像でCT値は上昇し（上昇度は左心耳①＞③＞②），低エネルギーでも造影不良に見える左心耳先端でもヨード造影剤の存在が示唆された。

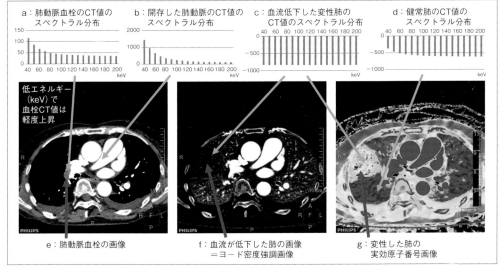

図7　肺動脈血栓塞栓症の造影スペクトラルCT画像
肺動脈血栓が右肺動脈近位部に観察される（e↑）。ヨード密度強調画像では，血流が低下した肺の領域が黒く観察される（f↑）。実効原子番号画像では，血流低下部位に一致した変性した肺の領域が明瞭に観察される（g↑）。各エネルギーでの肺動脈血栓，開存した肺動脈内腔，血流が低下した変性肺，健常肺のCT値のスペクトラル分布からは，開存した肺動脈内腔（a）に比して肺動脈血栓（b）は低エネルギー画像でのCT値の上昇はわずかであった。また，血流が低下した変性肺（c）はエネルギーによるCT値の変化はほとんどないが，健常肺（d）は低エネルギーでCT値は軽度上昇していた。

ガス血症，原因の多くを占める深部静脈血栓症の診断，血漿中Dダイマーの上昇，経胸壁心臓超音波での推定肺動脈収縮気圧の上昇などにより疑われる。最終診断には，かつては肺換気血流シンチグラフィが主流であったが，現在はCTを用いた肺動脈血栓の検出が主な診断の流れとなる。しかし，微細な肺動脈血栓ではCT診断が難しいことがある。スペクトラルCTを用いることで，ヨード密度強調画像で血流が低下した肺の画像化や，実効原子番号画像や各エネルギーでのCT値のスペクトラル分布による変性した肺の画像化などにより，肺動脈血栓塞栓により生じた肺梗塞を直接描出できる可能性がある[8]（図7）。

3）大動脈壁内血腫と血栓閉塞型

大動脈解離の鑑別

　急性大動脈解離は，大動脈壁の内膜の亀裂から中膜レベルで大動脈壁が2層に剥離し，2腔になった病態と定義される[9]。急性大動脈解離で，偽腔内に血流がなく，血栓化により閉塞したような形態をとる例を偽腔閉塞型と称し，CTやMRIの断層画像で三日月型の偽腔を認め，真腔と偽腔の間に血流を認めないのが特徴である。欧米では，大動脈を栄養する血管の破裂による大動脈壁内の血腫が病因であると考え，大動脈壁内血腫（intramural hematoma：IMH）あるいは壁内出血と呼称されてきたが，病因については推測に過ぎないので，本邦の「循環器病の診断と治療に関するガイドライン（2010年度合同研究

班報告）大動脈瘤・大動脈解離診療ガイドライン（2011年改訂版）」では，「大動脈壁内血腫」という用語よりも，形態を示す「偽腔閉塞型」という用語を使用することを推奨している[9], [10]。

　病因については，IMHなのか，中膜レベルで大動脈壁が2層に剥離し偽腔内に血流がなく血栓化により閉塞したのかは，解剖で確認するしかなかったが，CTのプロファイルを用いて，上行大動脈の偽腔閉塞型またはIMHと診断された病変と，急性期に偽腔内に血流があり経過観察中に血栓化した病変を比較したところ，造影晩期画像で前者より後者の方が，低エネルギー画像でCT値は顕著に上昇したと報告した[11]（図8）。

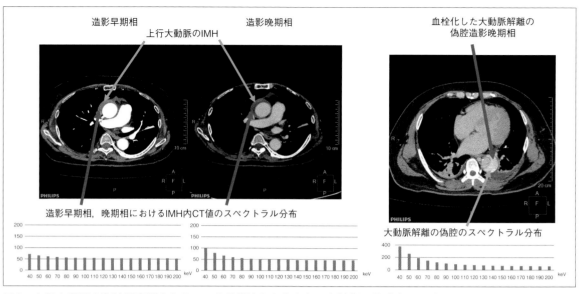

図8 上行大動脈の偽腔閉塞型またはIMHと診断された病変と，急性期に偽腔内に血流があり経過観察中同部位が血栓化した病変との各エネルギーでの病変部位のCT値のスペクトラル分布比較
造影晩期画像で前者より後者の方が，低エネルギー画像でCT値は顕著に上昇した．

◎

2層検出器を搭載した128列/256スライスのスペクトラルCTの可能性を紹介した．冠動脈石灰化，冠動脈内腔，心周囲脂肪のCT値は，造影仮想単色X線エネルギーCT画像上で特徴的な性質を示し，そのスペクトラル分布では動脈硬化の新しい診断の可能性が示唆されている．さらに，スペクトラルCTでは実効原子番号，電子密度画像など新しい指標の計測や画像表示が可能であり，そのインパクトは64列，320列MDCTの登場をしのぐと考える．おそらく初期の2管球，あるいはswitchingシステムのdual energy CTでは，2つのエネルギーを組み合わせてさまざまなエネルギーの仮想単色X線エネルギーCT画像を作成するために，微妙な時間や位置のズレの調整など，多くの時間と手間がかかったと考える．しかし，現時点では，各社容易に明瞭な仮想単色X線エネルギーCT画像を作成することができるようになり，シーメンス社からフォトンカウンティングCTなどさらに進んだ機種も登場している．今回提示しなかったが，スペクトラルCTによる低エネルギー画像での心筋の遅延造影はMRIに匹敵し，高尿酸血症症例で尿酸結石の画像化も可能で，本所見は新しい高尿酸症例の危険因子評価項目になる可能性が高い．今後の検討課題として，エネルギーにより石灰化が変化するため冠血流予備量比（FFR）CTへのエネルギーの影響や，造影剤を使用せず単純CT上のみで実効原子番号および電子密度画像を用いた血栓の検出など，さまざまなテーマがある．同時に，原子番号など中学・高校の理科の復習も必要である．

〈謝辞〉
技術的なご指導を株式会社フィリップス・ジャパンの鯨井隆介様にご教授いただきました．

●参考文献
1) Shaw, L.J., Raggi, P., Schisterman, E., et al. : Prognostic value of cardiac risk factors and coronary artery calcium screening for all-cause mortality. *Radiology*, 228 (3) : 826-833, 2003.
2) Agatston, A.S., Janowitz, W.R., Hildner, F.J., et al. : Quantification of coronary artery calcium using ultrafast computed tomography. *J. Am. Coll. Cardiol.*, 15 (4) : 827-832, 1990.
3) 粟井和夫，檜垣 徹：3) Dual-energy CTの基本アプリケーション 3，Dual-energy CTのソフトウェア 基礎編．粟井和夫 編：Dual-energy CT 原理を理解し臨床で活用する．PP32-44，メジカルビュー社，東京，2019.
4) Matsui, K., Machida, H,. Mitsuhashi, T., et al. : Analysis of coronary arterial calcification components with coronary CT angiography using single-source dual-energy CT with fast tube voltage switching. *Int. J. Cardiovasc. Imaging*, 31 (3) : 639-647, 2015.
5) Nakajima, S., Ito, H., Mitsuhashi, T., et al. : Clinical application of effective atomic number for classifying non-calcified coronary plaques by dual-energy computed tomography. *Atherosclerosis*, 261 : 138-143, 2017.
6) Kalchi, Y., Tatsugami, F., Nakamura, Y., et al. : Improved differentiation between high- and low-grade gliomas by combining dual-energy CT analysis and perfusion CT. *Medicine (Baltimore)*, 97 (32) : e11670, 2018.
7) Funabashi, N., Takaoka, H., Uehara, M., et al. : LAA CT contrast defects correlate with TEE LAA velocity and CHADS2-score and are a prognostic indicator for embolism in subjects with atrial fibrillation or flutter. *Int. J. Cardiol.*, 185 : 297-300, 2015.
8) Funabashi, N., Misumi, K. : New Diagnostic Method Using Latest Spectral Computed Tomography With Dual-layer Detector To Diagnose Pulmonary Thromboembolism And Pulmonary Infarcted Tissue Changes. The American Heart Association's annual Scientific Sessions 2022.
9) 循環器病の診断と治療に関するガイドライン2010年度合同研究班：大動脈瘤・大動脈解離診療ガイドライン（2011年改訂版）
https://jscvs.or.jp/wp-content/uploads/2020/06/JCS2011_takamoto_h.pdf
（2023年2月3日閲覧）
10) 加地修一郎：特集2 第81回日本循環器学会学術集会 5．急性・慢性B型大動脈解離の治療戦略（内科治療，外科手術，血管内治療）B型大動脈解離の治療戦略―内科治療の役割―．循環器専門医 26 : 79-85, 2018.
11) Funabashi, N., Misumi, K. : Differentiation Between Intramural Hematoma And Thrombosed False Lumen In Aortic Dissection Using Latest Spectral Computed Tomography With Dual-layer Detector. The American Heart Association's annual Scientific Sessions 2022.

●推薦図書
・上野惠子，劉 愛連，町田治彦，他編：スペクトラルCT 基本原理と臨床応用，学研メディカル秀潤社，東京，2013.
・粟井和夫，編：Dual-energy CT 原理を理解し臨床で活用する．メジカルビュー社，東京，2019.
・特集 進む！広がる！Dual Energy CT：ルーチンDECTに向けた検査・診断のノウハウ，*INNERVISION*, 35 (3) : 2-57, 2020.
・特集 シリーズ新潮流 Vol.8 Dual Energy Imagingの可能性，*INNERVISION*, 33 (3) : 2-83, 2018.

2. CTの技術革新がもたらす循環器画像診断のCutting edge

2) CTファースト時代に求められる心臓CT検査
——「Revolution CT」を中心に

松﨑 雄次／西井 達矢 国立循環器病研究センター病院放射線部

「心臓CT検査は，診療放射線技師にとっては特段の知識や経験が求められ，撮影から再構成まで熟知したプロフェッショナルが担当すべき検査だ」と，筆者は入職以来，最近までそう思っていた。筆者自身が初めての心臓CT検査を担当した時は，入職して数年たった頃で，先輩技師に助言をもらいながら緊張して撮影をした懐かしい記憶がある。実際に，全国的にも心臓CT検査は「特殊」な検査とされている施設が多く，CT装置があってもすべての施設で日常的に行われる検査ではなく，診療放射線技師にとって経験の積みにくい検査であると言える。

しかしながら，本邦のガイドライン[1]にて冠動脈CTが胸痛患者における第一選択の検査となった今，心臓CT検査は，「いつでも」「どこでも」「誰でも」「確実に」はもちろん，「迅速性」「簡便性」をも求められるようになっている。

心臓CTに対する当センターのビジョン

当センターでは，冠動脈CTが胸痛患者に対しての第一選択の検査として頻用されるだけではなく，構造的心疾患の治療前の心臓CTや，先天性心疾患の小児心臓CTのニーズも増えてきている。その結果，心臓CT検査数は全CT検査の10%を超えてきている。循環器領域においては，画像は診断だけではなく治療介入の判断の根拠となるため，高品質で精緻な画像の提供が求められ，また，同時に適時性および迅速性も求め

られている。そのため，われわれは心臓CTも，ほかの頭部や胸腹部のCTと同じように，「ルーチン」の検査の一つとして考えている。

「Revolution CT」によるルーチン検査としての冠動脈CT

GE社製Revolution CTは，もはや「ルーチン」検査と言える心臓CT検査に対して，高い親和性を兼ね備えた装置と言える。当センターのRevolution CTの主要な仕様と冠動脈CT撮影時に使用する設定を表1に示す。これまで冠動脈CT検査においては，心拍によって異なる心位相の選択，適切なコントラストノイズ比（CNR）の担保，造影効果の高い撮影タイミング，造影法，静止心位相での再構成など，注意すべき点[2]がいくつもあり，撮影者の技術や知識，経

験が求められてきた。一方で，ルーチン化を考えた場合は，これらにとらわれることなく，撮影者の技術や知識に依存せずに，シンプルな操作性で，短時間で撮影から画像の構築までが完了できるプロトコールを構築する必要がある。そこで，われわれは，Revolution CTの性能と豊富なアプリケーションを使用し，冠動脈CT撮影時の作業工程を簡素化したプロトコールで実践しており，その実際をここで紹介する。

冠動脈CTにおける1心拍撮影へのこだわり

Revolution CTの特徴として挙げられるのは，まず，最大16cmをカバーする広い検出器幅である。心臓CTにおいては，寝台移動なく，1回転で撮影を行えることを意味する。さらに，撮影は「完全1心拍完結型」である。事前に設定し

表1 Revolution CTの主要な仕様と冠動脈CT撮影時の設定

X線管	Quantix 160
使用管電圧（kV）	Auto prescription（70, 80, 100 or 120）
管電流（mA）	Smart mA
検出器幅（cm）	（10〜）16
回転速度（s/rot）	0.28
auto exposure control（Noise Index：NI）	22（100kV/ASiR-V 70%/0.625mm）
撮影モード	High Definition
撮影心位相選択	Auto Gating
再構成	TrueFidelity Image（high）
filter	Smooth 2（or OFF）
motion corection	SnapShot Freeze

た心位相を撮影時に取得できるよう，不整脈対応も自動で行われ，柔軟に照射の一時中断，再照射がコントロールされることも撮影時において心強い。1心拍完結のスキャンであることから，いわゆる「セグメント法」などのように，心拍をまたいでデータを収集することはない。また，複数回のコンベンショナルスキャンや，低ピッチヘリカル撮影において見られる「バンディング」アーチファクトも生じない。時間分解能に関しては0.28秒回転／ハーフリコンストラクションとなっており，臨床においては，心拍数を60bpm台以下にコントロールした症例では，高い確率で静止した心位相が再構成される。高心拍においても，後述する「SnapShot Freeze」が有用である。さらなる回転速度の上昇（0.23秒回転）も発表されており，その時間分解能の向上による画質改善が期待される。

撮影時の心位相の選択

　冠動脈CTにおいては，落ち着いた心拍数の時には拡張中期，心拍数が速い場合は収縮期を選択して撮影，再構成するのが一般的である。また，不要な被ばくを避けるためにも，ある程度撮影位相を絞った位相での撮影を行うこととなる。この撮影位相の選択は，多くの場合経験や知識が要求され，時に検査の成否に大きくかかわる。そこで，Revolution CTにおいては，心臓撮影時に「Auto Gating」機能を使用することで，撮影者にかかわらず一定の質を担保可能となる。このAuto Gating機能は，息止め練習によって取得した平均心拍数と，心拍数の変動の大きさに基づいて，事前に施設ごとで設定したテーブルの心位相の範囲を撮影時に自動的に適用する機能である。

最適なCNRの担保

　冠動脈CTにおいては，目的血管の明瞭な描出を目的に，上行大動脈でCT値300HU以上をめざして撮影を行う。管電圧の選択においては自動設定（オートプリスクリプション）機能を使用する。スカウト画像の体格から自動的に管電

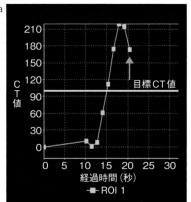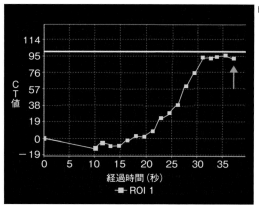

図1　モニタリング画面の実際
上行大動脈のモニタリングにおけるボーラス性の良い例（a）と，ボーラス性に乏しい例（b）を示す。タイムデンシティカーブが急峻に変化しても，スケールが自動調整されてピークのタイミング（↑）が観察できる。

圧設定を行い，管電流に関しては，最小スライス厚に対して適切なCNRを管電圧に対応して担保できるよう，自動調節が行われる。

　管球の出力の上昇により，低管電圧での大電流の使用が可能になり，標準体形における設定は100kVが基本使用管電圧であるが，全体の30％程度で低管電圧（70，80kV）が自動選択される。線量も約4割減（100kVでは2.6mSv，低管電圧では1.7mSv）を達成している。

造影効果の高い撮影タイミング，造影法

　本撮影時の管電圧と連動してモニタリング管電圧が決定されるが，mAも自動で増減されるため，モニタリングの画質も安定する。当センターでは，テストボーラストラッキング法を用いて撮影タイミングを決定しているが，ほかの機器とは異なり，モニタリングの波形のスケール変調でピークの観察がしやすいことで，適切な造影ピーク時のタイミング取得が可能であり，操作者の評判が良い（図1）。

静止心位相での再構成

　心臓CTにおいて最も重要な点は，目的の血管，心内構造の静止した画像を提供することに尽きる。しかし，静止心位相をほかの撮影業務の合間に作成し，確認した上で検像へ転送することは，CT業務に慣れている診療放射線技師で

も大きな時間的な負担と言える。この点をいかに簡素化できるかが，ルーチン化する点においてポイントとなる。これは，冠動脈CTの適時性や迅速性に対するニーズに応えるためにも重要な課題である。Revolution CTにおいては，2つのアプリケーション「Smart Phase」，SnapShot Freezeの組み合わせが大きな力を発揮する。Smart Phaseは，撮影した心位相の中から機械的に冠動脈の最も静止している心位相を計算して再構成する機能である。多くの場合，本スキャンの撮影が完了してから患者退出までの間に，即時読影が可能な高品質な画像が作成可能となっており，有意な狭窄病変をすぐに発見・報告するのに役立つ。SnapShot Freezeは，取得したい静止心位相に対して前後62msの心位相データを使用して，専用ワークステーション「Advantage Workstation（AW）」にて冠動脈のモーションコレクション[3]を行うことが可能である。AWが画像データを受信すると，自動でSnapShot Freeze処理が開始され，平均して2分前後で処理を施した画像が出来上がる。なお，Smart Phaseを使用した画像に対するSnapShot Freeze，その第2世代である「SnapShot Freeze2.0」の処理[4]による画像のクオリティ評価の自験例を紹介する〔第107回北米放射線学会（RSNA 2021）で報告ずみ〕。本検討では，同一患者の収縮期，拡張期の画像に対して，それぞれの世代のSnapShot Freeze処理を行った画像において，冠動脈の主要3枝を中枢部

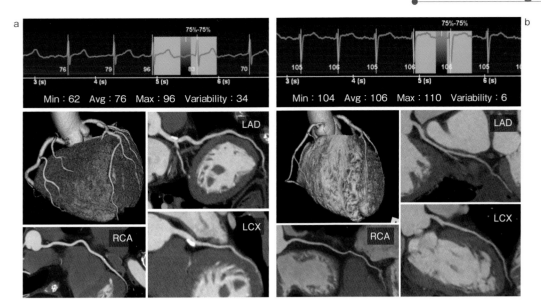

図2　不整脈，高心拍時における冠動脈CT撮影例

撮影時心拍83（最低62～最大96）bpmの不整脈症例（a）と，撮影時高心拍106（最低104～最大110）bpmの症例（b）における各種再構成画像を示す。それぞれSmart PhaseとSnapShot Freezeを併用した画像で，a：95％，b：52％を中心位相として自動再構成された。3枝ともに目立ったアーチファクトはなく，良好に描出できる。

と末梢部分に分け，動きの影響なく読影可能であるセグメント数を評価した。結果として，SnapShot Freezeでは95.3％，SnapShot Freeze 2.0においては99.6％のセグメントで評価が可能であった。第2世代を用いることで高い成功率を達成可能であるが，第1世代であっても非常に高い成功率である点は特筆すべきであろう（図2）。

Smart Phase，SnapShot Freezeは，少なくともRevolution CTにおいて，冠動脈CT検査をルーチン化する意味においては必須であり，さらに，これらを自動的に使用されるように，事前にプロトコールに設定しておくことで，操作者が特に意識することなく，一定の質と迅速性が担保できるようになる。

ディープラーニングを利用した画像再構成

近年，GE社のディープラーニングを使用した再構成である「TrueFidelity Image（TFI）」が登場[5]した。これは，従来のhybrid-IR法「ASiR-V」よりも高いノイズ低減効果と，それに伴うCNRの向上のみならず，エッジ強調がされ，従来のfiltered back projection法に近いテクスチャの画像が得られると報告[6]されている。当センターにおいても導入されており，心臓CTにおいてもその効

果を発揮する。検査の簡便性には関与しないが，従来の再構成法と比較してわずかな再構成時間の延長はあるものの，比較的短時間の再構成にて，より質の高い画像提供が可能となる。

また，近年は，CTによる心筋の性状評価が再評価[7]～[9]されており，心筋遅延造影CTを放射線科医から指示されることが増えている。正常心筋と傷害心筋のコントラスト差はわずかであり，その評価を可能とするために，TFIによるノイズ低減は強力である。現状，心筋遅延造影CTは決してルーチン検査ではないものの，近い未来に，どの病院でも利用できる可能性があるレベルに達しつつあると期待できる（図3，4）。

急性胸痛を対象とした緊急冠動脈CTプロトコールの構築

その高い陰性適中率から，急性胸痛においても冠動脈CT検査が求められる時代[10]になっている。緊急検査時は，検査の確実性を優先するために，被ばく量のわずかな増加は許容できると判断し，全例において全位相を撮影した上で，収縮期と拡張期にてそれぞれ画像再構成を行って，モーションコレクションを行う方針である。しかしながら，現状，自動処理の仕様としては，1心拍内では収

縮期と拡張期の「それぞれ」にSmart Phaseが適用できない。そこでわれわれは，複数の心周期で収縮期と拡張期を撮影しうるAuto Gating設定を作成した（図5）。この撮影法は，1心拍を挟む2心拍において，収縮末期と拡張期のそれぞれをターゲットとした撮影を行う。これにより，収縮末期と拡張期のデータが1心拍撮影と同様に得られるが，さらに，撮影終了と同時に収縮期と拡張期でSmart Phaseが走り，それぞれのSnapShot Freeze画像が自動で作成される。撮影から再構成まですべて自動化される手法は，冠動脈CT検査に慣れていない診療放射線技師や，休日・夜間緊急時での緊急冠動脈CT検査であっても，「いつでも」「どこでも」「誰でも」「確実に」対応が可能になると期待している。なお，AWでの冠動脈の狭窄度判定やストレッチビューの自動保存が行えるなど，後処理解析・読影においても全自動化が望まれるところである。

◎

Revolution CTによる冠動脈CT検査は，複雑な撮影や再構成の手間が省かれた「ルーチン」検査が可能なレベルになっている。実際，当センターでは，卒後1年目の診療放射線技師でも各モダリティをローテーションで勤務しているが，CT部門ではすぐに心臓CT検査に従事する。この装置の性能をフルに活用

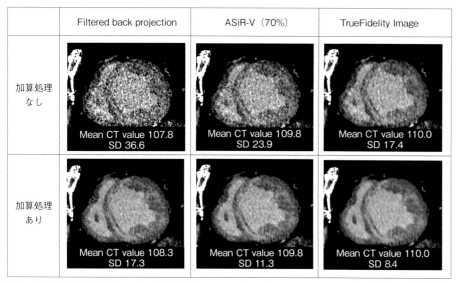

	Filtered back projection	ASiR-V (70%)	TrueFidelity Image
加算処理なし	Mean CT value 107.8 SD 36.6	Mean CT value 109.8 SD 23.9	Mean CT value 110.0 SD 17.4
加算処理あり	Mean CT value 108.3 SD 17.3	Mean CT value 109.8 SD 11.3	Mean CT value 110.0 SD 8.4

図3 心筋遅延造影相における再構成法による画像比較
遅延造影撮影（80kV／1300mA／3回撮影）の同一表示条件の短軸画像を示す（スライス厚1.25mm）。1回撮影の画像のみでは十分な心筋評価は困難であるが，加算平均処理によってノイズを低減した画像の提供が可能である。また，TFI使用により高いノイズ除去効果が得られ，心筋内のコントラスト低下も見られない。

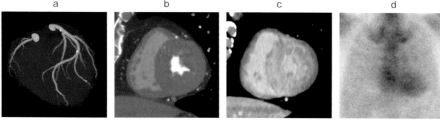

図4 心筋遅延造影撮影が有用であった症例
80歳代，男性。心房細動，心不全で，心房細動治療目的に撮影した。心疾患リスクがあり，精査の冠動脈CTと，後日ピロリン酸シンチグラフィを実施した。3D-MIP画像（a），動脈相および5分後の平衡相の左心室に対する短軸画像（b，c），ピロリン酸シンチグラフィの3時間後のプラナー画像（d）を示す。冠動脈に有意狭窄はないが，左室心筋の肥厚および全周性の心筋遅延造影を認める。心筋／内腔比も1に近く，心アミロイドーシスが強く疑われる所見である。後日施行のシンチグラフィにて左室への異常集積があり，ATTRアミロイドーシスと診断された。

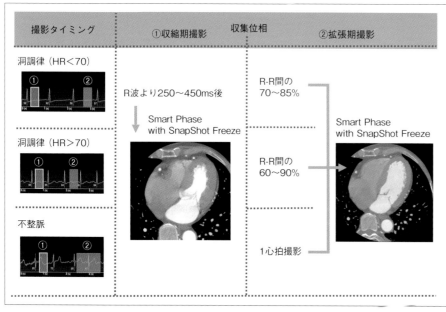

図5 緊急冠動脈CTプロトコールのための工夫
収縮期と拡張期を別心拍で得ることにより，収縮期，拡張期それぞれのSmart Phase画像が自動で再構成でき，引き続きSnapShot Freeze処理もされる。撮影から再構成まで全自動化を可能としている。

したプロトコール設定を行うことで，経験の浅い若手技師だけでも検査を実施できる体制を築いている。今後は，構造的心疾患を目的とした撮影や，小児心臓への応用など，より複雑で専門性の高い心臓CT検査であっても，Revolution CTを用いればルーチン化が可能になることが期待される。

●参考文献
1）Nakano, S., Kohsaka, S., Chikamori, T., et al. : JCS 2022 Guideline Focused Update on Diagnosis and Treatment in Patients With Stable Coronary Artery Disease. Circ. J., 86 (5) : 882-915, 2022.
2）Abbara, S., Blanke, P., Maroules, C.D., et al. : SCCT guidelines for the performance and acquisition of coronary computed tomographic angiography : A report of the society of Cardiovascular Computed Tomography Guidelines Committee : Endorsed by the North American Society for Cardiovascular Imaging (NASCI). J. Cardiovasc. Comput. Tomogr., 10 (6) : 435-449. 2016.
3）Machida, H., Lin, X.Z., Fukui, R., et al. : Influence of the motion correction algorithm on the quality and interpretability of images of single-source 64-detector coronary CT angiography among patients grouped by heart rate. Jpn. J. Radiol., 33 (2) : 84-93, 2015.
4）Goldberg, A., Adams, W.H., Thomsen, B., et al. : Validation of Second-Generation Motion-Correction Software for Computed Tomography Coronary Angiography With Novel Quantitative Approach. J. Comput. Assist. Tomogr., 45 (3) : 403-407, 2015.
5）Benz, D.C., Benetos, G., Rampidis, G., et al. : Validation of deep-learning image reconstruction for coronary computed tomography angiography : Impact on noise, image quality and diagnostic accuracy. J. Cardiovasc. Comput. Tomogr., 14 (5) : 444-451, 2020.
6）Yang, K., Cao, J., Pisuchpen, N., et al. : CT image quality evaluation in the age of deep learning : Trade-off between functionality and fidelity. Eur. Radiol., 2022 (Epub ahead of print).
7）Ohta, Y., Kitao, S., Yunaga, H., et al. : Myocardial Delayed Enhancement CT for the Evaluation of Heart Failure : Comparison to MRI. Radiology, 288 (3) : 682-691, 2018.
8）Nishii, T., Kobayashi, T., Tanaka, H., et al. : Deep Learning-based Post Hoc CT Denoising for Myocardial Delayed Enhancement. Radiology, 305 (1) : 82-91, 2022.
9）Oda, S., Emoto, T., Nakaura, T., et al. : Myocardial Late Iodine Enhancement and Extracellular Volume Quantification with Dual-Layer Spectral Detector Dual-Energy Cardiac CT. Radiol. Cardiothorac. Imaging, 1 (1) : e180003, 2019.
10）Narula, J., Chandrashekhar, Y., Ahmadi, A., et al. : SCCT 2021 Expert Consensus Document on Coronary Computed Tomographic Angiography : A Report of the Society of Cardiovascular Computed Tomography. J. Cardiovasc. Comput. Tomogr., 15 (3) : 192-217, 2021.

2. CTの技術革新がもたらす循環器画像診断のCutting edge

3）GE社製「Revolution Apex」における motion correctionアルゴリズムの有用性

髙岡　浩之[*1]／太田　丞二[*2]／青木　秀平[*1]／鈴木　克也[*1]／八島　聡美[*1]
木下真己子[*1]／佐々木晴香[*1]／江口　紀子[*1]／小林　欣夫[*1]

*1 千葉大学医学部附属病院循環器内科　*2 千葉大学医学部附属病院放射線部

　近年のCTの技術革新により，循環器診療における心臓CTのニーズが急速に増加している。冠動脈診断においては，ワイドカバレッジの新しい機種を使用することで，被ばく線量や造影剤使用量の低減が可能となり，かつ不整脈症例でも安定した画像が得られるようになった[1]。その件数は年々増加の一途をたどり，本邦では侵襲的冠動脈造影件数を凌駕するまでに至った[2]。また，経カテーテル的大動脈弁置換術（transcatheter aortic valve implantation：TAVI）前後の大動脈弁複合体の評価や，心房細動へのアブレーション治療，左心耳閉鎖術前などにも心臓CTは頻用され，左心耳や肺静脈起始部を含めた左心房の形態・血栓評価に使用されている[3]。このため，安定狭心症症例への冠動脈スクリーニングのみが目的だった初期の心臓CTに比べ，心拍数・リズムを含めた患者の全身状態や検査目的，評価項目自体も多様となり，従来以上に

ワイドカバレッジCTによる体軸方向の同時撮影，ならびにモーションアーチファクトへの対策の重要性が増している。
　本稿では，近年，新たに当院で臨床使用が可能となったGE社製「Revolution Apex」による心臓CT撮影時のmotion correctionアルゴリズムの有用性について紹介する。

Motion correction アルゴリズムとは

　現在，冠動脈に特化した動き補正技術である「SnapShot Freeze（SSF）」（0.28s/rot，時間分解能24ms，0.35s/rot，時間分解能29ms）と，その進化版で，冠動脈以外も含めた心臓全体の動き補正が可能な「SnapShot Freeze 2.0（SSF2.0）」が使用可能である[4]。オプティカルフローなどの基礎原理を用い，冠動脈評価のためのターゲットとな

る最適心位相の画像を選択後，60msの間隔の前後の心位相を加えた全3心位相の画像を用いることで，対象の動きをトラッキングして三次元的な構造と軌道に置き換え，動き量をベクトル解析することで偏移量をフィードバックし，ブレの少ない静止画像を得る技術である[4]（図1）。これによって，高心拍撮影時の冠動脈や，CTでの描出自体が困難であった僧帽弁，大動脈弁など動きの大きい構造物の描出能が向上する（図2）。

冠動脈診断能向上への 有用性

　高心拍症例における冠動脈CT撮影では，従来は複数心拍撮影によるマルチセクタ再構成法や，心電図同期撮影にて全心位相を撮影し，レトロスペクティブに最適心位相を検索し画像再構成を行うことで，モーションアーチファクト

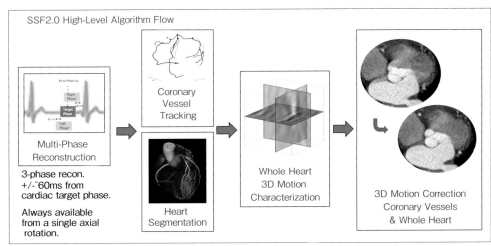

図1　SSF2.0の概念図
（資料提供：GEヘルスケア・ジャパン株式会社）

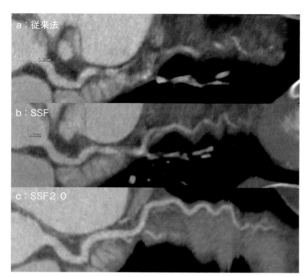

図2　高心拍症例におけるSSF，SSF2.0使用による左回旋枝のモーションアーチファクトの比較
撮影時高心拍症例では，右冠動脈や左回旋枝のモーションアーチファクトが問題となるが，従来型再構成法（a）と比べ，SSF（b），SSF2.0（c）使用により，段階的にモーションアーチファクトの改善が確認できる。

に対応していた。しかし，これらの撮影法ではX線照射時間の増加から実効線量も上昇する懸念があり，さらに，前者では心房細動など不整脈の際に対応が困難となるなどの欠点があった。そこで，前述の動態解析アルゴリズムであるSSFの使用が可能になると，撮影時間の大幅な延長なしでアーチファクトの少ない画像の取得が可能となり，高心拍や不整脈などの症例においても，被ばくの増加なく，診断精度の向上かつ診療放射線技師のワークフロー向上や医師の読影時間短縮が期待される。

過去のRevolution Apexで心臓CTを撮影した心拍数75bpm以上の81症例における検討では，冠動脈画質を4段階で評価し（1〜4，4が最良），侵襲的冠動脈造影検査を基準としたSSF有無での診断精度や画質の比較が行われた。区域ごとの画質，評価可能区域の割合は，従来法で2.81 ± 0.85，92.5%だったのに対し，SSF使用時は3.21 ± 0.79，97.2%，SSF2.0使用時は3.56 ± 0.63，99.2%と，段階的に両者の改善が確認できた（割合については統計学的検定が行われ，いずれの群間でもP＜0.001）。また，冠動脈区域ごとの診断精度の比較では，感度は順に79.2%，80.7%，92.2%，特異度は82.1%，90.8%，97.8%，診断精度は81.5%，89.0%，96.8%と，SSF2.0使用により，診断精

度も段階的に向上していた（感度の旧来法とSSF間以外はすべてP＜0.01）[5]。加えて，全例でプロスペクティブ心電図同期での1心拍撮影が施行できており，平均の実効線量も1mSvと，高心拍症例にもかかわらず線量低減が可能だった。

前述のとおり，最近は心房細動症例へのアブレーションや左心耳閉鎖術，また，全身状態不良の症例へのTAVI術前などに心臓CTが積極的に施行されるようになった。このため，そうした不整脈や高心拍症例でも，SSF2.0の使用によって安定的に冠動脈評価が可能になったことは大変有用である。前述の頻脈症例への従来型の対策では実効線量の増加が懸念されてきたが，Revolution ApexかつSSF2.0が使用可能であれば，高心拍症例でも多くの事例で安心して1心拍プロスペクティブ心電図同期撮影によって被ばく低減が可能となる。特に，小児症例では，撮影時頻脈によるアーチファクト増加が懸念される一方で，十分な被ばく管理も求められるため，SSF2.0が威力を発揮できる[6]。

連続47症例の小児症例（5.5 ± 4.7歳，心拍数95 ± 27bpm）において，Revolution Apexで撮影した冠動脈画像をSSF非使用，SSF使用，SSF2.0使用で比較したところ，解析可能な割合はそれぞれ92.1%，94.3%，99.3%と，SSF2.0使用群がほかの2つに比べて有

意に高く（P＜0.001），高画質の割合も60.3%，68.2%，90.1%（P＜0.001）とSSF2.0がほかに比べて高かった[4]。

Motion correctionアルゴリズムを用いた大動脈弁複合体の評価

現在は，主に高齢者の開心術リスクが高い高度大動脈弁狭窄症症例に対して，TAVIが施行されるようになった。その術前評価として，ワイドカバレッジCTによる心臓撮影に加え，全身動脈相CTの追加撮影によって，下行大動脈〜腸骨動脈や鎖骨下動脈などのアクセスルートや合併症予防のための頭頸部も含めた全身評価が施行される。腎障害が多い高齢者において，こうした心臓プラス全身撮影を行う際は，ワイドカバレッジCTでは撮影時間の短縮により造影剤減量も可能で有利である。心臓撮影においても体軸方向に時間差がなく，弁の動態評価にも適している。

特に，大動脈弁輪を含めた大動脈弁複合体の評価では，一般的に，心位相30%前後の収縮期画像が使用され，人工弁サイズ決定のための弁輪面積や冠動脈閉塞リスク評価のための弁尖長の計測などに用いられる。心位相30%前後の画像は，一般に心臓のモーションアーチファクトが強く，SSF2.0は大変有用である。図3は，TAVI術前同一症例の大動脈弁輪画像（心位相30%）を，SSF2.0有無の2通りで再構成している。高心拍のため，SSF2.0非使用ではモーションアーチファクトが強く，大動脈弁輪の正確なトレースが困難だった（図3 a⇩）。しかし，SSF2.0使用で弁輪部のアーチファクトが低減され，正確な弁輪解析が可能となった（図3 b⇩）。従来は，大動脈弁輪のモーションアーチファクトの少ない時相を探す手間が必要であったが，SSF2.0の導入によりその懸念がなくなり，作業効率が大幅に改善できる。TAVI術前のCT評価は，冠動脈評価や全身動脈評価など，評価項目が多岐にわたるため，大動脈弁解析の作業効率改善は大変重要である。

また，心臓超音波での大動脈弁狭窄の重症度評価が困難な際は，単純CTに

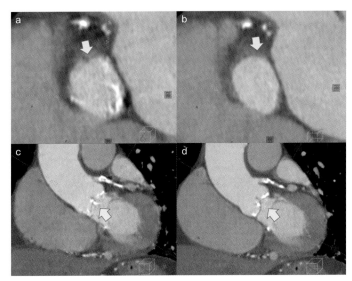

図3　TAVI術前症例におけるCT画像：
SSF2.0使用有無での大動脈弁輪画像の比較
a, c：SSF2.0非使用
b, d：SSF2.0使用
SSF2.0非使用時は大動脈弁輪部や弁尖石灰化陰影のモーションアーチファクトが強く，弁輪面積の正確な計測が困難だったが（a⇩），SSF2.0を使用することでアーチファクトがほぼ消失し，正確な面積の計測が可能になった（b⇩）。また，冠動脈閉塞リスク評価のために弁尖長の正確な計測が必要である。SSF2.0非使用ではモーションアーチファクトが強く計測困難だったが（c⇧），SSF2.0使用によって弁輪計測と同様に正確な弁尖長の評価が可能となった（d⇧）。

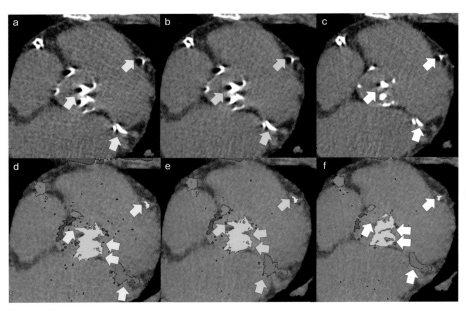

図4　単純CT画像における大動脈弁ならびに左冠動脈の石灰化画像，ならびに石灰化スコア計測画像
SSF非使用ならびにSSF使用下では，両者のモーションアーチファクトが目立つ（a⇧，b⇧）が，SSF2.0使用によってそれが低減されている（c⇧）。石灰化スコアの過大評価も，SSF非使用やSSF使用下（d⇧，e⇧）と比べて，SSF2.0使用下では大幅に改善した（f⇧）。

よる大動脈弁石灰化スコアが重要となるが[7]，モーションアーチファクトが強いと過大評価される傾向があり，SSF2.0でのアーチファクト低減がこれを防ぐのに有効である。**図4**では，同一症例の単純CTにおける左冠動脈および大動脈弁の石灰化と，それらの石灰化スコア計測画像を示している。SSF非使用とSSF使用（**図4 a, b**）に比べて，SSF2.0使用によりモーションアーチファクトが大幅に低減可能であった（c）。また，前2者では石灰化スコアが過大評価となっているが（**図4 d, e**），SSF2.0使用によってそれも改善している（f）。この大動脈弁石灰化スコアが過大評価されると，外科的介入指摘時期を見誤る懸念があり，特に高心拍症例などではSSF2.0による画像補正は大変重要である。

図5は，TAVI術後胸痛症例のCT画像であり，SSF2.0非使用では置換弁の金属アーチファクトが目立つ（**図5 a, b** ⇨）が，SSF2.0使用によりそれが大幅に低減可能であるのがわかる（c, d⇨）。また，別の大動脈弁置換後症例における最大値投影画像処理画像においては，SSF2.0非使用時のアーチファクト（**図5 e**）が，SSF2.0使用時に大幅に改善しているのが確認できる（f）。

左心耳閉鎖術前後の
心臓CTへの応用

　心房細動症例における心臓CTは，アブレーション術前の左房や肺静脈の形状の評価や，左心耳血栓や冠動脈狭窄評価に有用である。加えて，近年は，脳塞栓症の高リスク，ないしは抗凝固療法の継続困難症例への左心耳閉鎖術前の評価でも用いられる。術前には左心耳入口部径や形状評価，血栓チェックに使用され，術後はデバイス関連血栓症の評価にも有用である。**図6**は同一症例の左心耳閉鎖後のCT画像で，SSF2.0非使用ではデバイスの金属部のモーションアーチファクトが強く，特に左房側金属付近に低CT値領域を認め，血栓との判別がやや困難だったが（**図6 a**⇨），SSF2.0使用によってアーチファクトは改善し，血栓の除外も容易に可能だった（b⇨）。また，両画像からデバイスの最大値投影処理画像を作成したところ，SSF2.0非使用時（**図6 c**⇧）に比べて，使用時は良好にデバイスの三次元画像を描出できた（d⇧）。

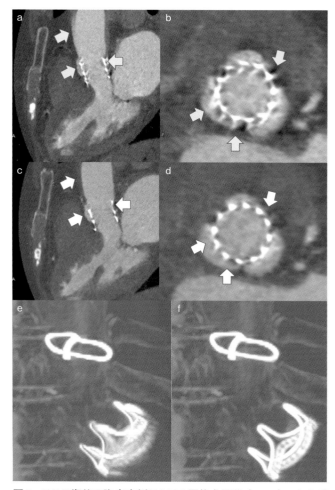

図5　TAVI術後の胸痛症例における置換弁画像（a〜d），ならびに別症例の開心術後の大動脈弁人工弁画像（e, f）：SSF2.0有無での比較

SSF2.0非使用では人工弁の金属アーチファクトが著明だが（a：長軸像，b：短軸像），SSF2.0使用によりこれらが著明に低減されている（c：長軸像，d：短軸像）。特に，SSF2.0非使用の長軸像では大動脈壁や置換弁がモーションアーチファクトで二重に見える部分がある（⇨）が，SSF2.0使用でこうしたモーションアーチファクトも消失している（⇨）。また，開心術後の大動脈弁置換弁の最大値投影処理画像（a〜dと別症例）では，SSF2.0非使用（e）に比べ，SSF2.0使用によって置換弁の良好な描出が可能であるのがわかる（f）。

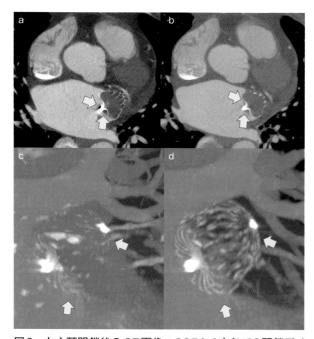

図6　左心耳閉鎖後のCT画像：SSF2.0有無での閉鎖デバイス画像の比較

SSF2.0非使用では，デバイスの金属部のモーションアーチファクトが強く，特に左房側金属付近に低CT値領域を認め，血栓との判別がやや困難だったが（a⇨），SSF2.0使用によってアーチファクトは改善し，血栓の除外も可能になった（b⇨）。また，両画像からデバイスの最大値投影処理画像を作成したところ，SSF2.0非使用時（c⇧）に比べて，使用時は良好にデバイス画像を三次元的に描出できた（d⇧）。

　循環器臨床における治療，特に経カテーテル的な治療の進歩により，心臓CTの役割も近年大幅に拡大している。従来は，安定狭心症疑い症例のスクリーニングが主目的だったが，今後は弁や心房など，冠動脈以外の評価も必要となり，その際には従来以上にモーションアーチファクトの低減が重要となる。こうした心臓CT環境の劇的な変化において，Revolution Apexにおける新しいmotion correctionアルゴリズムの使用は多大なメリットをもたらすことが期待される。

●参考文献
1) Uehara, M., Takaoka, H., Kobayashi, Y., et al. : Diagnostic accuracy of 320-slice computed-tomography for detection of significant coronary artery stenosis in patients with various heart rates and heart rhythms compared with conventional coronary-angiography. *Int. J. Cardiol.*, 167 (3) : 809-815, 2013.
2) 納谷昌直，玉木長良：心臓PETおよびMRIによる冠動脈疾患診断の進歩．医学のあゆみ，275 (6)：687-693, 2020.
3) Bonso, A., Fantinel, M., Scalchi, G., et al. : Left atrial model reconstruction in atrial fibrillation ablation : Reliability of new mapping and complex impedance systems. *Europace*, 19 (11) : 1804-1809, 2017.
4) Roy, J.L., Zarqane, H., Azais, B., et al. : Impact of Motion Correction Algorithms on Image Quality in Children Undergoing Coronary Computed Tomography Angiography : A Comparison With Regular Monophasic and Multiphasic Acquisitions. *Circ. Cardiovasc. Imaging*, 12 (12) : e009650, 2019.
5) Liang, J., Sun, Y., Ye, Z., et al. : Second-generation motion correction algorithm improves diagnostic accuracy of single-beat coronary CT angiography in patients with increased heart rate. *Eur. Radiol.*, 29 (8) : 4215-4227, 2019.
6) Sun, J., Okerlund, D., Cao, Y., et al. : Further Improving Image Quality of Cardiovascular Computed Tomography Angiography for Children With High Heart Rates Using Second-Generation Motion Correction Algorithm. *J. Comput. Assist. Tomogr.*, 44 (5) : 790-795, 2020.
7) 日本循環器学会，他：2020年改訂版 弁膜症治療のガイドライン．2020年．
https://www.j-circ.or.jp/cms/wp-content/uploads/2020/04/JCS2020_Izumi_Eishi.pdf

2. CTの技術革新がもたらす循環器画像診断のCutting edge

4) スペクトラルCTによる心筋評価

尾田済太郎 熊本大学病院画像診断・治療科

心不全の患者数・死亡者数は急増しており，今後も長期的な増加傾向が予想される。このような背景から，近年では「心不全パンデミック」という用語がよく使われるようになっている。心不全診療においては，心不全の原因を明らかにして，適切な治療方針を決定することが重要である。心不全の原因を究明する際，心臓CTでは主に冠動脈を評価し，心臓MRIでは主に心筋を評価する。心臓MRIは心筋評価における高いエビデンスを有しており，特に遅延造影（late gadolinium enhancement：LGE）が広く使用されている。さらに，T1マッピングにより細胞外容積分画（extracellular volume：ECV）を算出でき，心筋障害を定量的に評価できるようになった。

近年では，実用性の高い心臓CTを用いた遅延造影（late iodine enhancement：LIE）やECVによる心筋評価が可能となっており，注目されている。本稿では，心臓CTによる心筋評価の現状とスペクトラルCTの有用性について解説する。

心臓CTによる心筋評価の概要

一般に，心筋の評価に使用される心臓MRIは技術的な専門性が高く，実施施設が限られる課題がある。また，検査時間が長いため検査枠の確保が難しい，心臓植込みデバイス患者では実施が難しい，透析患者ではガドリニウム造影剤が投与できない，患者モニターをしにくい，といった難点もあり，十分な普及には

至っていない。一方，心臓CTは広く普及しており，アクセス性や実用性において心臓MRIに優っている。また，心臓MRIと違い，心臓植込みデバイスや透析の患者でも安全に実施することができる。近年，心臓CTによる心筋評価が実用化しており，注目されている。

心臓CTによる心筋評価は，通常の造影CTプロトコール（冠動脈CTや体幹部造影CTなど）に平衡相の心電図同期撮影を追加するだけのシンプルな手法である。この平衡相の心電図同期撮影データからLIEとECVを評価できる[1),2)]（図1）。

LIE（late iodine enhancement）

心臓CTによるLIEイメージは，心臓MRIのLGEと比べてコントラスト分解能は劣るが，低管電圧撮影（80kVや

100kV）やdual energy撮影の仮想単色X線低エネルギー画像（40〜55keV）を用いることで，コントラスト分解能を向上できる[1),3)]。2層検出器スペクトラルCTを用いた研究では，仮想単色X線50keV画像やヨードマップによるLIEイメージは，定量的，定性的画質に優れており，心臓MRIによるLGEイメージとの病変一致度も非常に高い（$\kappa = 0.90$）と報告されている[1)]（図2）。

CT-ECV（extracellular volume）

心臓CTによるECVの算出法には2種類ある。single energy CTで実施できる心筋の造影効果に基づいたサブトラクション法と，dual energy CT（スペクトラルCT）のヨードマップ（ヨード密度画像）を使用したヨード法である（図3）。サブトラクション法は一般のCT

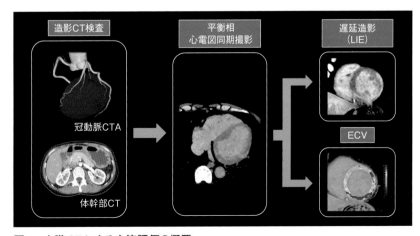

図1 心臓CTによる心筋評価の概要
通常の造影CT検査に平衡相の心電図同期撮影を追加することでLIEやECVを評価できる。

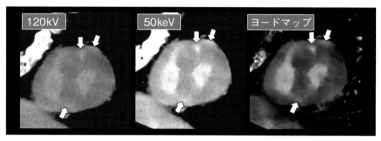

図2　スペクトラルCTによるLIEイメージ
仮想単色X線低エネルギー画像（50keV）やヨードマップを用いることでLIEのコントラスト分解能を向上できる（⬇）。

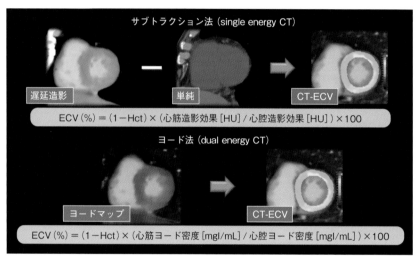

図3　CTによるECV算出法
Hct：ヘマトクリット値

装置で実施できるため汎用性は高いが，造影前と造影後の心電図同期撮影データが必要であるため，造影前後の画質，撮影条件の違い，ミスレジストレーションが，ECVの計測値に影響する可能性がある。スペクトラルCTによるヨード法は，遅延造影データ単独でECVを算出できるため，ミスレジストレーションなどの問題がなく，サブトラクション法よりも安定したECV解析が可能である。2層検出器スペクトラルCTを用いた研究において，CT-ECVとMRI-ECVは非常に高い相関（$r^2 = 0.94$）を示すことが報告された[1]。また，サブトラクション法とヨード法（2層検出器スペクトラルCTを使用）を比較した研究では，サブトラクション法とヨード法で算出したECV値には高い相関（中隔測定でr = 0.95，グローバル測定でr = 0.91）があった一方，MRI-ECVとの相関は，サブトラクション法よりもヨード法の方が高いと報告された（サブトラクション法でr = 0.90，ヨード法で r = 0.94）[4]。さらに，サブトラクション法は高心拍症例で誤差

を生じやすいが，ヨード法は高心拍症例においても誤差の小さいECV評価が可能だった。サブトラクション法とヨード法のいずれも中隔測定の値が最も安定しており，MRI-ECVとの一致度も高く，臨床使用に適していると考えられる。

撮影法・再構成法・解析法

1. 造影剤量

　LIEとCT-ECVのための最適な造影剤量はまだ確立していない。過去の研究報告では，300～700mgI/kgの造影剤量が使用されている[5]。ECVは心筋と心腔の造影効果の比に基づいて算出するため，比較的少ない造影剤でも妥当な定量値を得ることができると推察されるが，LIEイメージは視覚的なコントラストをもって評価するため，少ない造影剤量では診断に影響する可能性が高い。また，kVやkeVの設定，装置の実効エネルギーによっても必要とされる造

影剤量は異なると思われる。そのため，LIEイメージによる視覚的評価とECV解析による定量的評価を両立するためには，550～600mgI/kg以上の造影剤量が必要と思われる[6]。造影剤の注入法は一括注入法と分割注入法の報告があるが，平衡相における造影効果には大差はないと思われる。

2. 被ばく線量

　過去の研究報告における遅延造影CTの実効線量は2～6mSv程度である。LIEイメージは低コントラスト領域であり，低線量による画質劣化の影響を受けやすいため，過度に線量を下げるべきではない。また，ECV解析においても過度な低線量では精度が低くなる可能性がある[7]。線量不足はスペクトラルCTでのヨードの定量性にも影響しうる。一般に，2.5～5.0mSv程度の被ばく線量が妥当と考えられる。

3. 撮影タイミング

　過去の研究報告における遅延造影の撮影タイミングは，造影剤投与後3～15分と一定していない。MRI-ECVにおいては，10～30分後の撮像タイミングが心血管MR学会のステートメントで推奨されている[8]。MRI-ECVの代替手段としてCT-ECVを使用する前提であるため，MRI-ECVとCT-ECVを直接的に比較・検証した研究実績から，造影剤投与後7分での撮影が適切と考えられる[1,2]。一方，心アミロイドーシスのみを対象とした研究においては，5分後のCT-ECVとMRI-ECVの高い相関が示されている[9]。理論上，撮影タイミングが早い場合（例えば，3分後），ECVは過小評価となる。

4. 画像再構成法

　LIEは低コントラスト画像のため，画像ノイズを十分に低減すべきである。そのため，フル再構成の使用が有用である。頻脈の場合は，モーションアーチファクトの影響を避けるため，ハーフ再構成も考慮される。LIEイメージでは，冠動脈用関数（高コントラスト用）を用いるのではなく，軟部用関数（低コントラスト用）を使用すべきである。ビームハードニン

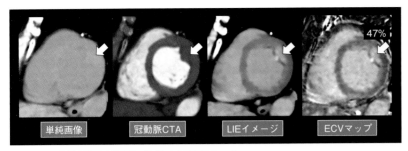

図4 CT心筋評価の読影に使用する画像セット
肥大型心筋症の症例。単純画像，冠動脈CTA画像，LIEイメージ，ECVマップの左室短軸像を
そろえて観察することは有用である。左室前側壁の肥厚と同部のLIE，ECV高値を認める（⇩）。

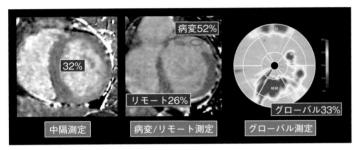

図5 ECVの測定法

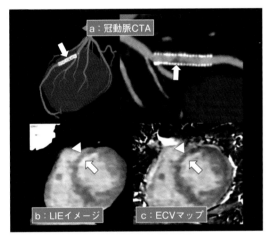

図6 虚血性心疾患
左前下行枝のステント再狭窄の症例。冠動脈CTAでステント内再狭窄を認める（a⇧）。LIEとECVでは内膜下梗塞所見（b，c⇧）を認めるが，壁厚50％以上の残存心筋があり（▽），バイアビリティがあると判断できる。

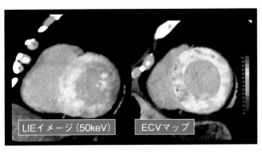

図7 心アミロイドーシス
LIEイメージで全周性のLIEを認め，心室中隔では貫壁性LIEを呈している。ECVは著明に上昇しており，特に中隔ECV（61％）の上昇が顕著である。

合は同部での測定が推奨される。心腔との境界領域では，パーシャルボリューム効果やモーションアーチファクトの影響が懸念されるため，やや中層側の心筋で計測すべきである。

6. ヘマトクリット値

ECVの計算にはヘマトクリット値が必要である。CT検査当日の採血のヘマトクリット値があれば理想的だが，当日の採血がない場合も少なくない。CT検査と別日のヘマトクリット値を使用する場合は，多少の誤差を認識する必要がある。単純CT（もしくは仮想非造影CT）の心腔CT値から算出したヘマトクリットの推定値を使用したsynthetic ECVも報告されている[10), 11)]。心アミロイドーシスの診断を目的とする場合は，ヘマトクリット値を必要としない心筋［HU］／心腔［HU］（心筋と心腔のCT値の比）の有用性が報告されている（AUC = 0.96でCT-ECVと同等の診断能）[12)]。

臨床応用

1. 虚血性心疾患

冠動脈CTにLIE/ECV評価を追加することで，冠動脈狭窄だけでなく梗塞の有無，梗塞の部位と範囲，バイアビリティの評価を同時に行うことができる（図6）。

2. 心アミロイドーシス

CT-ECVは，心アミロイドーシスの検出に特に有効である。心アミロイドーシスは，心不全，大動脈弁狭窄症，心房細動の患者で合併する頻度が高く，経カテーテル的大動脈弁置換術（TAVI）プランニングCTやカテーテルアブレーションプランニングCTにECV解析を追加することで，潜在する心アミロイドーシスを効果的に検出できる[13), 14)]。心室中隔のECVが40％（基準値：23〜28％）を超える異常高値の場合には，心アミロイドーシスが強く疑われる（図7）。

3. 慢性血栓塞栓性肺高血圧症

通常，慢性血栓塞栓性肺高血圧症の診断においては，非侵襲的検査として心

グ補正も有用である[2)]。画像の観察は左室短軸像（スライス厚5mm程度）が基本となり，単純画像，冠動脈CTA画像，LIEイメージ，ECVマップの左室短軸像をそろえて作成すると，サイドバイサイド読影の際に役に立つ（図4）。

5. ECVの測定法

ECV算出は，Excelなどで計算する方法と，専用アプリケーションを使用してECVマップを作成する方法がある。ROI測定には中隔測定，病変／リモート測定，グローバル測定がある（図5）。左室側壁や下壁，心尖部はアーチファクトの影響を受けやすく，ECV解析の精度が低下する。中間部〜心基部レベルの心室中隔でのROI計測が最も精度が高く[2), 4)]，非虚血性心筋症を対象とする場

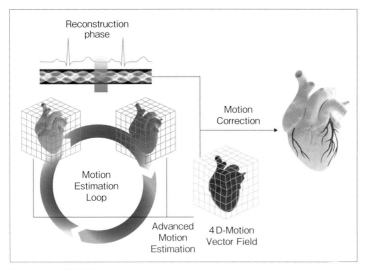

図2　CSS概念図
（画像提供：富士フイルムヘルスケア株式会社）

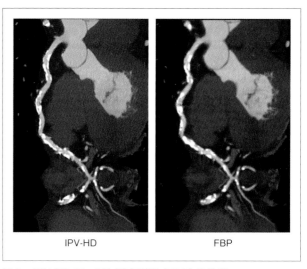

図3　IPV-HDモードと従来画像（FBP）の比較

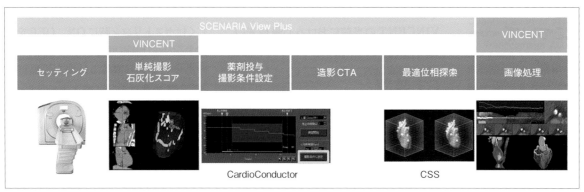

図4　当院の心臓CT検査ワークフロー

gence（AI）を活用した逐次近似処理である「Iterative Progressive Reconstruction with Visual modeling（IPV）」が搭載されている。IPVは，従来の画像再構成であるfiltered back projection（FBP）と比較して，noise power spectrum（NPS）の形状が変化しないという特徴[2,3]があり，これまでのCT画像の質感に近い画像を，その強度によらず再構成可能となっている。心臓領域に関しては，ノイズ低減率の高い標準用IPVと空間分解能の高いIPV-HDモードが任意に選択可能であり，それぞれ6段階の強度がある。IPV-HDモードは，ステント留置術後や石灰化症例において使用する（図3）。

VINCNETにおいても，AIを活用した自動抽出の機能が多く搭載されている。当院では，標準解析ソフトウエアに加え，心臓用として冠動脈解析，石灰化スコア，心機能解析などのオプションソフトウエアを導入している。冠動脈については，造影時の解析はもちろんのこと，非造影データを用いる石灰化スコアについても3枝の自動抽出が可能である。冠動脈解析では，自動抽出された各枝のCPRやVR，MIPなどの画像は，マクロ機能を用いることで，必要画像を一度で保存することもできるため，オペレータによる業務効率の差も小さくなる。

また，SCENARIA View PlusとVINCENTは，MPRリフォーマットや椎体MPR作成用ソフトウエアのスライサーなどの解析系処理において，同様のインターフェイスが採用されている。ルーチン検査で頻繁に使用するこれらの処理において，CTコンソールとワークステーションが同様の操作性である点は，当院の過密な検査環境において，操作性の違いで戸惑うことがなく，CT検査者以外の診療放射線技師が検査のサポートに加わった際にも効率的な運用が可能なため，非常に業務効率が高まると感じる。

心臓CT検査のワークフロー

当院における心臓CT検査のワークフロー例を図4に示す。当院の放射線科スタッフは，新CT導入までほとんど全員が心臓CT検査の経験がなく，また，検査はワンオペレータで実施していることから，CTとワークステーションの自動化機能を用いて，可能なかぎり簡便なワークフローとしている。

ポジショニングについては，被検者にリラックスした体勢で検査を受けてもらうため，基本的に寝台中央に寝てもらう。SCENARIA View Plusでは左右20cmの寝台横移動が可能なため，位置決め画像（scanogram）にて心臓の位置を確認し，アイソセンタに移動の上，撮影を行う。

単純撮影においては心電同期prospectiveスキャンを用い，モーション

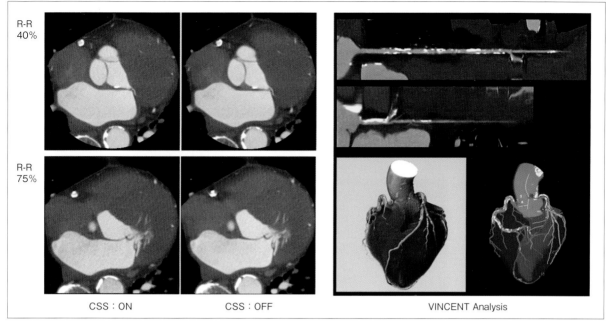

R-R 40%

R-R 75%

CSS：ON　　　　CSS：OFF　　　　VINCENT Analysis

図5　CSSの効果とVINCENTによる冠動脈解析

アーチファクトが認められる際には CSS：ONでの再構成を実施する。これは，石灰化スコアの確認にも使用する。単純画像確認後にニトロ製剤を投与し，息止め練習を実施する。

　造影検査は，基本的に心電同期 retrospective スキャンを用いてIPVによる再構成を実施する。造影時のビームピッチなどの撮影条件設定については，CardioConductor により，息止め練習時の心拍数を基に自動で行われる。撮影後は，CardioHarmony を使用して拡張期と収縮期の画像を作成する。単純撮影同様，モーションアーチファクトが認められる際にはCSS：ONにて再構成することで，おおむね静止画像が得られる。

　解析は，VINCENTの冠動脈解析にてVR画像とCPR画像を出力し，所見が認められる範囲のcross-section画像を追加で作成する。

臨床例

　CSSを用いた臨床例を図5に示す。被検者は透析を受けており，3枝ともに高度石灰化が認められる。R-R間隔40％，75％において，CSS：OFFでは，特に右冠動脈に石灰化からのダークバンドを含むモーションアーチファクトが確認できるが，CSS：ONによって改善されて

いることがわかる。

　VINCENTにおける冠動脈解析では，本症例のような高度石灰化症例においても自動認識のみで血管中心を適切に認識した各CPR経路の作成と，血管ラベリングを行うことが可能であった。

　CT画像上で明らかな有意狭窄がないことと末梢までの血管走行が確認できたことで，冠動脈造影（CAG）は実施せずフォローとなった。

弁評価の検討

　近年，経カテーテル的大動脈弁留置術（TAVI）など，構造的心疾患（SHD）の診療においてCTに期待される役割が大きくなってきている。一般的に，弁の評価には心臓超音波が使用されるケースが多いが[4]，CSSを用いることで，より正確な情報をCTにおいても得られる可能性があり，冠動脈CTと併せてそれらの評価が行えるメリットは大きい。

　冠動脈CTを行った被検者のデータから，弁の描出について試行した。図6と図7に，それぞれCSSを用いた大動脈弁と僧帽弁の画像を示す。

　大動脈弁では，二次元画像において，収縮期の弁開口位でもモーションアーチファクトがCSSにより低減していることがわかる（図6 下段）。また，VR画像上

でも弁の構造が明瞭に確認できている（図6 上段）。このことから，CSSはTAVI術前検査の画質向上や3Dでの弁尖評価，動態的な評価に寄与することが期待できる。

　僧帽弁についても，MPR画像で心臓全体のモーションアーチファクトが低減されることが確認できる（図7 下段）。僧帽弁閉鎖不全症などの僧帽弁疾患は心原性脳梗塞の原因因子として知られており[5]，この診療にCT検査も活用できるものと期待している。

◎

　心臓検査については，CSSをはじめとするアプリケーションとワークステーションにより，CT更新直後からスムーズに検査を開始することができた。CAG実施前のファーストチョイスとして，CTを活用していきたいと考える。また，冠動脈検査のみでなく，弁の評価も含めた心臓検査の実施を検討していく。

　当初のCT更新の目的であった頭頸部CTAについても，IPVなどにより画質が向上し，更新前の2022年度上半期の件数とほぼ同数の検査数を，更新後3か月で行えるまで検査依頼数が増加した。

　今回，富士フイルムヘルスケア社製のCT装置と富士フイルム社製のワークステーションを導入しての使用経験を報告した。AI技術を活用した自動抽出機能

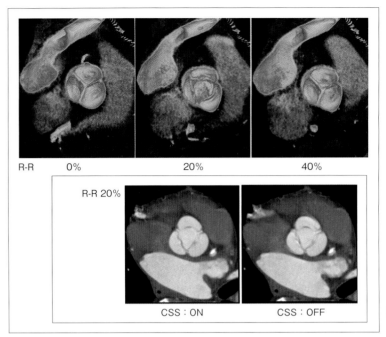

R-R   0%   20%   40%

R-R 20%

CSS：ON   CSS：OFF

図6　CSSを用いた
　　　大動脈弁の画像

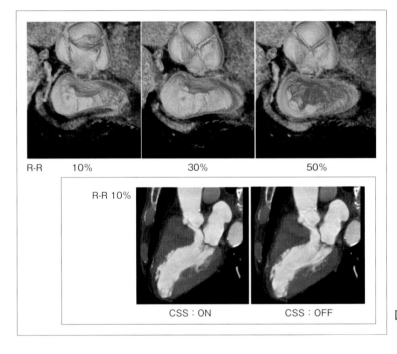

R-R   10%   30%   50%

R-R 10%

CSS：ON   CSS：OFF

図7　CSSを用いた
　　　僧帽弁の画像

による再現性の向上や，CT装置とワークステーションのインターフェイス共通化により，診療放射線技師の業務効率化につながったと考える。今後も富士フイルムグループとして各診断モダリティ，読影システムなどでそれぞれの長所が融合し，より使いやすい装置となっていくことを期待する。

●参考文献
1）Nakai, M., et al. : Associations among cardiovascular and cerebrovascular disease : Analysis of the nationwide claims-based JROAD-DPC dataset. *PLoS One*, 17（3）: e0264390, 2022
2）田所俊介：SCENARIA View の初期使用経験──次世代型逐次近似を中心に. *MEDIX*, 69: 28-33, 2018.
3）佐藤昌弘, 他：胸部CT検診における新型逐次近似処理IPVを用いた線量低減の検討. 日本CT技術学会雑誌, 98（2）: 2-5, 2021.
4）Mnghat, N.E., et al. : Imaging the heart valves using ECG-gated 64-detector row cardiac CT. *Br. J. Radiol.*, 81（964）: 275-290, 2008.
5）Adams, H.P. Jr., et al. : Classification of subtype of acute ischemic stroke. Definitions for use in a multicenter clinical trial. TOAST. Trial of Org 10172 in Acute Stroke Treatment. *Stroke*, 24（1）: 35-41, 1993.

1. XAの技術革新がもたらす循環器画像診断のCutting edge

1) 血管撮影装置におけるハード・ソフトウエアの技術動向と臨床の最前線

松本 一真 兵庫医科大学病院放射線技術部

循環器領域のIVRに必要な画像

　現在，IVRは主に経皮的冠動脈インターベンション（percutaneous coronary intervention：PCI）や経皮的心筋焼灼術（radiofrequency catheter ablation：アブレーション）などの循環器領域，血栓回収療法やコイル塞栓術などの脳血管領域，肝動脈化学塞栓術や子宮動脈塞栓術，経皮的ラジオ波焼灼療法などの腹部領域，ステントグラフト内挿術や経カテーテル的大動脈弁置換術などの大血管領域があり，おのおのを施行する装置について特徴的な機能が求められる。

　その機能には，コーンビームCT（CBCT），3D-DSAや，CT装置が搭載されたIVR-CTシステムなど，血管撮影装置自体の進歩により可能となったものや，3Dロードマップ，栄養血管抽出補助機能など，画像処理ソフトウエアの進歩により可能となったものがあり，ここ数年で大きな進化を遂げたことは言うまでもない。また，その進化により，治療戦略もより複雑な手技が可能となった[1]。

　一方，循環器領域は，そもそも心臓という常に動いている臓器が対象となることから，DSA撮影はあまり施行されず，Cアームを回転させて行う回転撮影系も不可能であり，両撮影法の恩恵がないことから，血管撮影装置自体の大きな進化による恩恵は前述したものと比較し乏しいと言わざるを得ない。そもそ

も，狭窄病変に的確かつ迅速なワイヤリングを行い，適切なサイズのステントを適正な位置に留置するというPCIが主体となる循環器領域の血管撮影装置は，透視画像の鮮明化と動画撮影となるDA撮影の高画質化が要であるため，各社ともに低線量で画質を向上させるということを目標に開発を行ってきた[2]。特に，PCIで用いられる金属製のステントは，近年，低吸収な素材で作られていることが多く，対象血管のどの位置に留置するのかの判断が困難であり，透視や撮影画像の高画質化，目的血管までの迅速なガイドワイヤの誘導，および留置位置決定を支援するソフトウエアの充実は欠かせない課題となる。

　アブレーションでは，事前に撮影したCT画像の立体画像と3Dマッピング装置でマッピングした画像とを重ね合わせて肺静脈と左心房の位置関係を正確に把握することができ，この機能もかなり以前から盛んに利用されてきた[3]。さらに，事前に撮影したCT画像を血管撮影装置の透視画像と複合する機能も登場している[4]。

　当然のことながら，ベンダー各社はさまざまな機能を開発し搭載している。今回，循環器領域における血管撮影装置の技術動向について，さまざまな機能を実際に示しながら紹介する。

ステント留置位置決定に対する支援機能

　PCIにおいて，選択したステントを病

変に対しどのような位置関係で留置するのかを観察することは最も重要である。また，びまん性の病変に対して留置するステントは複数使用されることも多く，どのようにオーバーラップしているか観察することも必須となる。通常，それらの確認には透視や撮影，血管内超音波（intravascular ultrasound：IVUS）などを用いるが，近年は，ステントを強調し，視認性を向上させるソフトウエアが搭載されている[5]。その仕組みは，画像処理により背景のノイズや組織構造の信号を減弱させステント構造や石灰化を強調するものや，逐次加算処理によってステントの信号を強調させるものなどがあり，各社とも独自の画像処理を行うことで，ステントの視認性を向上させている。また，操作性もおおむね簡便であり，本機能を用いることで透視時間や撮影回数の低減も期待できる。

　図1に，ステント強調ソフトウエアを用いた画像を示す。ステントの断端まで視認することが可能であり，後拡張のためのバルーンマーカーとの位置関係も容易に観察が可能である。また，近年，X線吸収が低いステントもあるが，最も視認が困難と言われている種類のステントにおいても観察することができる（図2）。

対象血管に迅速かつ的確にワイヤリングを行うための支援機能

　通常，呼吸性移動がないとされる血管にワイヤリングを行う際は，デジタルロー

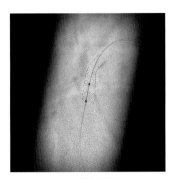

図1　ステント強調画像
バルーンマーカーとステントエッジの関係がよくわかる。

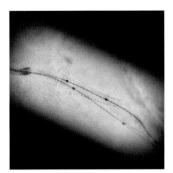

図2　ステント強調画像
X線低吸収と言われているステントのストラットも観察可能
〔使用ステント：Orsiro（バイオトロニック社製）〕

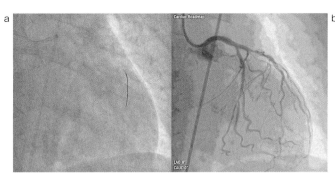

図3　ワイヤリング中の透視画像（a）と参照画像となる造影画像（b）
元来は透視画像の横のモニタに参照画像を表示し，ワイヤリングを行っていた。
（画像提供：株式会社フィリップス・ジャパン）

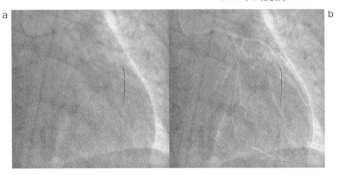

図4　ワイヤリング中の透視画像（a）とDynamic Coronary Roadmapの画像（b）
透視画像と心電図で同期した動画の造影像を重ねることで，動画でのロードマップが可能となった。
（画像提供：株式会社フィリップス・ジャパン）

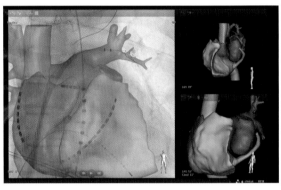

図5　事前に取り込まれたCT画像と透視画像とのフュージョン画像
自動でセグメンテーションされた心臓構造の画像と透視画像を位置整合することで，さまざまなCアームの角度にも追随する。

ドマップという手法が用いられている。撮影画像を透視画像に重ね合わせることで，リアルタイムにどの血管が選択されているかを知ることが可能であり，脳血管領域では欠かせない支援機能である。

一方，常に拍動を伴う冠動脈においては，透視画像と重ね合わせる撮影画像に動きによるズレが生じてしまうため，デジタルロードマップは用いることができず，撮影画像を透視画像モニタの近傍に表示させることでリファレンス画像とし，造影剤を微量注入したり，撮影したりすることでワイヤリングするのが一般的であった（図3）。

近年，心電図と同期させモーショントラッキングを行うことにより，動画撮影画像を透視画像に重ね合わせる「Dynamic Coronary Roadmap」（フィリップス社）という機能が開発された[6]。本機能を用いることにより，途中で造影剤を注入しなくても的確な血管にワイヤリングすることが可能となり，造影剤量の低減はもとより，時間短縮にも有用である（図4）。

アブレーションの支援機能

心房細動などの治療法であるアブレーションは，根治療法として盛んに行われている。アブレーションにおいては，事前に撮影したCT画像を専用の機器に取り込み，焼灼の対象となる左房などの心臓の構造を3D構築し，電気生理学的情報と重ね合わせて表示する3Dマッピング装置を用いて行うことが一般的である。本機能は，心臓の形態的な情報と，実際の心内電位をリアルタイムに知ることができる非常に有用な機能である。術者は3Dマッピングの画像と透視画像を見ながらカテーテル位置を模索し，電位を観察しつつ焼灼を行っている。

昨今，事前に撮影されたCT画像を血管撮影装置に取り込み，3D構築し，透視画像と位置整合を行った上で透視画像に重ねて表示する機能が開発され，用いられている（図5）。これにより，透視画像上でカテーテルがどの位置にある

のかを正確に把握することができ，3Dマッピング画像と見比べながら手技を行うことが可能となり，より正確な治療の一助となっている[3]。

ほかのモダリティと複合した支援機能

循環器領域のIVRでは，以前よりIVUSをはじめとし，光干渉断層法（optical coherence tomography：OCT）や冠血流予備量比（fractional flow reserve：FFR），瞬時血流予備量比（instantaneous wave-free ratio：iFR）など，血管撮影装置以外のモダリティも広く用いられてきた。IVUSを用いることにより，血管撮影装置で撮影された画像ではわからなかった石灰化などの血管内の性状が把握できるようになった（図6）。IVUSの使用は，径や長さなど適切なステントサイズの決定に有用なだけではなく，合併症の評価，留置後のステントの観察などができるようになり，現在のPCIでは欠かせないツールである[7]。

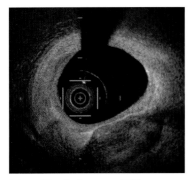

図6　IVUS画像
石灰化がよく観察できる。

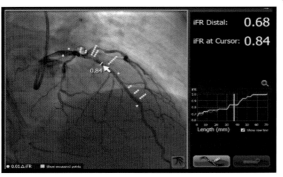

図7　同一患者のOCT画像
IVUS画像より鮮明で，石灰化の量
も観察可能

図8　iFRのデータを血管撮影画像と重ね合わせた画像
血管撮影画像に圧較差を表示することができる。
（画像提供：株式会社フィリップス・ジャパン）

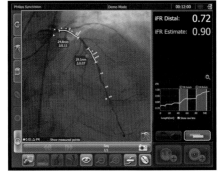

図9　病変長と推定値も表示可能
PCIの必要性や治療戦略の検討に
有用
（画像提供：株式会社フィリップス・ジャパン）

OCTは，近赤外線を用いることにより，IVUSより鮮明な画像を取得できるため（図7），ステント留置後の長期観察などに広く用いられている[8]。

また，FFRやiFRなどは，病変前後の血圧が測定できるワイヤを用いることで，冠動脈狭窄の程度を客観的に判断することが可能となり，PCIの適応を判断する上で欠かせないものとなっている[9]。

近年，iFRで得られた圧測定のデータと血管撮影装置で撮影された造影像を複合させることで，血管撮影画像上に圧較差を表示することができる機能が登場し，それにより解剖学的な位置が特定可能となった[10]（図8）。血管撮影画像上で病変の位置や長さを視覚的に確認可能となり，治療戦略を決定する上で有用な機能となっている（図9）

◎

循環器系のIVRはPCIやアブレーションが主体となる。両者とも歴史は古く，血管撮影装置の進化とともに発展してきたことは言うまでもない。当初はシネフィルムという独特の媒体を用いて評価されていたが，放射線機器のほとんどが大きな恩恵を受けた「デジタル化」に伴い，シネフィルムというアナログからデジタル動画となり，画質の鮮明化により治療

成績の向上に寄与したことは周知の事実である。また，循環器系のIVRは装置の進化とともに，デバイスの進化により，困難な病変へのアプローチが可能となったことも事実である。2004年に薬剤溶出ステント（drug eluting stent：DES）が日本で初めて使用可能となり，再狭窄率が大きく低下することで，PCIの適応も大きく変化するとともに，ステントを留置する際のサイズの選択や留置位置の決定にも変化をもたらした。デバイスは通過性を重視すると，当然のことながら細くなるため，血管撮影装置でいかに観察できるかが重要となり，薄く細いデバイスを，いかにして追跡できるかが大きな命題となり，その命題を成し遂げるべく進化がとどまることなく続いている。

IVUSをはじめとした，周辺のモダリティとの融合も進み，今後，ますます盛んになることが予想される。こういったモダリティの多様化によりデバイスの進化にも対応可能となるため，治療戦略の進化にもつながってくる。

今回，血管撮影装置における循環器画像診断の最先端として，デバイスの進化に追随するためのほかのモダリティを含めた複数の画像の融合をキーワードに

紹介した。今後も高画質を根幹とした技術革新が進んでいくことを期待する。

●参考文献
1）山下勝弘，松永登喜雄：脳血管病変評価における3D-DSAの有用性．脳神経外科ジャーナル，10（9）：612-620，2001.
2）松本一真，前田勝彦，中村憲治，他：高精細透視画像と透視画像保存機能を用いたPCIの新しいプロトコールの考案と被ばく低減効果について．INNERVISION，28（5）：63-66，2013.
3）Nakagawa, H., Jackman, W.M. : Use of a three-dimensional, nonfluoroscopic mapping system for catheter ablation of typical atrial flutter. Pacing. Clin. Electro Physiol., 21 (16) : 1279-1286,1998.
4）Orlov, M.V. : How to perform and interpret rotational angiography in the electrophysiology laboratory. Heart Rhythm, 6 (12) : 1830-1836, 2009.
5）Fernando, C., Mariano, A.I., Alfonsina, C., et al. : StentBoost Visualization for the Evaluation of Coronary Stent Expansion During Percutaneous Coronary Interventions. Cardiol. Ther., 2 (2) : 171-180, 2013.
6）Kerstin, P., Laura, K., Shazia, A., et al. : Dynamic coronary roadmapping during percutaneous coronary intervention : A feasibility study. Eur. J. Med. Res., 23 (1) : 36, 2018.
7）Smith, S.C. Jr., Feldman, T.E., Hirshfeld, J.W. Jr., et al. : ACC/AHA/SCAI 2005 Guideline Update for Percutaneous Coronary Intervention—summary article : A report of the American College of Cardiology/American Heart Association Task Force on Practice Guidelines (ACC/AHA/SCAI Writing Committee to Update the2001 Guidelines for Percutaneous Coronary Intervention). Circulation, 113 (1) : 156-175, 2006.
8）Kubo, T., Tanaka, A., Kitabata, H., et al. : Application of optical coherence tomography in percutaneous coronary intervention. Circ. J., 76 (9) : 2076-2083, 2012.
9）Davies, J.E., et al. : Use of the Instantaneous Wave-free Ratio or Fractional Flow Reserve in PCI. N. Engl. J. Med., 376 (19) : 1824-1834, 2017.
10）Cristina, P., Francisco, J., Rafael, G., et al. : Usefulness of physiological coronary assessment with iFR in daily practice and all-comer patients : Immediate and follow-up results. REC Interv. Cardiol., 3 : 182-189, 2021.

1. XAの技術革新がもたらす循環器画像診断のCutting edge

2）血管撮影装置による医療被ばくの動向と展望

坂本　肇　順天堂大学保健医療学部診療放射線学科

循環器画像診断・治療に伴う医療被ばくは，2019年3月の「医療法施行規則の一部を改正する省令（厚生労働省令第21号）厚生労働省医政局長通知（医政発0312第7号）」により診療用放射線に係る安全管理体制が強化され，2020年4月1日より，循環器領域で使用される血管撮影装置においては線量記録と線量管理が義務化されている。これらの線量記録・線量管理は，各施設での医療放射線の安全管理責任者による安全管理のための指針に沿って実施され，血管撮影装置に表示される情報や装置からの出力データを有効に活用し実践されている。本稿では，血管撮影装置に求められる医療被ばくの記録と管理，医療被ばくの最適化や動向，今後の展望について述べる。

循環器画像診断・治療の領域における医療被ばくの記録と管理

医療法施行規則の一部改正により，診療用放射線に係る安全管理体制が強化され，厚生労働大臣の定める医療機器（8種の機器），陽電子断層撮影診断用放射性同位元素，診療用放射性同位元素が医療被ばくの記録と管理の対象

となった。循環器画像診断・治療の領域では，表1に示す循環器用X線透視診断装置を使用した症例は線量記録と線量管理が義務化された。

線量記録は各施設で定める指針に沿って行われるが，関係学会等の策定したガイドラインなど[1]~[3]を参考に，装置ごとに行う必要がある。線量記録は，医療被ばくを受けた個々の患者と線量が特定できる様式で，かつ後に被ばく線量を適正に検証できる記録様式で対応しなければならない。もし，過剰被ばくによる有害事例などの事例が発生したと疑われる際には，被ばくの状況や被ばく線量を推定することにより，有害事例と医療被ばくとの関連性の検証を行わなければならないことから，線量記録の様式内容は重要となる。

線量管理では，循環器画像診断・治療において組織反応（確定的影響）が発生していることから，臨床時に放射線皮膚障害を防止する手段が求められる。また，確率的影響の合理的な低減を目的として，線量評価は年1回以上実施し，診断参考レベル（diagnostic reference level：DRL）[4]を利用して防護の最適化に努める。なお，装置の更新や新規導入時，プロトコールの変更，手技や手順

の変更，デバイスの変更など，必要に応じて線量評価を行うべきである。

線量評価を行った場合，実施記録を作成し，記録には日付，方法，結果，対応，および実施者などの内容を記入した管理を行い，線量管理の実施に係る記録内容については当該施設の指針に記載しなければならない。

循環器画像診断・治療領域での医療被ばくの最適化

医療被ばくの最適化は，循環器画像診断・治療領域においては医師による血管撮影の必要性が検討され，診断・治療が施行される際に実施される。ここでの医師による循環器用X線透視診断装置を用いての診断・治療についての検討が，行為の正当化となる。正当化が行われた上で，実際に診断・治療が実施される際に，「組織反応（確定的影響）の発生を防止」することや，「確率的影響の発生を減少」させるために放射線防護の最適化が求められる[5],[6]。医療被ばくの最適化において留意したい点は，目的とした診断・治療を的確に施行し，患者の被ばく線量を可能なかぎり低減することである。的確に治療を施行するためには，手技中の透視・撮影画質を担保し手技をサポートするなどが必要で，最適化は被ばく線量低減のみが目的ではないことを念頭に置くべきである。また，最適化は，術者となる医師および診療放射線技師など，チーム医療に携わ

表1　循環器画像診断・治療領域における線量記録・線量管理の対象装置

- ・移動型デジタル式循環器用X線透視診断装置
- ・移動型アナログ式循環器用X線透視診断装置
- ・据置型デジタル式循環器用X線透視診断装置
- ・据置型アナログ式循環器用X線透視診断装置
- ・X線CT組み合わせ型循環器X線診断装置

〈0913-8919/23/￥300/論文/JCOPY〉

表2 法令での線量記録・管理とDRLを利用した最適化の比較

対　　象	法令で求められる線量記録・管理	DRLによる最適化
対象疾患	循環器用X線透視診断装置を使用したすべての疾患	代表的な疾患（DRLに採用された疾患）
対象症例	正当化されたすべての症例 個々の症例	標準的な症例 平均的な症例
患者の体形	すべての体形	平均的な体形
手技の難易度	簡単からコンプレックス simple ～ complex	標準的難易度 standard
評価している影響	確定的影響と確率的影響	確率的影響

る関係者や装置メーカーなどの連携が必須であり，血管撮影装置の性能や技術革新も重要な要素となる。

1. 放射線皮膚障害防止のための線量管理

　循環器画像診断・治療領域での医療被ばくの最適化を推進するために組織反応（確定的影響）の発生を防止するには，ICRP publication 118[7]に記載されている放射線皮膚障害のしきい値である初期紅斑が出現する2Gy，一時的な脱毛が現れる3Gyを超えないような皮膚線量で術者が手技を行う必要がある。このためには，装置からのX線量低減により，しきい線量へ到達するまでの手技時間をできるかぎり長くすることが重要となる。血管撮影装置の性能向上や技術革新に伴い，透視時ではパルスレート（1秒あたりのパルス数）の低下が実現されている。以前は1秒間に15パルス（15p/s）が主流であったが，現在では7.5p/s，あるいはそれ以下のパルスレートが用いられ，低パルス透視へと移行されている[8]。また，1パルスあたりの線量も低減されていることから透視線量は大幅に低減され，しきい線量へ到達するまでの手技時間の確保に役立っている。これは，血管撮影装置での画像処理技術の向上による低線量・高解像度化により実現されている。今後，AIを用いた画像処理技術が導入されれば，さらに被ばく線量を低減し，視認性が高い透視画像の提供が期待される。装置のハードウエア面では，透視画像保存を有効に利用[9]することによる撮影回数の低減やデジタルズーム，付加フィルタの挿入などを有効に活用し，被ばく低減に向けた装置の性能向上や技術進歩は放射

線皮膚障害防止に役立っている。

　また，手技中の皮膚線量を術者が把握することも，皮膚障害防止には効果的である。皮膚線量表示機能が備えられている装置では，手技中にリアルタイムで線量が表示され，術者が線量情報を把握できる。皮膚線量表示機能が備えられていない装置では，術者から手技中の患者皮膚線量を尋ねられた際に，診療放射線技師が素早く的確に線量を報告し，施設に線量の管理目標値がある場合には，目標値に達した時点で術者へ報告するなど線量情報を共有することが，放射線皮膚障害防止のための線量管理に有用である。

2. 確率的影響の発生を減少させるためのDRLの活用

　医療被ばくによる確率的影響の低減には，定期的なDRLを活用した線量管理により，医療被ばくの最適化を図る必要がある。現時点での日本の血管撮影・IVR領域のDRLは，「日本の診断参考レベル2020年版（Japan DRLs 2020）」[10]が用いられ，DRL量として臨床時の装置に表示される患者照射基準点での入射線量（$K_{a, r}$）[mGy]，面積空気カーマ積算値（P_{KA}）[Gy・cm^2]，20cm厚のアクリル板へ入射する後方散乱を含んだ患者照射基準点位置での基準透視線量率[mGy/min]がDRL値として採用されている。

　DRLを有効に活用するためには，下記のPDCAサイクルを利用した医療被ばく線量の最適化が重要である。
・Plan：臨床での各領域における疾患に使用するプロトコール（透視／撮影条件）を決定する。
・Do：血管撮影・IVR時の線量記録に

よる線量把握を行う。
・Check：各領域における疾患別に連続した症例の中央値，あるいは一定期間における中央値とDRL値との比較を行う。
・Action：DRL値と比較し，中央値が超えていた場合には術者と協議し，手技方法の検討，装置のプロトコール見直しなどの対応を行う。特に，装置のプロトコールを検討する際には，基準透視線量率がDRL値として設定されているので，自施設の基準透視線量率を測定・評価し，画質を考慮しながら線量を調整する。なお，中央値がきわめて低い（25パーセンタイル値以下）場合には，術者と手技時の画質について検討し，必要に応じて線量の引き上げも考慮する。

　以上のPDCAサイクルを活用した医療被ばく線量の最適化には，術者である医師と診療放射線技師との協同作業が必須となる。

医療被ばくでの線量記録・管理とDRL

　医療法施行規則の一部改正による診療用放射線に係る安全管理にて求められる線量記録・管理の対象症例と，DRLを利用した医療被ばく線量の最適化に用いられる症例の比較について，表2で整理する[11]。

　法令により義務化されている線量記録および線量管理は，装置を使用したすべての疾患で患者の個人が特定でき，放射線の過剰被ばくなどによる有害事例が発生したと考えられる際には，障害が医療被ばくに起因しているかの判断ができるような様式である。一方，DRLを利用した医療被ばく線量の最適化に用いられる症例は，DRLに採用された代表的な疾患であり，一部の患者が対象となる。また，法令では，線量記録・管理の対象がすべての患者になるため，体形および手技の難易度はさまざまであり，確定的影響（組織反応）と確率的影響を評価していることに対し，DRLでの対象は平均的な体形と標準的な難易度であり，確率的影響のみを評価している点を理解しておかなければならない。

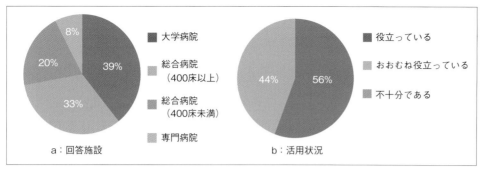

図1　Japan DRLs 2020の活用状況

DRL値を用いた線量管理は，対象となる装置，施設全体での放射線防護の最適化であり，法令での線量管理は患者個々の放射線障害に対する線量管理と装置，施設全体での放射線防護（医療被ばく）の最適化を図るものである。

循環器画像診断・治療領域でのJapan DRLs 2020について

Japan DRLs 2020が公表されて半年が経過した時点において，血管撮影・IVR領域にて線量管理を行う上でDRLがどのように活用されているかについて，全国循環器撮影研究会に所属している会員を対象として，Web形式にて16項目（5項目は自由記載）の調査を行い，79名，67施設から回答が得られたので，いくつかの設問と回答を紹介する[11]。施設の内訳は大学病院（39.2％）が最も多く，続いて総合病院400床以上（32.9％），総合病院400床未満（20.3％），専門病院（7.6％）であり（図1 a），比較的病床数が多い施設からの回答となっていた。「Japan DRLs 2020での血管撮影・IVR領域の内容を把握されていますか？」に対しては，全員が把握しているとの回答であり，「Japan DRLs 2020は改正法令での線量管理に役立っていますか？」に対しては，役立っているが56％，おおむね役立っているが44％となり，不十分との回答はなかった（図1 b）。また，頭部領域疾患群分類（6種類の疾患群と術前，術後，IVRの18分類）は，妥当であるが61％，疾患群が多いが34％であった。心臓領域疾患群分類は，妥当であるが86％，疾患群が少ないが13％，疾患群が多いが1％であり，成人における心臓領域の疾患群は，診断カテーテル検査，

percutaneous coronary intervention（PCI）におけるchronic total occlusion（CTO）か非CTO，radiofrequency catheter ablation（RFCA）におけるpulmonary vein isolation（PVI）か非PVIかのシンプルな6分類で，妥当であると考えている回答が8割以上であった。胸腹部領域疾患群分類（3分類）は，妥当であるが67％，疾患群が少ないが32％，疾患群が多いが1％であった。また，装置基準透視線量率については，今後も必要が96％となっており，放射線防護の最適化に装置管理は必要であるとの認識が高い結果となった。

DRLは定期的な見直しと改訂が必要であることから[4]，現状のJapan DRLs 2020に対する多くの意見が反映された次期DRLが期待され，日本全体の医療被ばくに対する最適化がより促進されることを切望する。

今後の展望

2020（令和2）年4月より改正法令が施行され，医療放射線に係る安全管理の体制整備と実際の運用が始まり，循環器画像診断・治療領域においては医療被ばくにおける線量管理と線量記録が必須となっている。線量管理では，Japan DRLs 2020を有効に活用し施設での放射線防護の最適化を図り，患者個々に対しては組織反応（確定的影響）の発生防止のために，しきい線量を考慮した放射線障害の予防に努めなければならない。また，線量記録では，線量管理が可能となる記録様式を用い，有害事例などが発生した場合には被ばく状況や被ばく線量推定を行える運用が求められている。

Japan DRLs 2020での血管撮影・IVRのDRL値は，改正法令での線量管

理を見据えて臨床時での参考となる疾患別の線量が提示されているので，全国の各施設で内容を理解した有効な活用が行われ，循環器領域での放射線防護の最適化が図られることを望む。今後は，各施設にてJapan DRLs 2020を運用し，各領域に設定された疾患項目の適正や臨床応用する上での問題点を調査し，Japan DRLs 2025の改訂へつなげることが重要になると考える。

●参考文献
1) 診療用放射線の安全利用のための指針策定に関するガイドラインについて. 医政地発1003第5号厚生労働省医政局地域医療計画課長通知.
2) 診療用放射線に係る安全管理体制に関するガイドライン. 日本医学放射線学会.
http://www.radiology.jp/member_info/guideline/20191129_01.html
3) 診療用放射線の安全利用のための指針モデル. 日本診療放射線技師会.
https://www.jart.jp/activity/guideline.html#5
4) ICRP Publication 135 : Diagnostic reference levels in medical imaging. Ann. ICRP, 46 (1), 2017.
5) ICRP Publication 60 : 1990 Recommendations of the International Commission on Radiological Protection. Ann. ICRP, 21 (1-3), 1991.
6) ICRP Publication 103 : 2007 Recommendations of the International Commission on Radiological Protection. Ann. ICRP, 37 (2-4), 2007.
7) ICRP Publication 118 : ICRP Statement on Tissue Reactions / Early and Late Effects of Radiation in Normal Tissues and Organs Threshold Doses for Tissue Reactions in a Radiation Protection Context. Ann. ICRP, 41 (1-2), 2012.
8) 日本血管撮影・インターベンション専門診療放射線技師認定機構 : 資料.
http://ivr-rt.kenkyuukai.jp/special/?id=18190
9) Sato, H., Kittaka, D., Ohsawa, M. et al. : A Study on Fluoroscopic Images in Exposure Reduction Techniques —— Focusing on the Image Quality Of Fluoroscopic Images and Exposure Images. J. Appl. Clin. Med. Phys., 20 (4), 125-131, 2019.
10) 日本の診断参考レベル（2020年版）（Japan DRLs 2020）. 医療被ばく研究情報ネットワーク（J-RIME）.
http://www.radher.jp/J-RIME/report/JapanDRL2020_jp.pdf
11) 坂本　肇 : 診療用放射線に係る安全管理とDRLs2020の役割. 全国循環器撮影研究会誌, 34 : 22-25, 2022.

1. XAの技術革新がもたらす循環器画像診断のCutting edge

3）PCI支援アプリケーション「SCORE StentView」を搭載した血管撮影装置「Trinias B8 unity edition」の有用性

酒井　崇　名古屋大学医学部附属病院医療技術部放射線部門

　名古屋大学医学部附属病院（当院）は，循環器内科が主に使用している血管撮影室の装置更新に伴い，2020年3月に島津社製の血管撮影装置である「Trinias B8 unity edition（以下，Trinias）」を導入した（図1）。更新後，循環器系インターベンションのアプリケーションである「SCORE StentView（以下，StentView）」を利用できるようになった。現在，当院の経皮的冠動脈インターベンション（PCI）には欠かせないアプリケーションとなっている。今回，StentViewの特長や有用性について，使用経験を交えて紹介していきたい。

StentViewの概要

　まずはStentViewの概要や原理について述べていく。このアプリケーションは，留置したステントの視認性を向上させるため，リアルタイムで位置合わせ，加算平均処理を行い，微弱なステントの画像信号を強調するPCI支援アプリケーションである。心拍動で動くバルーンなどのデバイスのマーカーを自動認識し（図2），マーカーの位置を基準に，動きによる歪みを補正しながら加算・平均を行うことで，ステントを強調・固定して表示している。この処理を最大30フレーム/秒中の1フレーム間（33ms以内）でリアルタイムに処理することで，後処理ではなく，収集画像に対してステント強調・固定表示が可能となる。図3に処理フロー，図4に動作原理を示す。StentViewでは，位置決め用の2つの

マーカーをそれぞれのフレームごとに検出し，マーカーの位置を基準として位置合わせをしている。そのため，バルーンを2本挿入している場合や，マーカーとよく似た構造体が視野内にあった場合，開発当初のStentViewではマーカーペアを誤認識して正しく適用されない場合があった。現在はアプリケーションがバージョンアップしており，正しいマーカーペアを認識させ，安定したステント強調画像を表示させることが可能となっている。現行のStentViewでは，直前の透視または撮影の画像を基に，マーカーペア周辺を領域（ROI）指定することで，マーカーペアの誤認識を防いでいる。また，領域（ROI）指定の際に近位側と遠位側を指定することで，ステント強調画像の表示をする際に上下逆転することを防止でき，術者が常に同じ方向で画像を確認できるようになる。

　StentViewを利用することで，リアルタイムにステント強調表示をすることが

できるため，ステント留置後の後拡張時に，ステント内のバルーンの位置を正確に把握することができる。また，過去に留置したステントの視認性が向上するため，新たに留置するステントの位置決めを容易にしてくれる。StentViewは後処理でなく，収集画像に対してステント強調表示がされるという点も重要なポイントである。これにより，術者は目線を変えずにステント強調画像を確認することができる。

　StentViewの開始方法はいたってシンプルで，タッチパネルからStentViewのボタンをタップするだけである。撮影室と操作室に同機能のタッチパネルが設置されており，術者でも外回りのスタッフでもワンタッチで開始することができる。これにより，治療の流れを止めずにStentViewを開始することができるため，術者はストレスなく手技を続けることができる。

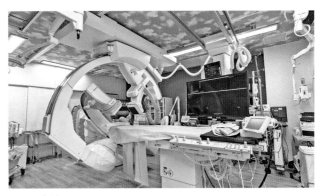

図1　当院のTrinias B8 unity edition

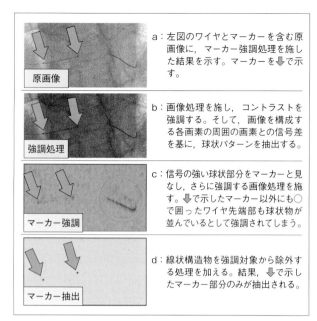

a：左図のワイヤとマーカーを含む原画像に，マーカー強調処理を施した結果を示す。マーカーを⬇で示す。

b：画像処理を施し，コントラストを強調する。そして，画像を構成する各画素の周囲の画素との信号差を基に，球状パターンを抽出する。

c：信号の強い球状部分をマーカーと見なし，さらに強調する画像処理を施す。⬇で示したマーカー以外にも○で囲ったワイヤ先端部も球状物が並んでいるとして強調されてしまう。

d：線状構造物を強調対象から除外する処理を加える。結果，⬇で示したマーカー部分のみが抽出される。

図2　マーカー抽出の原理
（参考文献1）より引用改変）

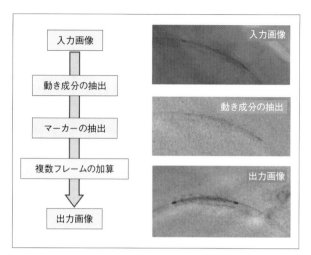

図3　StentView の処理フロー
（参考文献1）より引用改変）

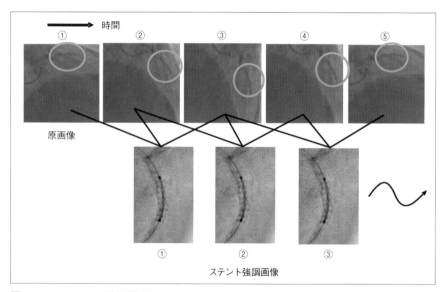

図4　StentView の動作原理
（参考文献1）より引用改変）

StentView が有効であった症例

StentView を利用することで，安全に治療を終えることができた2症例を紹介する。

1. ステントを2枚留置した症例

症例1は，近医より急性前壁心筋梗塞の診断で緊急PCIが必要と判断され，当院に搬送された症例である。冠動脈造影（CAG）を行ったところ，#7に99％狭窄を認め，責任病変であると考えられた。2.25mm×12mmのバルーンにて前拡張を行い，#9の直後より2.5mm×12mmのステントを留置した。血管内超音波（IVUS）にて確認したところ，近位は非常に良い位置に留置できていたが，遠位ではステント留置時のバルーン拡張時に少し遠位に出して拡張を行ったため，解離と血腫がやや延びた状態となっていた。そこで，2.25mm×32mmのステントを，1枚目のステント遠位に若干重ねて留置することとした。ここで，StentViewを用いて1枚目のス

テントを強調・固定表示させ，2枚目のステントの留置を行った（図5）。その後のIVUSで，ステントの拡張・密着は良好であった。

この症例では，1枚目のステント遠位で解離を起こし血腫が発生していたため，2枚目のステントを1枚目に若干重ねて留置する必要があった。このような状況においてStentViewは非常に有用で，1枚目のステント遠位端の位置をしっかりと確認しながら2枚目のステントを留置することができるため，確実に計画した位置に留置することができる。

2. 動きの大きい血管にステントを留置した症例

症例2は，アブレーション時のCAGにて，#3の90％狭窄が見つかった無症候性心筋梗塞の症例である。IVUSでは局所の狭窄のみで，病変は15mm程度であった。2.25mm×13mmのバルーンにて前拡張を行い，IVUSで大きな解離がないことを確認した。その後，3.0mm×15mmのステントを留置した。再びIVUSで確認すると，ステントの密着が不十分である部分が見られた。そこで，ステントエッジからバルーンがはみ出ないようにしながら，3.0mm×12mmのバルーンにて後拡張を行うこと

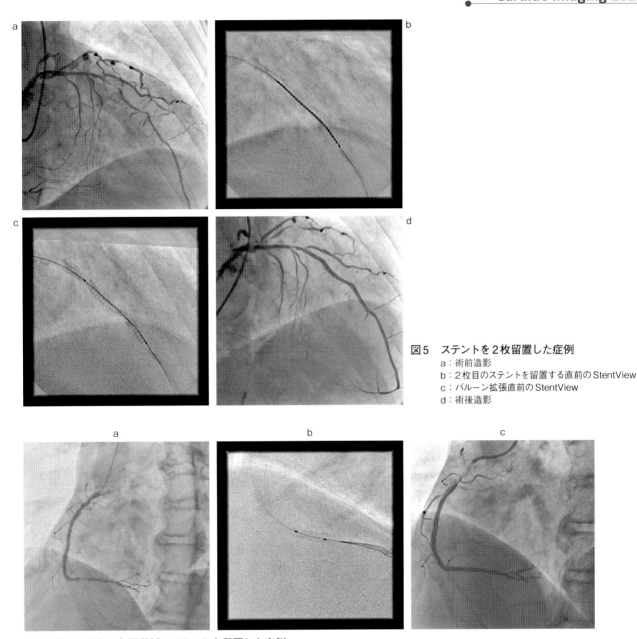

図5　ステントを2枚留置した症例
a：術前造影
b：2枚目のステントを留置する直前のStentView
c：バルーン拡張直前のStentView
d：術後造影

図6　動きの大きい右冠動脈にステントを留置した症例
a：術前造影
b：バルーン拡張直前のStentView
c：術後造影

とした。この際，ステントを留置した冠動脈の動きが大きいため，ステントエッジとバルーンの位置関係を正確に把握するためにStentViewにて撮影を行い，慎重にバルーンを拡張した（図6）。その後のIVUSでステントの拡張が良好であることを確認した。

この症例のように，冠動脈が心拍動によって大きく動く場合，ステントとバルーンの位置関係を正確に把握し，計画した位置でバルーン拡張を行うことは容易ではない。また，ステントエッジへのバルーン拡張は，動脈解離を引き起

こしかねないため，避ける必要がある。本症例では，StentViewを用いてステントを強調・固定表示することで，ステントエッジの位置を正確にとらえ，安全な位置で後拡張を行うことができた。

StentViewを生かす Triniasの機能

StentViewについて症例を交えて紹介したが，ここからはそのほかのTriniasの有用な機能について紹介していきたい。

1. 低被ばく線量の実現

血管撮影装置は放射線を使用する以上，被ばくとは切っても切れない関係にある。当然，放射線を多く出せばきれいな画像が得られるが，患者と術者の被ばく線量が高くなってしまう。しかし，線量を過剰に低く設定し，診療上必要な情報が得られなければ，それこそ不要な被ばくが増える原因となってしまう。診療上必要な情報が得られる最低限の線量に設定することが理想的である。当院でも患者および術者の被ばく低減のため，

線量を低めに設定している。Triniasで通常使用しているプロトコールの患者照射基準点での透視線量率を測定してみたところ，6.2mGy/minであった。「日本の診断参考レベル（2020年版）（Japan DRLs 2020）」で示されている基準透視線量率は17mGy/minであり，Japan DRLs 2020と比較しても十分に低い設定だと言えるだろう。この低線量条件においてもガイドワイヤの挙動など，臨床に必要な情報が十分に得られている。また，StentViewを使用することで，ステント留置後のバルーンの位置調整時などの撮影回数を抑えることができるため，被ばくの低減につながっている。

2. 円滑な手技をサポートする大型モニタ

Triniasの大型モニタは，入力信号を20チャンネル以上登録することができる。そのため，IVUSや表在エコーなど，血管造影室にある周辺機器のあらゆる画面を大型モニタに表示することができる。これにより，術者は目線を大型モニタから動かすことなく，なおかつ大きな画面で確認することができる。また，大型モニタに表示させる画面の大きさやレイアウトもユーザーで自由に設定することができ，よく使用する組み合わせをプリセットとして登録しておくことで，瞬時に切り替えることができる。しかも，画面の切り替えは透視が出ている最中でも変更が可能で，手技を止めずに術者の求めている画像（過去の画像など）を表示させることができる。

3. 術者にも患者にも優しいCアーム

TriniasのCアームに搭載されているフラットパネルディテクタ（以下，FPD）はコンパクトに設計されており，8インチのFPDで一辺が24cmとなっている。これにより，冠動脈を分離するためにCアームを深い角度に振る必要がある場合でも，患者と干渉してしまうということがほとんどない。正面Cアームが長手・横手方向に平行移動できる点も有用である。患者が挿管中である場合などの寝台を動かしにくい場面でも，Cアームの平行移動で穿刺部から心臓までを写すことができる。寝台を動かすことがリスクとなる患者に対して，寝台を動かすことなくCアームの動きだけで完結できることは，患者安全の観点からも見ても有用であると言えるだろう。

また，側面Cアームは頭尾方向だけでなく，患者の前後方向にも平行移動が可能である。寝台の動きと合わせることで，心臓を容易にアイソセンタに合わせることができる。術者が不慣れでも位置合わせに時間がかからないため，検査時間の短縮や被ばく線量の低減につながっている。

4. リファレンス画像の出しやすさ

PCIを行う上で，リファレンス画像はとても重要である。Triniasは，撮影直後，すぐにリファレンス画面に撮影した動画が表示される。静止画ではなく動画で表示可能，しかもワークステーションを用意する必要がなく，装置本体のみで表示ができる，というところがTriniasの特長であろう。ワークステーションに画像を転送する必要がないので，リファレンス動画を表示するまでのタイムラグはほとんどない。

当院では，PCIのほかに，バルーン肺動脈拡張術（balloon pulmonary angioplasty：BPA）もTriniasにて行っている。この手技は，さまざまな角度で造影・バルーン拡張を行うため，撮影シリーズ数が多くなる傾向がある。そのため，撮影シリーズ一覧からリファレンスとして出す画像を探し出すことに時間がかかってしまう。そこで，Triniasに搭載されているリファレンス登録機能や，現在のCアームに近い角度のみを一覧に表示する，といった絞り込み機能を利用することで，術者が求めるリファレンス画像を，術者を待たせることなく表示させることができる。

本稿では，島津社製血管撮影装置の循環器系インターベンションのアプリケーションであるStentViewについて，症例を交えて紹介した。StentViewはPCIを安全に行う手助けになるだけでなく，検査時間の短縮や被ばく線量の低減にもつながっていると感じる。

Triniasが導入されてから約3年使用して思うことは，Triniasはかゆい所に手が届く装置である，ということだ。StentViewのように目立つアプリケーションだけなく，大型モニタの表示やCアームの挙動，リファレンス画像の出し方など，ユーザーがあったらいいなと思う細かな機能を搭載し，全体としてストレスフリーな装置に仕上がっている。今後も目新しい機能だけでなく，ユーザーの細かな要望を実現する装置を開発してくれることを期待している。

●参考文献
1）筒井和彦，三浦嘉章，澤田 弘，他：循環器用アプリケーション『Dynamic StentView機能』の開発．島津評論，68（1・2）：23-27, 2011.

1. XAの技術革新がもたらす循環器画像診断のCutting edge

4）島津社製血管撮影装置 「Trinias unity edition」を導入して
——アブレーションにおける患者被ばく線量の報告と 使用経験について

村山　和宏　JA愛知厚生連豊田厚生病院診療協同部診療放射線室

　JA愛知厚生連豊田厚生病院は，2008年1月に加茂病院より名称を変更，愛知県豊田市の浄水地区に移転し，現在，14年が経過した。

　当院では，2000年頃からアブレーションに力を入れ始め，現在では年間550件程度〔心房細動（Af）に対するアブレーションがそのうち9割を占める〕を手掛けるようになった。2019年に島津社製「Trinias B8／12 unity edition（以下，Trinias）」を導入し，B8（8インチ×8インチ）フラットパネルディテクタ（FPD）バイプレーンシステムを慢性完全閉塞に対する経皮的冠動脈形成術（CTO PCI），アブレーション専用装置として，B12（12インチ×12インチ）のFPDバイプレーンシステムを冠動脈造影検査（CAG），末梢血管形成術（EVT），ペースメーカー植込み術（PM）専用装置として使用している。

　本稿では，新規血管撮影装置導入に当たり，診療放射線技師としての立場から，アブレーション検査プロトコール，装置更新前後での線量比較，「日本の診断参考レベル（2020年版）（Japan DRLs 2020）」との比較[1],[2]，使用経験について紹介する。

アブレーションパラメータ 作成の経緯

　不整脈に対するアブレーション治療においては，近年，3D mapping技術が進化し治療時間も大幅に短縮してきてはいるが，X線透視をまったく使用せずには行えない。Triniasには，モーショントラッキングノイズリダクションを主とした最新の画像処理「SCORE PRO Advance」が搭載されており，透視設定においてどこまで線量が下げられるかも含め，アプリケーション担当者と共同で最適パラメータを模索した。当院は，従来から透視画質・線量には強くこだわっており，デフォルト設定ではなく，より手技に合った最適な線量と画質をメーカーと共同で模索してきた。更新前装置においても同様で，長年かけて最適な設定を追究し，最終的にアブレーションパラメータは，アクリル厚20cmファントムを用いた基準透視線量率（患者照射基準点でのファントム入射表面線量率：PERP値）2〜3mGy／minを目安として調整を行った。

　検討時の条件として，アブレーション手技を行う際にX線条件が厳しくなりやすい側面アームはLAO60°とした。冠静脈洞（CS）に挿入する中で最も細いデバイスの一つに挙げられる0.014インチワイヤの視認性を重視してパラメータのdensityを変化させ，PERP値を測定した。その作業を繰り返し，医師の確認を得た。臨床現場では，識別困難な場合には線量を上げたり，あらかじめ設定したデフォルトプロトコールに切り替えて対応している。

　Triniasの透視プロトコールは，Low，ExLow，Lowestの3段階の低線量モードがあり（Lowestが一番低線量モードである），それぞれdensity＋3から−3まで7段階の線量調整が行え，1段階で約15〜20％線量が変化する。

　Lowest density−1からExLow density−1にプロトコールを変化させると約1.6倍，同様に，Lowest density−1からLow density−1に変化させると約2.6倍の線量変化となる（図1）。

　また，撮影に関しては，NormalとLowモードがあり，それぞれ＋5から−5まで11段階の線量調整が可能である。

　当院オリジナルのアブレーションパラメータは，撮影「7.5f／Low−5」，透視「6pps／Lowest−1」である。透視「6pps／Lowest−1」のPERP値は，2.3mGy／minとなった（表1）。透視パルスレート3.75p／sなど低透視パルスレートで施行している施設もあるが，医師への相談の結果，ワイヤの追従性などを考慮し，今回は6p／sでの検討となった。逆に，この状態でいかに線量を抑えて手技が可能か検討する良い機会となった。

アクリル厚を変化させた 場合のPERP値測定

　次に，装置更新前後において，アクリル厚を変化させた場合のPERP値を図2に示す。アクリル厚20cm時のPERP値を比較すると，更新前装置（A社）：2.6mGy／min，Trinias：2.3mGy／minであり，アクリル厚30cmでは，更新前装置（A社）：20mGy／min，Trinias：

11.6mGy/minであった。アクリル厚
6〜20cmは両社共に差はないが，20〜
30cmと厚さが増すと徐々に差が開き，
Triniasでは線量が抑えられているのが
わかる。アクリル厚30cmでは，Trinias
の方が8mGy/min程度（約40％）低値
を示した。この結果より，被写体厚が大
きい患者および管球アームが深い角度に
おいて，より低線量で検査・治療が行
えることが示唆される。

装置更新前後での透視線量比較

　次に，当院の発作性心房細動（Paf）
治療における透視時間・透視空気カー
マ（AK）値に関して，装置更新前後で
の比較を図3に示す。なお，臨床では，
frontal管球はPA，lateral管球は
LAO60°の値を示す。Afアブレーション
では撮影は行わないため，線量値は透視
AK比較のみとした。また，今回Pafの
みに限定した理由は，持続性心房細動
（persistent Af），長期持続性心房細動
（long-standing Af）は手技時間にバラ
ツキが多く，特に透視時間に影響が出
ると思われたためである[3]。

　図3 aより，透視時間に関しては装置
更新による大きな変化は見受けられな
かった。透視線量に関して，frontalでは
p＝0.59と有意差はないが，lateral（p＝
0.02）では43％低減（図3 b），total（p＝
0.03）では25％低減となった（図3 c）。

　この結果より，lateral（LAO60°）の
ように被写体厚が厚くなる場合でも，
Triniasでは線量が抑えられていること
がわかる。アクリル厚を変化させ，メー
カーの透視線量制御カーブの挙動を把
握することで，さらなる線量最適化につ
ながると考えられる。

FOV変更による透視線量比較

　上述の不整脈治療はFOV7インチで
行ったが，FOV8インチで施行する施
設もあるため，FOV変更によりどの程
度透視線量を低減可能かデータを収集
してみた。

　その結果，PERP値は，2.3mGy/min

（FOV7インチ）から2.1mGy/min
（FOV8インチ）と，約10％程度低減
した。

　次に，Paf治療におけるFOV変更前
後での透視線量の比較を図4に示す。
FOVを7インチから8インチに変更する
ことで，totalで21％低減，frontalで
24％低減，lateralで37％低減となった
（p＜0.05）。なお，透視時間については

有意差がなかったため省略した。

X線コンソールのdensity調整による被ばく線量低減

　被写体厚が大きい患者または深いアー
ム角度では，透視画像の識別が困難な場
合がある。パラメータ作成の経緯でも述
べたが，特にAfアブレーション時におい

protcol	density	管電圧(kV)	管電流(mA)	パルス幅(ms)	装置表示値(mGy/min)	CT probe Exposure rate(mGy/min)
6pps/Lowest	−3	85	54	3.1	1.4	1.36
	−2	87	59	3.2	1.7	1.68
	−1	90	66	3.2	2.1	2.10
	0	93	72	3.3	2.7	2.74
	1	96	79	3.4	3.3	3.49
	2	99	87	3.4	4	4.41
	3	102	108	3.7	5.4	6.10
6pps/ExLow	−3	91	69	3.3	2.4	2.08
	−2	94	76	3.3	2.9	2.67
	−1	97	82	3.4	3.5	3.47
	0	100	94	3.5	4.5	4.73
	1	103	114	3.8	6	6.57
	2	105	102	4	7.5	8.71
	3	108	122	4.3	9.7	11.49
6pps/Low	−3	74	87	8	3.5	3.40
	−2	76	94	8	4.5	4.64
	−1	79	101	8	5.2	5.58
	0	81	109	8	6.7	7.35
	1	85	120	8	8.3	9.54
	2	88	128	8.6	10.2	11.97
	3	91	122	9.2	12.3	15.06

（20% up，1.6倍，2.6倍）

図1　アクリル厚20cmを用いてdensityを変化させた場合のプロトコール別PERP値
FOVは8インチで撮影している。

表1　アクリル厚20cmを用いたPERP値測定時の透視条件
（線量計：RTI社製「CT Dose Profiler」）

透視プロトコル	方　向	パルスレート(p/s)	FID(cm)	FOV(インチ)	管電圧(kV)	管電流(mA)	パルス幅(ms)	固有ろ過 Aleq(mm)
6pps/Lowest−1	PA	6	100	7	90	67	3.2	1.5

| 付加フィルタ | | 面積線量計 | total | Dose rate(mGy/min) |
Al(mm)	Cu(mm)	Aleq(mm)	Aleq(mm)	
1.5	0.6(14.2mmAleq)	0.2	17.4	2.3

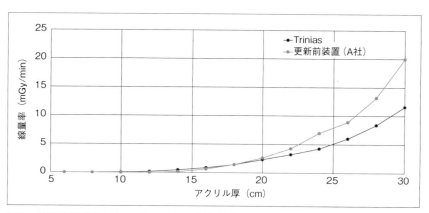

図2　装置更新前後において，アクリル厚を変化させた場合のPERP値測定

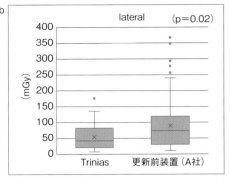

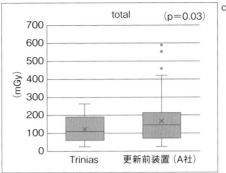

a	total 透視時間 (min)	F 透視時間 (min)	L 透視時間 (min)	total 透視 AK (mGy)	F 透視 AK (mGy)	L 透視 AK (mGy)
更新前装置 (A社) (n=46)	34.7	29.1	6.5	138	63.4	74.6
Trinias (n=41)	34.1	28.6	6.3	105	62.4	42.6

F：frontal, L：lateral

図3　装置更新前後でのPaf治療における透視時間・線量比較
　　a：透視時間と透視線量。表中数値はmedian
　　b：lateral透視AK値の分布図
　　c：total透視AK値の分布図
　　Trinias：身長161.8±10cm, 体重63.4±13.8kg
　　更新前装置 (A社)：身長160.1±11.8cm, 体重62.5±14.6kg
　　FOVは7インチで撮影している。

a	total 透視AK (mGy)	F 透視AK (mGy)	L 透視AK (mGy)
FOV7インチ	105	62.4	42.6
FOV8インチ	82.5	47.6	26.7

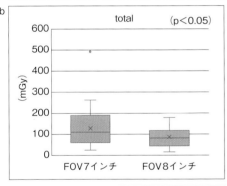

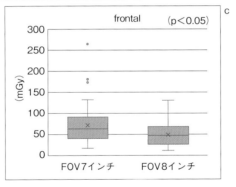

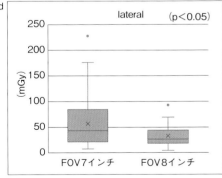

図4　Paf治療におけるFOV変更前後での
　　透視線量比較
　　a：透視線量の比較。表中数値はmedian
　　b：total透視AK値の分布図
　　c：frontal透視AK値の分布図
　　d：lateral透視AK値の分布図

それdensity調整が可能なため，上記で示した内容を回避できる（図5）。アブレーションにおいて，densityを変化させた場合のプロトコール別PERP値は表1に示すとおりである。

　患者の体形にもよるが，実際の臨床時の手順としては，まずdensityを上げ，それでも視認性が悪い場合はパラメータのプロトコールを上げる。lateral像が識別可能になったら，その状態でfrontalのdensityを下げることで，過剰な被ばく線量を防ぐように努めている。また，デフォルトプロトコールにおいて，LAO60°（lateral）透視像が明瞭に視認可能な場合は，densityを下げて対応している。

　実際に，densityを-1から-3に変化させた場合のモニタ上に表示される線量率を示す（図6, 7）。PA（frontal）では，densityを-1から-3に変化することで1.4mGy/minから0.9mGy/minとなり，およそ35%の低減となった（図6）。同様にLAO60°では，5.5mGy/minから3.4mGy/minと，38%の低減となった（図7）。density-3のLAO60°CSに挿入された0.014インチワイヤ電極カテーテルも明瞭に識別できる（図8）。

　担当する診療放射線技師の判断にもよるが，当院のPERP値を頭の片隅に置き，モニタに表示される線量率を監視することで，線量の最適化，患者被ばく線量の低減につながりうると考えている。

3D mappingシステムとの干渉

　血管撮影装置の機種によっては，3D mappingシステムとの干渉で透視画面にノイズが生じるケースもある。しかし，Triniasと「EnSite X」（アボット社）や「RHYTHMIA HDx」（ボストンサイエンティフィック社）との併用ではまったく干渉せず，ノイズは出ていない。ノイズの要因は，装置だけでなく，電気配線や検査室の構造，隣接する検査室の装置の環境にも依存するため一概には言えないが，Trinias本体にノイズシールドやノイズ除去のソフトウエアが内蔵されていることも，ノイズが生じにくい要因と考えられる。また，磁場位置情報取

て，側面アームがLAO60°で，0.014インチのワイヤ先行が必要なモノレールタイプの電極カテーテルを使用する場合がある。このような場合，通常，高線量透視モードプロトコールを選択し対応していると思われるが，一般的な血管撮影装

置ではfrontal, lateral共に線量が増してしまう。その結果，lateralで視認性は良好になるが，frontalでは識別可能であった状態にもかかわらず，さらに過剰線量が照射され，被ばく線量が増加する。

　Triniasでは，frontal, lateralをそれ

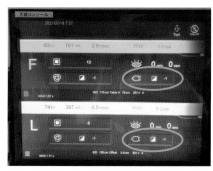

図5　X線コンソール
○の箇所で frontal, lateral の density を
それぞれ調整できる。

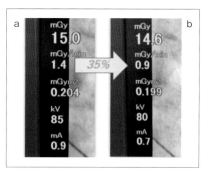

図6　PA で density −1 から −3 に変化
した場合の透視線量率変化
a：density −1, b：density −3

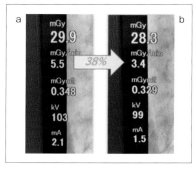

図7　LAO 60°で density −1 から −3 に
変化した場合の透視線量率変化
a：density −1, b：density −3

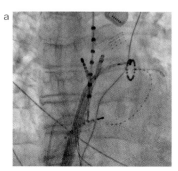

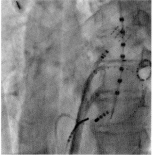

図8　FOV 8 インチ
（density −3）の
臨床画像
a：PA density −3
b：LAO 60°
　density −3
164 cm, 63 kg の
男性患者

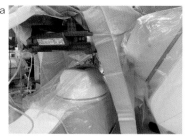

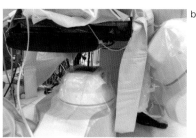

図9　Trinias の X 線管球と 3D mapping システム
a：RHYTHMIA HDx, b：EnSite X
X 線管球と 3D mapping システムが干渉せずに検査が可能である。

表2　Japan DRLs 2020 と当院の比較

成人心臓領域の DRL 値	分布（四分位点）					
	DRLs (50%)		DRLs (75%)		当院 (50%)	
検査部位名	$K_{a, r}$ [mGy]	P_{KA} [Gy・cm²]	$K_{a, r}$ [mGy]	P_{KA} [Gy・cm²]	$K_{a, r}$ [mGy]	P_{KA} [Gy・cm²]
診断カテーテル検査	499	37.8	700	59	380	35
非 CTO PCI	1177	86.6	1800	130	850	90
CTO PCI	2254	192	3900	280	1800	105
非 PVI RFCA	196	26.3	560	57	43	5
PVI RFCA	317	40.8	645	89	110	14

得のため寝台に取り付ける field frame,
ローカライゼーションジェネレータは,
X 線管球を PA, LAO 60°にした場合で
も干渉せず検査が可能である（**図9**）。

Japan DRLs 2020 との
比較

　Japan DRLs 2020 の IVR 領域は部位

ごとに検査治療項目が細分化されてお
り, より詳細な値が提示された。これに
より, 自施設の値とのさらに詳細な比較
が可能になった。Japan DRLs 2020 で
は,「DRL を活用する目的は, 最適化で
あって, 単なる線量低減ではない」とあ
るが, 自施設のデータと比較検討するこ
とで, 結果的に線量低減にもつながると
考えられる。**表2**に, Japan DRLs 2020

と当院のアブレーション治療の比較を示
す。当院の非肺静脈隔離術カテーテル
アブレーション（非 PVI RFCA）/PVI
RFCA は, 共に DRL 値を大きく下回り,
PVI RFCA に関して言えば, DRLs
75 パーセンタイルの 1/6 程度となった。
また, 術者は不整脈専門医だけでなく
若手医師すべてを含んだ値であるにもか
かわらず, 当院の total 線量は十分に抑
えられていた。なお, 虚血疾患の CAG,
PCI に対しても同様の結果が得られてい
る。

◎

　本稿では, 当院に導入された Trinias
を使用したアブレーション治療における
患者被ばく線量を中心に述べてきたが,
今後もさらなる線量の最適化に向け取り
組んでいく所存である。数年前の機器選
定時, 循環器虚血専門医師から Trinias
の画像の良さを指摘され, 導入を決定
した。虚血領域はもちろんのこと, 不整
脈領域においても低線量化が可能である
ので, 今後装置導入を検討する施設の
一助となれば幸いである。

●参考文献
1) 医療被ばく研究情報ネットワーク（J-RIME）,
　他：日本の診断参考レベル（2020 年版）.
　http://www.radher.jp/J-RIME/report/Japan
　DRL2020_jp.pdf
2) 日本循環器学会, 他：2021 年改訂版 循環器
　診療における放射線被ばくに関するガイドライ
　ン JCS 2021 Guideline on Radiation Safety in
　Cardiology.
　http://www.j-circ.or.jp/cms/wp-content/
　uploads/2021/03/JCS2021_Kozuma.pdf
3) 瀬口繁信, 西條貴哉, 吉田幸彦：心房細動への
　カテーテルアブレーションにおける患者入射皮
　膚線量の評価―肺静脈隔離の方法による影響―.
　心電図, 39（1）：25-32, 2019.

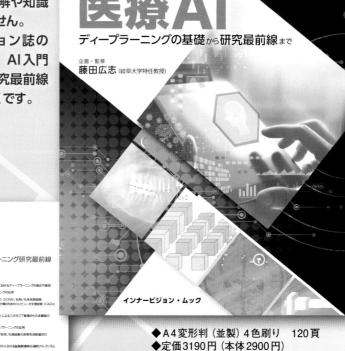

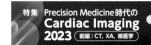
1. 核医学装置技術のCutting edge

1）心筋SPECT検査における3検出器型SPECT装置「GCA-9300R」の特長

金子 舞美 キヤノンメディカルシステムズ（株）核医学営業部

心臓および頭部のSPECT検査は，SPECT検査全体の約70％を占めている。これは，虚血性心疾患や脳血管障害，または認知症における診断と治療方針の決定において，SPECT検査の有用性が高いことが背景にある。

本稿では，心臓SPECT検査において卓越した画像を提供する3検出器型SPECT装置「GCA-9300R」の特長について，最新技術の紹介を交えて概説する。

3検出器×LMEGPコリメータの有用性

360°分のデータを得るために，汎用2検出器型SPECT装置では検出器を180°回転させるのに対し，3検出器型SPECT装置では検出器を120°回転させるだけですむため，同じ収集時間では1.5倍の収集効率で高画質が得られる。

コリメータにも大きな特長がある。標準装備である低中エネルギー汎用パラレルホールコリメータ（LMEGP）は，低エネルギー高分解能パラレルホールコリメータ（LEHR）と比較して約1.8倍の感度がある。そのため，心筋SPECT検査では，心電同期収集や，^{99m}Tc製剤に比して投与量の少ない^{201}Tl製剤でも統計ノイズが少ない高画質な画像が得られる。また，^{123}I核種に見られる529keV由来の散乱線成分の混入を抑え，心縦隔比（H/M比）の定量性を改善する（図1）。

3D-OSEM再構成による画質向上効果

3D-OSEM（コリメータ開口補正付き逐次近似）再構成は，コリメータの有限な開口径によって生じる幾何学的な位置分解能の劣化を改善する補正機能を含んでいる。GCA-9300Rでは，演算処理をCPUからGPUに切り替え，最適なコーディングをすることで処理時間の大幅な短縮に成功した。また，コリメータ開口補正で発生するGibbs振動現象によるアーチファクトを抑えるよう，逐次近似の処理パラメータの最適化も行われている[1]。^{99m}Tc製剤を投与し，12分収集してfiltered back projection（FBP）で再構成した画像と，6分収集し3D-OSEMで再構成した画像を示す（図2）。3D-OSEMで再構成した画像は，収集時間はFBPで再構成した画像の半分にもかかわらず，SNRが高く，画像の不均一性が低下している。

SSPAC法を用いた減弱アーチファクトの低減

心筋SPECT検査において，生体内での吸収・散乱の影響により，下壁・中隔領域のカウントが相対的に低下することが知られている。このカウント低下を補正するには，体内での減弱の影響を示す減弱マップが必要であり，最近では，CT画像を基に減弱マップを作成する方法が検討されている。しかし，数秒の短時間で撮影するCT画像と長時間の自由呼吸下で撮像するSPECT画像では，臓器の位置関係がミスマッチになる課題がある。この問題を解決するために，Segmentation with Scatter and Photopeak window data for Attenuation

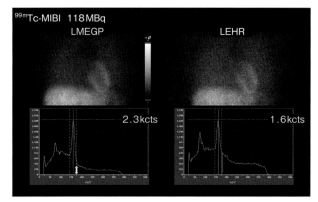

図1　LMEGPコリメータとLEHRコリメータの比較
（画像ご提供：国立循環器病研究センター様）

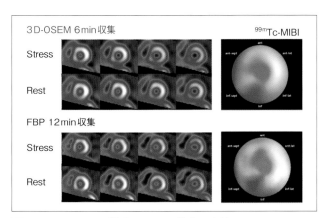

図2　3D-OSEM再構成とFBP再構成の比較
（画像ご提供：福島県立医科大学様）

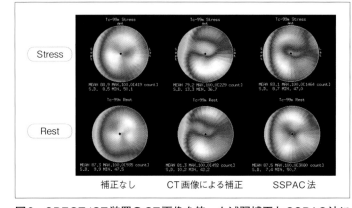

図3　SPECT/CT装置のCT画像を使った減弱補正とSSPAC法による減弱補正の比較

〈0913-8919/23/￥300/論文/JCOPY〉

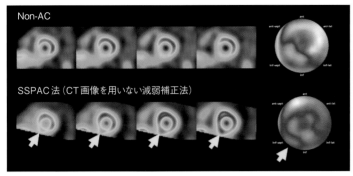

図4 ¹²³I製剤におけるNon-ACとSSPAC法による減弱補正の比較
（画像ご提供：旭川赤十字病院様）

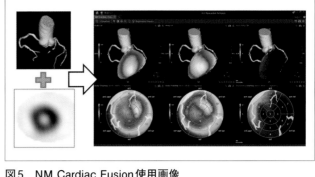

図5 NM Cardiac Fusion使用画像
（画像ご提供：鹿児島大学様）

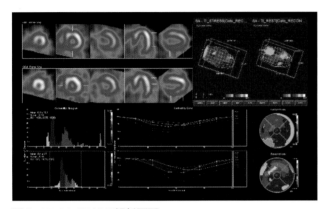

図6 INVIA 4DMの解析画面

Correction（SSPAC）法が，前田らによって開発された[2]。

SSPAC法は，被検者に投与された心筋血流製剤から放出されるγ線の情報を用いて減弱マップを作成する手法で，フォトピークウインドウデータとコンプトン散乱領域のサブウインドウのデータを利用して，SPECT画像から減弱マップを作成する。データ収集のエネルギーウインドウ設定は，散乱線補正法（TEW法）と同じである。SPECT収集データそのものから減弱マップを作成するため，SPECT/CT装置で認められるSPECT画像と減弱マップとの位置ズレを解決し，より精度の高い減弱補正を行うことができる。また，カウントの少ない²⁰¹Tl製剤や，短時間収集時においても減弱マップ作成の成功率が大幅に向上している。

図3に，SPECT/CT装置で心筋SPECTの減弱補正を行った場合と，SSPAC法を用いた場合を比較した結果を示す。補正なしでは存在しない心尖部の画素値低下が，CT画像による補正で認められるのに対し，SSPAC法では認められない。心尖部の画素値低下の要因の一つは，減弱補正用画像とSPECT画像の位置ズレと考えられている。SSPAC法は画像位置ズレがないため，心尖部の画素値低下が生じないと考えられる。

また，最近では，¹²³I製剤でもSSPAC法が対応可能となった。⁹⁹ᵐTc・²⁰¹Tl製剤同様，¹²³I製剤のSSPAC法においてもCT減弱補正法で得られた補正マップとほぼ一致した。位置ズレや検査延長，追加被ばくなしで短時間・高画質な画像を提供できる。図4では，Non-AC（減弱補正なし）で低下していた中壁・下壁が，SSPAC法では持ち上げられ，改善している（⇨）。

冠動脈CT画像と心筋SPECTのフュージョン「NM Cardiac Fusion」

フュージョン用アプリケーションの一つであるNM Cardiac Fusionでは，冠動脈CT画像とSPECT画像の3Dフュージョン表示が可能である。冠動脈の状態（走行・狭窄や石灰化の有無）と心筋血流の状態（虚血・梗塞の有無）を同時に観察することで，責任血管の判定・治療方針の決定・被検者への説明に効果が期待できる（図5）。

また，本アプリケーションでは，ポーラーマップ解析画像も冠動脈CT画像とフュージョン可能で，被検者自身の冠動脈CT画像をオーバーレイ表示することで，複雑な血管走行をポーラーマップ解析画像上でも容易に把握できる。もちろん，ポーラーマップ解析はreversibilityやwashoutといった各種の解析に対応している。

心筋血流と心機能を総合的に評価可能な「INVIA 4DM」

新バージョンより心臓解析ソフトウエアINVIA 4DMが追加され，非同期SPECT画像から左心室を自動的に輪郭抽出し，ポーラーマップ解析を行うことが可能になっている。また，さまざまな指標や予後予測に有用なスコアを算出することができる。

心電図同期SPECT画像に対しても，独自のアルゴリズムで自動輪郭抽出を行い，各位相のデータからボリュームや駆出率といった指標を算出することができる。また，心拍動のリズムを見る位相解析機能を有しているため，左室収縮同期不全（LV dyssynchrony）に対する心臓再同期療法（CRT）の治療効果予測および治療効果判定のサポートが可能となっている（図6）。

＊NM Cardiac Fusion，INVIA 4DMはオプション機能です。

●参考文献
1）大西英雄：数値ファントムを用いた最新鋭SPECTの位置分解能補正の基礎的検討．日本放射線技術学会雑誌，68（6）：686-696，2012.
2）前田壽登：心筋SPECTにおける減弱補正─散乱およびフォトピークデータからの減弱係数マップ作成，および減弱補正．メディカルレビュー，90，2003.

問い合わせ先

キヤノンメディカルシステムズ株式会社
国内営業本部 核医学営業部
〒212-0015
神奈川県川崎市幸区柳町70-1
TEL：03-6369-9645
https://jp.medical.canon/

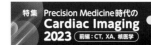

1. 核医学装置技術のCutting edge
2）GE HealthCareの心臓専用半導体SPECT装置 「MyoSPECT」技術紹介

三宅　泰士　GEヘルスケア・ジャパン（株）MICT部 Region Product Marketing

心臓核医学検査においては，個々の患者の体形や心臓の大きさによっては検査が困難であったり，時間を要したりすることが課題とされてきた。また，被ばく低減や撮像時間の短縮などの，患者負担を減らす取り組みも注目されているところである。本稿では，2022年4月に発売を開始した心臓専用半導体SPECT装置「MyoSPECT」（図1）について解説する。

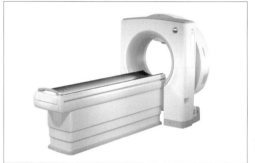

図1　心臓専用半導体SPECT装置 MyoSPECT

■ CZT Detector

検出器には半導体SPECTの先行機種である「Discovery NM 530c」と同様，テルル化亜鉛カドミウム（CZT）を使用している。本検出器は，入射したγ線を直接変換することで，従来のNaIクリスタルよりもエネルギー分解能を高めている（図2）。1つのモジュールは1辺

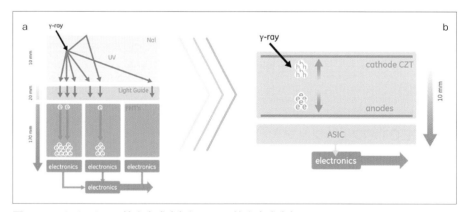

図2　NaIクリスタルの検出方式（a）とCZTの検出方式（b）

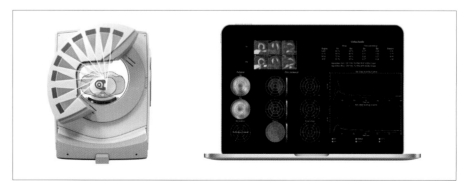

図3　Alcyone Technology

4cmの正方形で，2.46mmのピクセルサイズであり，これが空間分解能となる。これらの技術により，^{99m}Tc，^{201}Tl，^{123}Iイメージングにおいて，従来は難しいとされてきた2核種同時検査を高画質で提供することが可能となった。

■ Alcyone Technology

半導体（CZT）検出器と心臓にフォーカスしたコリメータの組み合わせによるGE独自の技術を「Alcyone Technology」と呼ぶ（図3）。MyoSPECTでは，19個の検出器モジュールを半リング状に配置し，そのすべてが同時にデータ収集を行うことで，ガントリを回転させることなく短時間撮像が可能となった（図4）。さらに，高時間分解能のデータ取得により，動的解析による冠血流予備能（CFR）や心筋血流量（MBF）の評価も実現している（図5）。

■ Smart Positioning

心臓核医学において，患者の心臓には個々の最適なスキャン位置が存在する。「Smart Positioning」機能は，プロジェクションデータを用いて個々の患者を最適化された位置（FOVの中心）に自動で移動させる（図6）。また，安静時と負荷時検査間のポジショニングを記憶する「Learn Form」機能により，安静−負荷検査間の心臓の位置の調整を，最初のスキャン画像の輪郭との重ね合わせによって簡便に行うことが可能である（図7）。安静−負荷検査間で一貫した位置を確保することで，読影時にスライスを比較する際の不一致を最小限に抑えられる。

■ Extended Field of View

マルチピンホールコリメータによる有効視野を拡大する「Extended Field of View」機能は，体格の大きな患者を撮

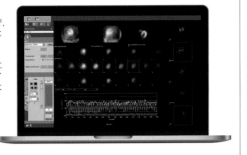

1. すべてのビューを同時に収集することで、高時間分解能を実現。患者体動の検出と修正を可能に。

2. 十分なカウントが得られている条件下において、ハードウエアアクセサリデバイスを追加することなく呼吸運動の検出と修正が可能に。

3. これらによって再構成された患者は、心臓核医学画像の高画質化に貢献

図4　Alcyone Technologyによる短時間撮像

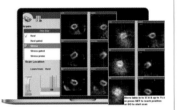

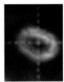

図5　ワークステーション「Xeleris」搭載「4DM」を用いての心臓定量解析結果画面

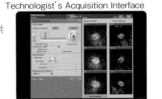

すべての患者に対して
最適化されたポジショニングを提供

すべての患者の心臓には個々の最適なスキャン位置が存在

個々の患者を最適化された位置（FOVの中心）に自動で移動させる。

✓ 高BMIの患者だけに限らず
✓ すべての患者に対して最適化されたポジショニングを提供

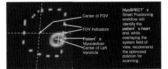

図6　Smart Positioning機能

安静時と負荷時検査間のポジショニングを記憶する「Learn Form」機能

✓ 安静-負荷検査間の心臓の位置の調整は、最初のスキャン画像の輪郭との重ね合わせによって非常に簡便に

✓ 安静-負荷検査間で一貫した位置を確保することで、確認、読影時にスライスを比較する際の不一致を最小限に

Technologist may compare scan position with previous scan using overlaid red contours

図7　Learn Form機能

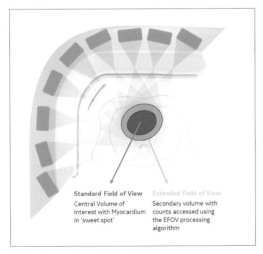

図8　Extended Field of View

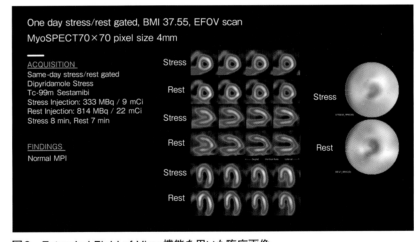

図9　Extended Field of View機能を用いた臨床画像
（画像ご提供：イスラエル・Assuta Tel Aviv）

像する際に使用される（図8，9）。入力プロジェクションの拡張を行い、その辺縁でカウント統計を改善し、extrapolation methodで統計的に最適化を行う。このように、コリメータによって絞られた特定の面の一部に入射したγ線だけでなく、検出器のほかの面に入射した

γ線をraw dataと再構成処理を組み合わせて有効に活用している。

◎

　以上、MyoSPECTの技術について紹介した。患者のポジショニングや放射性薬剤の投与量、撮像時間の最適化は、個別化医療への第一歩であり、本

装置の技術はこれに寄与するものである。

問い合わせ先

GEヘルスケア・ジャパン株式会社
〒191-8503
東京都日野市旭が丘4-7-127
TEL：0120-202-021（コールセンター）
gehealthcare.co.jp

2. 核医学装置の技術革新がもたらす循環器画像診断のCutting edge

1）PET/MRIによる 循環器画像診断の現状と将来展望

喜古　崇豊[*1]／片平　正隆[*1]／遠藤圭一郎[*1]／山國　　遼[*2]
福島　賢慈[*2]／伊藤　　浩[*2]／竹石　恭知[*1]

＊1 福島県立医科大学循環器内科学講座　＊2 福島県立医科大学放射線医学講座

PET/MRI装置は，MRI装置の中にPET装置を組み込んだハイブリッド型の画像診断装置であり，PET検査とMRI検査を同時に行うことが可能である。腫瘍分野や脳血管疾患の領域のみならず，循環器領域においてもPET検査，MRI検査共にさまざまな心疾患の診断や予後評価に用いられ，臨床応用は多岐にわたる。PET/MRI装置の最大の利点は，時間的・空間的一致性による精度の高いフュージョン画像が得られることで，病態評価や治療効果判定に有用である。さらに，PET，MRIそれぞれが得意とする分子・代謝イメージングや，マルチパラメトリックによる心筋性状の定量評価を組み合わせることで，病理に迫る非侵襲的画像診断としての期待が大きい。

PET/MRI装置の概説

PETによる細胞の活動・代謝の評価と，MRIによる形態学的・機能学的評価という2つの異なる検査は，心疾患だけでなく，全身のあらゆる疾患に応用されてきた。従来は，PET/CTとMRIは別々に撮像されているため，ワークステーション上でフュージョン画像を得ることができても，異なるモダリティの撮像位置を完全に一致させることは困難であった。また，検査日が異なる場合も多く，炎症や原疾患の進行によって患者の組織は常に変化しているため，両者の画像を時間的に一致させることも困難である。

PET/MRI装置は，PET装置とMRI装置をガントリ内で一体化させている機種と，セパレートされている機種に大別される。当院に導入されているシーメンス社の「Biograph mMR」は，avalanche photodiodes（APDs）を用いることにより，PET検出器への磁場による影響と設置スペースの問題点をクリアし，MRI装置とPET装置を1つのガントリに統合した一体型装置である[1]。MRI受信コイルとPET検出器が同心円上に設置されているため，磁気共鳴信号（MRI）とγ線（PET）の情報を同時に取得することが可能である。したがって，ガントリ一体型のPET/MRI装置では，PET検査とMRI検査の同時収集により，画像情報の時間的・空間的な完全な一致が可能となり，解剖学的情報と機能的情報を重ね合わせた良好なフュージョン画像を得ることができる。実臨床では，がんや脳疾患のより正確な診断に有用とされ，治療方針の決定などへ臨床応用されてきた。

心疾患において，心筋症の診断や鑑別，予後評価として，PET検査，MRI検査はそれぞれ確立された検査である。具体的には，PET検査による炎症などの代謝や心筋血流評価は有用とされており，MRIによる心機能評価，遅延造影（late gadolinium enhancement：LGE）の有無やストレイン評価なども臨床的に応用されている。炎症や血管の閉塞など，急性の要素が多い心臓の分野においては，数日の検査の違いによって，

形態的にも組織学的にも状態が大きく変わる可能性があり，PET/MRI装置の利点である空間的・時間的な一致性，および良好なフュージョン画像が得られる意義は大きい。

撮像方法

PET/MRIの撮像は，基本的にはPETのプロトコールに準じて事前準備を行い，PETの収集中にMRIのパラメータを収集する。PET/CTとの違いとして減弱補正の方法が挙げられる。PET/CTでは，得られたCT値を基に患者自身のμマップを作成することが可能であるが，MRIから得られる組織の信号値は相対値であるため，そのままではμマップを作成できない。したがって，一般的にはDixon法を用いてμマップを作成している[2]。Dixon法にてin phaseおよびout of phaseの画像を得ることで，水画像と脂肪画像を作成し，これらの4種類の画像を用いて，空気，肺，脂肪組織，軟部組織にセグメンテーションしたマップを作成する。しかし，最も減弱に影響を与える骨の情報を得ることができないのが欠点である。このように減弱補正の撮像を最初に行い，PETとMRIの撮像を同時に開始する。

また，PET/MRI検査では，PETの収集に影響が出るため，free-breathによるPET収集が基本であるが，シネMRIなど形態学的評価の撮像方法ではbreath-holdがゴールドスタンダードのた

〈0913-8919/23/¥300/論文/JCOPY〉

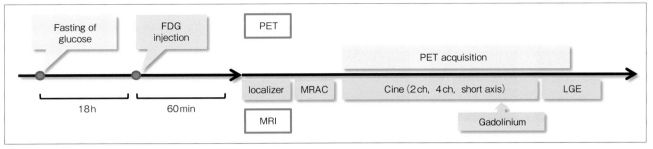

図1　心サルコイドーシスにおける¹⁸F-FDG-PET/MRIのプロトコールの一例

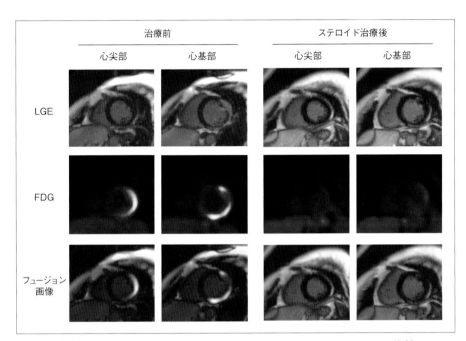

図2　心サルコイドーシスにおけるステロイド治療前後の¹⁸F-FDG-PET/MRIの比較

め，同一の呼吸条件での撮像が困難である。free-breathによる評価がbreath-holdと同等であるといった報告もあるが[3]，より正確な評価にはbreath-holdが望ましい。同時評価によるPET/MRI検査の利点を得るためには，PET収集中のfree-breathに横隔膜ナビゲートによる呼吸同期を活用する，あるいは，撮像のシーケンスが多い場合は順番を変えることでbreath-holdのシーケンスをPET収集後に加えるなどで，これらの問題をクリアしうる。心サルコイドーシスにおける¹⁸F-FDG-PET/MRIのプロトコールの一例を図1に示す。

PET/MRIの心疾患への臨床応用

　当院では，2013年からPET/MRI装置を導入し，心サルコイドーシス，虚血性心疾患，炎症性疾患など，さまざまな心血管疾患に対して¹⁸F-FDG-PET/MRIや¹³N-ammonia-PET/MRIを施行し，報告を行ってきた。各疾患の実際の臨床応用について提示する。

1. ¹⁸F-FDG-PET/MRI

1) 心サルコイドーシス

　心サルコイドーシスに対する¹⁸F-FDG-PET/MRIでは，良好なフュージョン画像が得られた（図2）。炎症を伴う部位ではFDGの集積が見られ，線維化や浮腫を伴う部位ではLGEが確認される。ステロイド治療後にFDGの集積が消失している部位において，LGEが確認されない部位があり，線維化までは及ばない炎症であったことが示唆され，治療効果判定にも有用である可能性が示唆された。

2) 冠動脈慢性完全閉塞性病変に対する心筋viability評価

　冠動脈の慢性完全閉塞性病変では，血行再建前のviability評価が重要であ

る。FDGは，心筋viabilityの残存している部位では集積があり，LGEにおいては深達度が50%以下であればviabilityは残存していると考えられている。右冠動脈の慢性完全閉塞性病変を有する患者に¹⁸F-FDG-PET/MRIを施行し，得られたフュージョン画像の一例を図3に提示する。下壁領域はPETとMRI共にnon-viable領域と考えられ，血行再建後の壁運動改善は期待できない病変である。実際に，FDG-PET，MRI共にviableな領域でカテーテル治療後の壁運動の改善の程度が最も大きいことが示され，慢性完全閉塞性病変に対するFDG-PET/MRIは，壁運動の改善の予測をより詳細に行える可能性を報告した[4]。

3) 高安動脈炎

　高安動脈炎における上行大動脈の¹⁸F-FDG-PET/MRIを図4に示す。フュージョン画像では，炎症のある大動脈の部位にFDGの集積が見られた。高安動脈炎は比較的若年で発症することも多く，ステロイド投与後の効果判定や再燃の有無について複数回の検査が必要になることが多い。PET/MRI装置を用いれば，CTによる被ばくを回避でき，患者負担の軽減にも期待できる。

4) 収縮性心膜炎

　亜急性期の収縮性心膜炎において，FDG-PET/MRIが有用であった一例を示す（図5）。外科的手術1か月後の亜急性期の収縮性心膜炎であり，心膜の肥厚や石灰化の所見に乏しい症例であった。カテーテル検査により血行動態を確認したところ，収縮性心膜炎を示唆する所見であり，¹⁸F-FDG-PET/MRIでは心膜に一致したFDGの集積を認め，診断の一助となる症例であった。また，同時に解析したLGEやシネMRIなどにより，構造的な異常がないか確認を行うことができた。

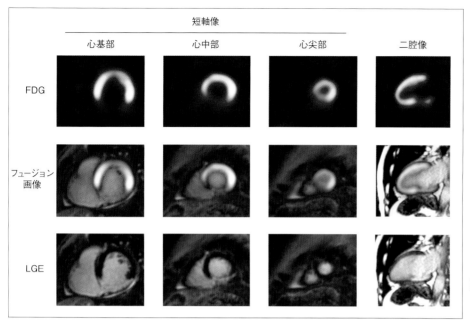

短軸像

心基部　　心中部　　心尖部　　二腔像

FDG

フュージョン
画像

LGE

図3　右冠動脈慢性完全閉塞性病変
　　　に対する[18]F-FDG-PET/MRIを
　　　用いた心筋viability評価

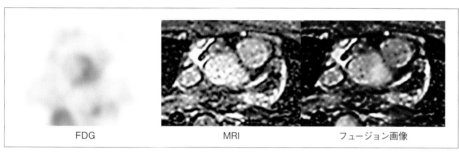

FDG　　　　　　MRI　　　　　フュージョン画像

図4　高安動脈炎に対する
　　　[18]F-FDG-PET/MRI

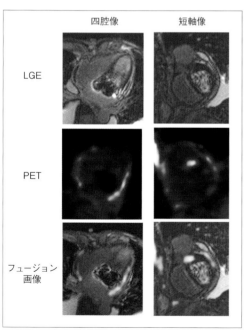

四腔像　　　短軸像

LGE

PET

フュージョン
画像

図5　亜急性期の収縮性心膜炎に
　　　対する[18]F-FDG-PET/MRI

5）閉塞性動脈硬化症

　左総腸骨動脈に狭窄を有する閉塞性動脈硬化症の一例である（図6）。[18]F-FDG-PETはプラーク内の炎症細胞，特にマクロファージの活性を定量的に評価可能であり，不安定な動脈硬化性プラークの描出が可能であることが報告されている。MR angiography（MRA）による左内腸骨動脈の狭窄部位に一致してFDGの集積を認め（図6⇐），プラークの不安定性が示唆された。病変の急速な悪化や，カテーテル治療時の血栓形成やslow flowの予測の可否など，今後のさらなる研究が望まれる。

2．[13]N-ammonia-PET/MRI

　[13]N-ammonia-PETでは，安静時と薬剤負荷時の心筋血流量を測定することで，心筋血流予備能（myocardial flow reserve：MFR）を測定することができる。MFRは，一般的には，虚血性心疾患に対する心筋虚血評価として用いられている。PET/MRI装置を用いれば，薬剤負荷前後におけるPETによるMFRや，心電図同期収集による心機能とMRIのパラメトリックマッピングによる心筋性状の同時評価が可能となる。当院では，[13]N-ammoniaとMRIによるボリュームの比較検討や，薬剤負荷前後におけるMRIで測定した心機能や壁運動の変化とMFRの関連などの報告を行ってきた[5), 6)]。今後は，虚血重症度と一過性虚血性内腔拡大（transient ischemic dilation：TID）の関連のメカニズムと実際の心機能の変化についての検討など，

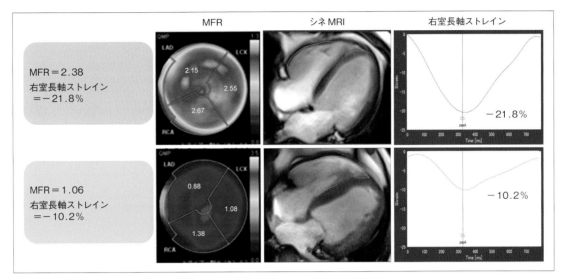

図6 閉塞性動脈硬化症に対する¹⁸F-FDG-PET/MRIを用いた不安定プラークの評価

| MRA | FDG | フュージョン画像 | 大動脈造影 |

図7 ¹³N-ammonia-PET/MRIによるMFRと右室長軸ストレインの同時評価

より詳細なメカニズムの検討を行っていく予定である。また，最近では，シネMRIからfeature trackingによるストレイン解析や，Modified Look-Locker inversion recovery法によるT1マッピング，また，MR spectroscopyなど，さまざまな指標が得られるため，これらとPET指標との組み合わせによる病態評価，予後予測も可能であり，さらなる臨床応用が期待される。われわれはMFRと右室長軸ストレインの同時評価を行い（図7），それらを組み合わせた予後評価の報告を行った[7]。

PET/MRI装置の今後の展望と課題

PET/MRI装置を用いたPETによる組織学的評価とMRIによる形態学的評価の同時評価は，さまざまな心疾患に対して有用である。また，時間的・空間的な一致性に加えて，PET/CTと比較して被ばくの低減が行えることや，PETとMRI検査を別々に行う必要がな

く，患者負担の軽減につながる可能性がある。さらに，¹⁸F-NaFや¹⁸F-Flurpiridazなどの新規トレーサーや，4D flow MRIなど，PETとMRIのそれぞれの技術の発達に伴い，それらを組み合わせたPET/MRI検査の心臓の分野へのさらなる応用が期待される。

しかし，心疾患に対するPET/MRI検査は，現時点では保険収載されていないため，検査結果を実臨床に適用できないことが障壁の一つとなっている。また，検査機器が高額であることや放射線管理区域内での検査機器設置などの環境要因もあり，本邦ではPET/MRI装置は10〜20台程度の普及にとどまっている。PET/MRI装置による同時撮像のメリットは多いが，上記デメリットを克服するほどのエビデンスの蓄積は十分でなく，国内外においても導入が思うように進んでいないのが現状である。現在の診断技術からブレイクスルーとなるような多くの臨床研究が報告され，ハイブリッドイメージングモダリティとして普及していくことに期待したい。

●参考文献
1) Delso, G, et al. : Performance measurements of the Siemens mMR integrated whole-body PET/MR scanner. J. Nucl. Med., 52 (12) : 1914-1922, 2011.
2) Lau, J.M.C., et al. : Evaluation of attenuation correction in cardiac PET using PET/MR. J. Nucl. Cardiol., 24 (3) : 839-846, 2017.
3) Kolbitsch, C., et al. : Cardiac and respiratory motion correction for simultaneous cardiac PET/MR. J. Nucl. Med., 58 (5) : 846-852, 2017.
4) Kiko, T., et al. : Myocardial viability with chronic total occlusion assessed by hybrid positron emission tomography/magnetic resonance imaging. J. Nucl. Cardiol., 28 (5) : 2335-2342, 2021.
5) Kiko, T., et al. Direct comparisons of left ventricular volume and function by simultaneous cardiac magnetic resonance imaging and gated ¹³N-ammonia positron emission tomography. Nucl. Med. Commun., 41 (4) : 383-388, 2020.
6) Kiko, T., et al. : Simultaneous assessment of coronary flow reserve and left ventricular function during vasodilator stress evaluated by ¹³N-ammonia hybrid PET/MRI. Clin. Radiol., 76 (6) : 472. e1-472. e9, 2021.
7) Endo, K., et al. : Prognostic value of simultaneous analysis with myocardial flow reserve and right ventricular strain by hybrid 13N-ammonia positron emission tomography/ magnetic resonance imaging in coronary artery disease. Int. Heart J., 63 (6) : 1063-1069, 2022.

2. 核医学装置の技術革新がもたらす循環器画像診断のCutting edge

2）3検出器型SPECT装置「GCA-9300R」を用いた負荷血流心筋シンチグラフィの実際
——問診票を用いた検査前処置の取り組み，腹臥位短時間撮像法の紹介

安藤　猛晴[*1]／皆川　智哉[*1]／松木　直也[*1]／
立木　一博[*1]／濱崎　千裕[*1]／諸井　雅男[*2]
*1 東邦大学医療センター大橋病院放射線部　*2 東邦大学医療センター大橋病院循環器内科

現在，心筋の機能評価において，心臓核医学検査は欠かせない検査である。その中でも負荷心筋血流シンチグラフィは，日本国内において1970年代中頃より始まり，45年以上の長きにわたるエビデンスが構築され，心筋虚血の有無や治療後の予後評価などの判定においてゴールドスタンダードとなっている。

その経験からわかってきたことは，さまざまな種類のアーチファクトの存在である。代表的なアーチファクトとして，心臓下壁に隣接する横隔膜の動き，厚みなどによるカウントの減衰（attenuation）や心臓が持ち上がる動き（upward creep）などがある。多くの研究者が，アーチファクトを克服しようと検査法の工夫や試行錯誤を行い，論文などで発表を行ってきた。当院の負荷心筋血流シンチグラフィは，先人達の研究や取り組みを臨床現場に導入することで検査の正診率を高めており，本稿で報告する。

当院の負荷心筋血流シンチグラフィの実際

2004年，2020年の6月において，負荷心筋血流シンチグラフィを受けた患者の体重と年齢の関係を図1に示した。2004年と比べ，2020年では80歳以上の高齢者の検査が増加している。この傾向は現在も継続しており，高齢者は腎障害などのリスクを併発していることが多いため，造影剤を使用しない核医学検査が多く利用されている。

また，両グラフの近似直線の傾きを見ると，2004年と比べ2020年では，若年者の患者の体重が増加傾向にあり，特に40歳代においては80kg以上の占める割合が高い。高齢者や体重過多な患者が増えたことにより，臨床現場で必要とされる装置として，短時間撮像で多くのカウントが得られる装置が求められており，以前は2検出器型SPECT装置（以下，2検出器装置）を使用していたが，現在はキヤノンメディカルシステムズ社製3検出器型SPECT装置「GCA-9300R」（以下，3検出器装置）を導入し検査を行っている。3検出器装置は，2検出器装置に比べ検出器が多く，理論的に得られるカウントは1.5倍になると予想される。そこで，50mLのシリンジに1.85MBqの^{99m}Tcを封入し，3検出器装置，2検出器装置で同時にSPECT撮像し，カウントを見た（図2，3）。結果は，2検出器装置で得られたカウントに対して3検出器装置は1.41倍となった。1.41倍にとどまった理由として，3検出器装置の寝台やコリメータの構造が2検出器装置より厚みがあるためと考えられる。予想より得られるカウントは少なかったが，臨床現場において，より多くのカウントが得られる汎用型SPECT装置は貴重な存在である。

問診票を用いた検査前処置の取り組み

当院が問診票を用いた検査前処置の説明を行う理由として，負荷検査で患者にしっかりと負荷をかけることを重要視しているためである。

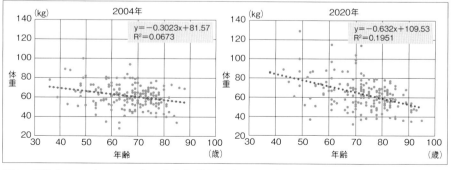

図1　当院の2004年，2020年の患者年齢と体重の関係グラフ

〈0913-8919/23/¥300/論文/JCOPY〉

3検出器装置の心筋SPECT撮像条件で実験
50mLのシリンジに対し1.85MBqの^{99m}Tcを封入

・matrix size	: 128 × 128	・main peak	: 140keV ± 20%
・pixcel size	: 3.2mm	・collimator	: LEHR
・acquisition mode	: Step & Shoot	・distance	: 24cm
・acquisition time	: 15min	・FBP	: Ramp filter
・degree	: 6degree	・Butterworth filter	: 0.45cycles/cm order 4
・zoom	: 1 times		

実際の臨床現場でも，acquisition time，distance以外は同じ条件で患者を撮像し，画像処理を行っている。

図2　シリンジを使用したカウント測定実験の撮像条件

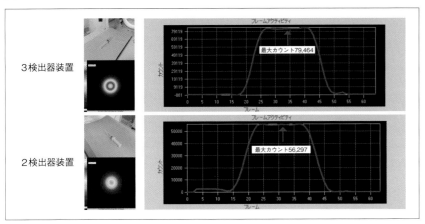

図3　シリンジを使用したカウント測定実験の結果

問診票で尋ねていること	前処置でお願いしていること
・身長，体重 ・喘息発作の有無 ・腹部手術の有無 （胃，胆嚢の切除など） ・血糖値測定装置の有無	・朝食を少なめに案内する。 （検査開始から2回食事を取るため） ・検査2日前からのカフェイン制限 （チョコレート，ココアも含めて） ・通常使用薬は基本的に制限なし （テオフィリン系の薬は使用中止をお願いする）

図4　問診票の記入，前処置での説明事項

検査予約が入った際，診療放射線技師が患者に対し，放射線被ばくや前処置案内表，薬剤メーカーのパンフレットを利用し，検査内容，カフェイン摂取禁止，当日の食事に関する注意などを説明する。そして，患者の状態把握のために問診票を記入していただき，検査前日までに検査担当の循環器医師による患者状態の確認が行われる。ごくまれに完全房室ブロックや重度の喘息患者がおり，休薬の指示をすることや予約の時点で安静2核種検査に変更することがある（**図4**）。

負荷検査（薬物だけでなく運動負荷も）を受ける患者は，カフェインの摂取を検査2日前より止めている。体に取り込まれたカフェインの排出半減期は通常6時間とあるが，当院は高齢者の検査が多く肝臓の代謝が悪いため，循環器医師の提唱で2日間停止している。

負荷検査の方法

負荷方法はエルゴメータを使用し，検査全体の8割が運動併用薬物負荷となり，運動負荷検査のみが1割，薬物負荷検査のみ（アデノスキャン使用）が1割となる。運動負荷検査のみが第一選択となるが，高齢者が多く，薬物と併用で安全を確保しながらしっかりと運動負荷をかける検査を心がけている。また，運動を併用することでアデノスキャン特有の症状を軽減でき，患者から不満の訴えはない。

薬物負荷検査のみの患者が，カフェインを摂取したと検査直前に報告することがある。その時はエルゴメータで十分に運動負荷をかける。また，当日に運動負荷ができない患者（左脚ブロックがあることが判明など）でも，カフェイン摂取制限をしているので急な薬物負荷への変更も可能である。

検査で正しい結果を出すためには，患者の状態を事前に把握し，前処置のために患者の協力を得なければならない。前処置は患者にとって大変な作業であるが，この重要な作業を患者にいかに理解してもらうかが検査の正診率の分かれ目となる。

検査の流れ

当院の負荷心筋血流シンチグラフィは，^{99m}Tc製剤を使用し負荷先行で検査を行っている。1日3～4件検査を行っており，**図5**に，9時から始まる患者の一例を紹介する。

患者には，負荷中に296または370MBqの^{99m}Tc製剤を投与する。負荷検査終了後，検査室を退出して高脂肪食を摂取し，1時間後から負荷後撮像を行う。その理由は，肝臓，胆嚢に集積した放射能の排出を促すためである。負荷後撮像の終了後，安静時撮像のための740MBqの^{99m}Tc製剤を投与する。再度，高脂肪食を食し，2時間後に安静時撮像を行い，13時30分ごろに検査が終了する。撮像，処理条件は**図2**の記載と同様である。

SPECT撮像のこだわり

図5のとおり，心筋static撮像（以下，static）前に患者は，飲水制限がないかぎり炭酸水（150mL）を飲む[1]。その後，腹部に横隔膜圧迫用のベルトを巻き，しっかりと両手を挙上した状態でstaticを2分間行う。撮像に入ると，寝台上で入眠する患者がおり呼吸が大きくなるので，細かく検査残時間を伝え検査中は入眠させないように注意する。

仰臥位SPECT撮像（以下，仰臥位撮像）に入る前に，両腕を2分間挙上することと炭酸ガスによる胃泡の効果で，心基部を軸とした心臓の挙動（upward creep）はほぼ収束する。

仰臥位撮像終了後，ただちにprojectionで体動を確認し，心筋3断面画像を作成する。心筋下壁のattenuationの存在を確認したら，腹臥位SPECT撮像（以下，腹臥位撮像）に移行する。

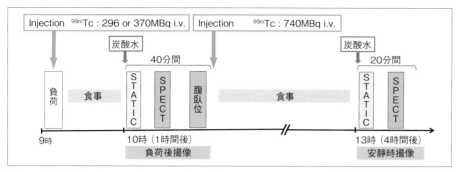

図5　負荷心筋血流シンチグラフィの撮像プロトコール

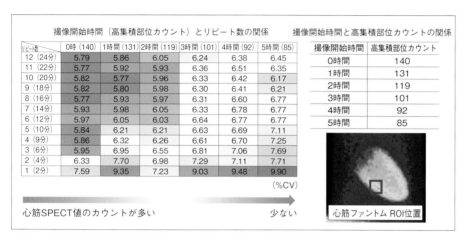

図7　撮像開始時間（高集積部位カウント）とリピート数の関係表

リピート数	0時 (140)	1時間 (131)	2時間 (119)	3時間 (101)	4時間 (92)	5時間 (85)
12 (24分)	5.79	5.86	6.05	6.24	6.38	6.45
11 (22分)	5.77	5.92	5.93	6.36	6.51	6.35
10 (20分)	5.82	5.77	5.96	6.33	6.42	6.17
9 (18分)	5.82	5.80	5.98	6.30	6.41	6.21
8 (16分)	5.77	5.93	5.97	6.31	6.60	6.77
7 (14分)	5.93	5.98	6.05	6.33	6.78	6.77
6 (12分)	5.97	6.05	6.03	6.64	6.77	6.77
5 (10分)	5.84	6.21	6.21	6.63	6.69	7.11
4 (9分)	5.86	6.32	6.26	6.61	6.64	7.25
3 (6分)	5.95	6.95	6.55	6.81	7.06	7.69
2 (4分)	6.33	7.70	6.98	7.29	7.11	7.71
1 (2分)	7.59	9.35	7.23	9.03	9.48	9.90

(%CV)

撮像開始時間（高集積部位カウント）とリピート数の関係　　撮像開始時間と高集積部位カウントの関係

撮像開始時間	高集積部位カウント
0時間	140
1時間	131
2時間	119
3時間	101
4時間	92
5時間	85

心筋SPECT値のカウントが多い　　　　　　　　少ない

心筋ファントム ROI位置

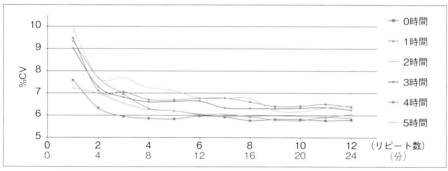

図8　リピート数と%CVの関係グラフ

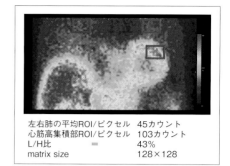

図6　症例1：staticのL/H比臨床画像
46歳，男性，80kg，BMI 26
労作時呼吸苦
□はROI位置

左右肺の平均ROI/ピクセル	45カウント
心筋高集積部位ROI/ピクセル	103カウント
L/H比 =	43%
matrix size	128×128

attenuationがなければ，安静時撮像のため放射性医薬品を投与する。

Static画像の利用方法

　胆囊集積が高い場合は，仰臥位，腹臥位撮像時に，患者の体位を寝台に対して5°位斜めに寝かせる。これにより，胆囊からのストリークアーチファクトを避けることができる。再構成法は基本的にFBP法であるが，まれに胆囊からのアーチファクトを避けられない場合があり，3D-OSEM法で処理した画像も提供する。
　staticの心筋高集積部位と肺野に関心領域（ROI）を設置し，ROI内の平均

カウントを利用して肺集積／心臓集積比（L/H比）を観察している。40％以上の数値を示した場合，拡張末期圧が高い可能性があり，重症病変を疑う。
　図6に症例1を紹介する。運動併用薬物負荷検査後，staticを行いL/H比は43％と高値を示した。心臓カテーテル検査の結果はLAD total，RCA 99％狭窄からLADにcollateral flowあり，CX正常の症例であり，staticは診断の補助検査となっている。
　また，staticの心筋高集積部位のROI内平均カウント（高集積部位カウント）を利用し，負荷後の仰臥位撮像時間を算出している。3検出器装置導入当

初は，患者体重や被検者位置決めモニタのカウントから撮像時間を算出していたが，負荷方法の種類（運動負荷，薬物負荷，運動併用薬物）によっては心筋に取り込まれる放射能量が変わるため，現在はstaticより算出している。
　そして，当院ではstaticから画質を担保するSPECT撮像時間について研究（第42回日本核医学技術学会総会学術大会で発表）を行っているので紹介する。心筋ファントムを3検出器装置の寝台に設置し，移動をさせずにstaticを2分間撮像し，続けてcontinuous法（1回の撮像時間が2分間を12回リピートし合計24分間）によりSPECT撮像を行った。その組み合わせを1時間おきに5回（計5時間）行った。得られたstaticの高集積部位カウントを算出し，続けて撮像したcontinuous法のリピート数ごとの心筋ファントム全体のSPECT値から%CV（%CV＝標準偏差／平均値）を算出した（図7，8）。
　各撮像時間の24分時の%CVを1と正規化し，各リピート数の%CVを数値化した（得られた数値を変動率とした）。変動率が1.02を超えないリピート数を見つけ出し，staticの高集積部位カウントとの関係から近似直線を作成した（図9）。
　staticの高集積部位カウントは1ピクセルあたり85～140カウントの範囲を示し，図8の横軸の撮像時間が短くなるほど，縦軸にある%CVの数値が多くなる。つまり，staticの高集積部位カウントが低くなるほど，そして撮像時間が短くなるほど，ノイズ量が多くなることがわかる。変動率が1.02以下を保つためには撮像時間を延ばすか，staticの高集積部位カウントが多くなければならない。図9

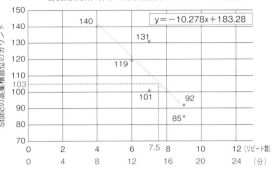

撮像開始時間とリピート数の関係
（正規化後）

	0時間	1時間	2時間	3時間	4時間	5時間
12	1	1	1	1	1	1
11						
10						
9					1.005	0.962
8						
7		1.019		1.015		
6			0.997			
5						
4	1.012					
3						
2						
1						

（変動率）

変動率が1.02以下になるリピート数と
各撮像開始時間の高集積部位のカウントの関係

$y = -10.278x + 183.28$

（縦軸：Staticの高集積部位のカウント）

140
131
119
103
101
92
85

7.5
（リピート数）
（分）

図9　リピート数と％CVの関係グラフ

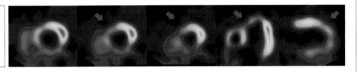
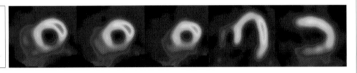

負荷後画像
16分間収集
投与量：370MBq
MAX：73カウント

安静時画像
11分間収集
投与量：740MBq
MAX：94カウント

図10　症例1：心筋SPECT臨床画像
　　　→：安静時画像に比べ，負荷後画像においてLAD領域で集積低下が認められる。

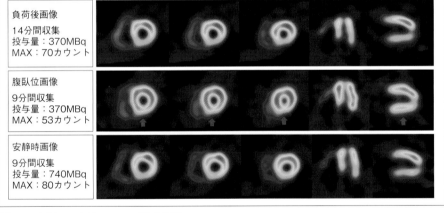

負荷後画像
14分間収集
投与量：370MBq
MAX：70カウント

腹臥位画像
9分間収集
投与量：370MBq
MAX：53カウント

安静時画像
9分間収集
投与量：740MBq
MAX：80カウント

図11　症例2：心筋SPECT臨床画像
　　　82歳，男性，65kg，BMI 25。胸部圧迫感あり，4年前に＃6にステント留置。
　　　→：負荷後画像に比べ，腹臥位画像では下壁において集積が確認される。

の心筋ファントムから得られた高集積部位カウントとリピート数（撮像時間）の近似直線から，心筋高集積部位にROIを設置しカウントを計測することで，変動率が1.02以下にならないリピート数が推測可能なことを示している。

臨床現場では，この研究から得たデータを基に負荷後撮像最小時間を推測し検査を行っており，実際の患者のSPECT高集積部位カウント（正常部位）は，1ピクセルあたり60〜80カウントが保たれている。

症例1を引用すると，staticの高集積部位カウントは103であり，撮像時間は図9より16分となる。実際に，SPECT高集積部位のMAXカウントを計測すると，負荷後で73，安静時で94を示している（図10）。

腹臥位撮像に関して

高齢者は体位保持が困難なため，腹臥位の撮像時間は，仰臥位撮像時間の2/3にとどめており，最長でも11分間程度にしている。腹臥位の心筋高集積部位カウントの平均は，仰臥位撮像のおよそ1/2〜2/3のカウント（40〜60/ピクセル）となる。心筋全体のカウントは少なくなり多少の画像ノイズが見られるが，仰臥位撮像時に呼吸が乱れている患者でも横隔膜が押さえつけられ呼吸が安定するため，心筋下壁の評価に適している[2]。

図11に症例2を紹介する。運動併用薬物負荷を行い仰臥位撮像後，attenuationを確認したので腹臥位撮像を行った。診断結果は，心筋下壁については正常とし，LAD末梢の梗塞のみとなった。負荷心筋血流シンチグラフィの2年後，コロナワクチン接種後に胸部違和感があり，心臓カテーテル検査が施行されたが，RCAに異常はなかった。

安静時撮像に関して

安静時撮像時間は，仰臥位撮像時間の2/3に設定している。

◎

今回，当院の負荷心筋血流シンチグラフィの問診票を用いた検査前処置の取り組み，そして，腹臥位短時間撮像法を紹介した。患者からすると，検査前処置は非常に厄介な作業であるが，こちらも熱意を持って患者のために正しい検査を行いたいことを説明すると，つらい2日間のカフェイン制限も行ってくれる。また，腹臥位画像の医師の評価として，すべての心筋下壁のattenuationが解消されるわけではないが，RCA領域の偽陽性患者が減り，今では腹臥位撮像はなくてはならない重要な情報と言われている。腹臥位撮像の導入を検討している施設において，今回の報告が参考になれば幸いである。

●参考文献
1) Hara, M., et al. : Reduction of intracardiac intestinal activity by a small amount of soda water in technetium-99m tetrofosmin myocardial perfusion scintigraphy with adenosine stress. *J. Nucl. Cardiol.*, 15 (2) : 241-245, 2008.
2) 木村祐貴，他：心筋血流シンチにおける腹臥位撮像の有効性. 日本心臓核医学会誌, 23 (1) : 15-16, 2021.

2. 核医学装置の技術革新がもたらす循環器画像診断のCutting edge

3) キヤノンメディカルシステムズ社製「GCA-9300R」を用いた心臓核医学検査

米山　寛人　金沢大学附属病院放射線部

　金沢大学附属病院では，3台のSPECT/CT装置と，キヤノンメディカルシステムズ社製3検出器型SPECT装置「GCA-9300R」，他社製の心臓専用半導体SPECT装置（以下，他社製SPECT）が稼働している。当院では1990年代から3検出器型SPECT装置を使用しており，GCA-9300Rは心筋血流シンチグラフィや脳血流シンチグラフィで高い診断能を持つことで定評がある。このGCA-9300Rに，国内外から心臓の検査で高い評価を得ている強力な好敵手（ライバル）である他社製SPECTが現れた。そこで，この2機種に関して心筋ファントムと臨床画像から虚血診断能を比較したので報告する。

心筋ファントムによる検討

　虚血部を再現できる心筋ファントム（Radiology Support Devices社製「RS-800T」）を用いてGCA-9300Rと他社製SPECTの虚血診断能の比較を行った。心臓ファントムの正常部に0.1MBq/mLの^{99m}Tcを封入し，虚血部（前壁中隔と側壁）はその半分の濃度（0.05MBq/mL）の^{99m}Tcを封入した。他社製SPECTとGCA-9300Rを用いて1，2，4，8，16分間収集で負荷（STRESS）画像を撮像した。安静（REST）画像として，ファントムをすべて均一の^{99m}Tcで満たし撮像を行った（図1）。REST像とSTRESS像を並べ，虚血の有無を視覚評価した。医師5名，診療放射線技師2名による5段階の視覚評価を行い，診断精度を見るためにreceiver operating characteristic（ROC）解析を行った。他社製SPECT

において収集時間1，2，4，8，16分での心筋への集積は，それぞれ0.5，1.0，2.0，4.0，8.0メガカウントであった。メーカー推奨値は1メガカウント以上である。収集時間2分以下では，他社製SPECTがGCA-9300Rに比べてarea under the curve（AUC）が有意に高い値を示した。収集時間4分以上では，他社製SPECTとGCA-9300RのAUCに有意差を認めず，収集時間8分以上では同等の診断能であった（図2）。

臨床画像による検討

　GCA-9300Rと他社製SPECTの両方で撮像を行い，60日以内に心臓カテーテル検査を行った24症例を対象とした臨床画像による検討を行った（男性：20名，女性：4名，年齢：73.3±8.6歳）。^{99m}Tc製剤の投与量は，負荷時：250〜370MBq，安静時：740〜1110MBqで，

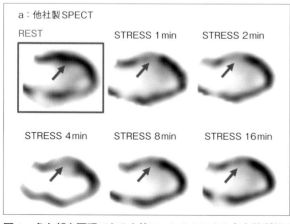
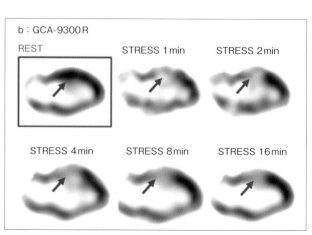

a：他社製SPECT　REST　STRESS 1 min　STRESS 2 min　STRESS 4 min　STRESS 8 min　STRESS 16 min

b：GCA-9300R　REST　STRESS 1 min　STRESS 2 min　STRESS 4 min　STRESS 8 min　STRESS 16 min

図1　虚血部を再現できる心筋ファントムによる虚血診断能の検証
↑：虚血部

〈0913-8919/23/￥300/論文/JCOPY〉

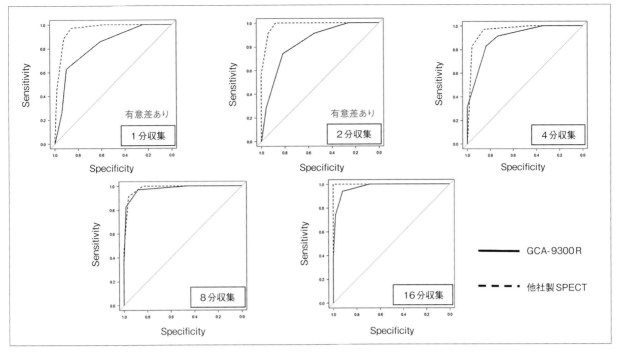

図2　心筋ファントムによる視覚評価のROC解析

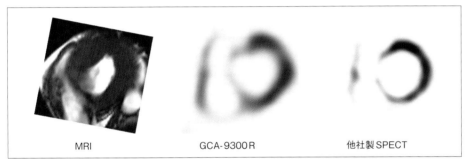

図3　肥大型心筋症の症例

投与後60分以降に撮像を行い，薬剤負荷はアデノシン（120μg/kg）を6分間かけて投与した。冠動脈造影〔冠血流予備量比（fractional flow reserve：FFR）≦0.80を虚血〕と臨床情報を含めた総合的な情報を基に，核医学専門医が症例ごとの解答を作成し正解とした。核医学専門医2名が5段階で集積低下部位とその確信度について評価した。

　他社製SPECTは心臓専用に設計されただけあり，収集時間が短く，患者の負担が少なく，座位で楽な姿勢で撮像できる。また，心外集積の影響が少ないことがメリットとして挙げられる。GCA-9300Rは，通常のガンマカメラよりも小型の2インチの光電子増倍管（photomultiplier tube：PMT）を使用しているため均一性が良く，空間分解能補正で発生するギブスアーチファクトの抑制のアルゴリズムを使用しているた

めアーチファクトが少ない。一方，他社製SPECTでは心尖部と下壁に限局性集積低下領域が見られた。これは生理的なapical thinningによる部分容積効果の影響が考えられる。他社製SPECTは心筋が細く描出されるため，GCA-9300Rでは心外集積と下壁の分離が難しい症例でも，他社製SPECTではっきりと分離される症例があった[1]。しかしながら，他社製SPECTでは肥大型心筋症の患者でも心筋が細く描出される症例が見られ，再構成法の影響を受けている可能性がある[2,3]（**図3**）。

　他社製SPECTとGCA-9300Rの虚血診断能は同等で，正診率は他社製SPECT：83.3％，GCA-9300R：85.5％と良好な診断能を示した。感度は他社製SPECTの83.3％に対して，GCA-9300Rは66.7％であった。特異度は他社製SPECTの83.3％に対して，GCA-

9300Rが91.7％であった（**図4**）。しかし，他社製SPECTでは心尖部やや下部に限局性集積低下領域を生じることがあり，apical thinningに加えて心尖部の壁運動や呼吸性移動の影響を受ける可能性が考えられ，画像の特性をよく知った上で検査を行うべきである。

　◎

　臨床画像による検討では，GCA-9300Rと他社製SPECTの虚血診断能に有意差を認めなかった（**図5**）。GCA-9300Rは脳血流シンチグラフィなどの心臓以外の検査にも使用できるため，汎用性が他社製SPECTよりも高いが，さすがに心臓専用なだけあってスループットに関しては他社製SPECTが優れている。虚血部を再現できる心筋ファントムによる検討では，収集時間8分以上でGCA-9300Rが他社製SPECTと同等の虚血診断能であった。

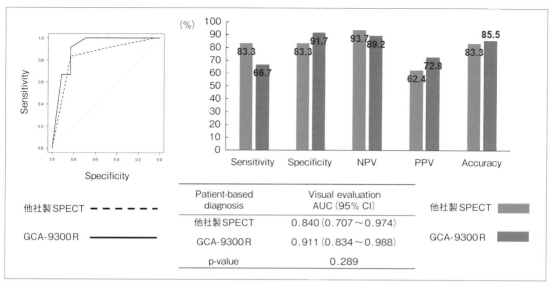

| 他社製SPECT | ━ ━ ━ ━ |
| GCA-9300R | ───── |

Patient-based diagnosis	Visual evaluation AUC (95% CI)
他社製SPECT	0.840（0.707〜0.974）
GCA-9300R	0.911（0.834〜0.988）
p-value	0.289

| 他社製SPECT | ▉ |
| GCA-9300R | ▉ |

図4　GCA-9300Rと他社製SPECTの虚血診断能の比較
NPV：negative predictive value, PPV：positive predictive value

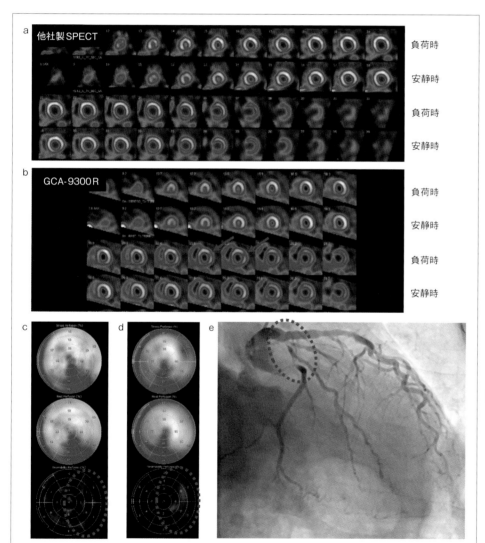

図5　GCA-9300Rと他社製SPECTの臨床画像の比較
a：他社製SPECTのSPECT画像
b：GCA-9300RのSPECT画像
c：他社製SPECTのブルズアイマップ
d：GCA-9300Rのブルズアイマップ
e：冠動脈造影
冠動脈造影では左冠動脈回旋枝（left circumflex artery：LCX）に有意狭窄があり（c〜e◯），GCA-9300Rによる負荷心筋SPECTでは側壁に虚血所見が見られるが（b←），他社製SPECTではequivocalな所見である。

●参考文献
1）Yoneyama, H., Nakajima, K., Taki, J., et al. : Comparison of Myocardial Ischemia Detection Between Semiconductor and Conventional Anger-type Three-detector SPECT. *Ann. Nucl. Cardiol.*, 7（1）: 49-56, 2021.
2）Tsuboi, K., Nagaki, A., Shibutani, T., et al. : Optimal choice of OSEM and SD reconstruction algorithms in CZT SPECT for hypertrophic cardiomyopathy patients. *J. Nucl. Cardiol.*, 28（1）: 236-244, 2021.
3）Nakajima, K., Yoneyama, H., Slomka, P. : Beware the pitfalls of beauty : High-quality myocardial images with resolution recovery. *J. Nucl. Cardiol.*, 28（1）: 245-248, 2021.

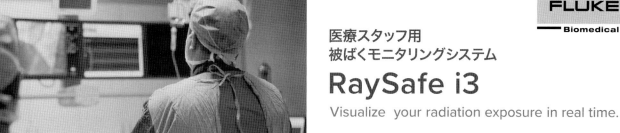
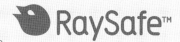
INFORMATION

近畿心血管治療ジョイントライブ（KCJL）2023

［メインテーマ：Quality created by Technology and Mind］（2023/4/13～15開催・大阪）

2020年に端を発したコロナ禍により，心血管治療を取り巻く世界も一変しました。あらゆる学会・研究会がWeb配信となり，自宅に居ながらにして新たな知見を得られる一方，会員同士の配信に乗らない生の経験談を直接聞く機会が奪われてしまいました。KCJL 2023では4年ぶりにオンサイトでの開催を企画しました。SHDも含めたライブデモンストレーションを含め，各テーマに最新のTechnologyはもちろんのこと，治療に携わる者のMindを込めて開催いたします。会場の至る所で活発な討論ができ，参加者の皆様とともに学び合える会にしたいと考えています。皆様方のご参加，ご協力をお願い申し上げます。

【日　時】2023年4月13日（木）～15日（土）
【会　場】ナレッジキャピタルコングレコンベンションセンター
　　　　　〒530-0011　大阪市北区大深町3-1
　　　　　グランフロント大阪 北館 B2F
　　　　　TEL 06-6292-6911　FAX 06-6292-6921
【当番世話人】浜中一郎（洛和会丸太町病院）
【事前参加登録期間】
●2023年2月1日（水）～3月21日（火）
　メディカル：1万6000円（全日参加）
　サージカル（1日券）：5000円（4/15参加）
　コメディカル：3000円（全日参加）
　企業：1万6000円（全日参加）
●2023年3月22日（水）～4月15日（土）
　メディカル：2万円（全日参加）

　サージカル（1日券）：5000円（4/15参加）
　コメディカル：4000円（全日参加）
　企業：2万円（全日参加）
＊研修医および学生の方の参加登録費は無料です（事前参加登録不要）。研修医の方は，所属長の捺印のある研修医証明書もしくは研修医と記された病院名札を当日必ずご持参ください。学生の方は，当日必ず学生証をご持参ください。

【問い合わせ先】
　近畿心血管治療ジョイントライブ（KCJL）事務局
　〒440-0886　愛知県豊橋市東小原町48番地
　セントラルレジデンス201
　TEL 0532-57-1278　FAX 0532-52-2883
　E-mail kcjl@kcjl.gr.jp　URL https://www.kcjl.gr.jp/2023

放射線部門DXの最新トレンド2023

ワークステーション＆医療被ばく管理のトピックス

インナービジョンでは2023年1月26日（木）にWebセミナー「第7回医療革新セミナー」を開催した。2題の講演とユーザー報告，企業プレゼンテーションで，放射線部門のDXを推進するワークステーションや線量管理の基本，最新情報を共有した。その内容を抜粋して誌上再録する。

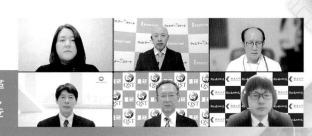

講演

「医用画像ワークステーションの進化と将来展望」

井田義宏 先生（藤田医科大学病院放射線部）

WSの進化

ワークステーション（WS）を用いた三次元画像作成はヘリカルスキャン黎明期から行われてきたが，現在ではセグメンテーションや各種解析，画像演算の高速処理が可能になり，多くの機能にdeep learningが利用されるなど進化を遂げている。最近は，光の拡散と反射を緻密にシミュレーションすることで写実的な画像を描出する新しい表現方法が開発されているほか，表示方法もAR（拡張現実）やMR（複合現実）へと広がり，3Dプリンタによる実体モデルも作成されるなど応用が拡がっている。

WSによる画像処理の課題

WSによる画像処理には課題もある。「自動作成の正確性」については，精度はかなり向上しているものの動静脈分離などは匠の技にはまだ及ばないと感じている。また，「作成した画像の責任」については，保健医療分野AI開発加速コンソーシアムが，現時点では医師が最終責任を負うとしている。それでも診療放射線技師は医師に責任を押しつけるのではなく，責任感をもって最善の画像の作成に努めなければならない。

また，「有益な画像作成ができているか」「作成者の力量の差」といった課題には，三次元画像の標準化や人材教育が有効であり，日本診療放射線技師会では画像等手術支援診療放射線技師認定制度を創設した。撮影から一元管理することで品質を担保する，3D画像作成は診療放射線技師の仕事であることをアピールするといったねらいもあるが，何よりも患者や医師のためになる画像作成には，教育された診療放射線技師が適任であるという理由がある。

そのほかの課題として「薬機法の功罪」があり，品質が保証される一方で，ハードルが高くベンチャー企業の参入を阻んでいる現状がある。また，ソフトウエア（WS）とハードウエア（市販PC）の耐用年数が違うことも課題であるが，ソフトウエアで薬機法承認を得たWSも出てきており，ハードウエアと切り離した管理が可能になっている。

将来展望

今後はAIの利用により精度の向上と短時間化が進み，元画像の精度・再現性の向上とともに高品質な処理が生かされるだろう。ただし，AIの利用に関しては精度の検証に注意が必要で，これまでどおり再現性を含めた画像の精度を常に意識して，誤差要因の排除に努めなければならない。匠と呼ばれる先駆者たちが常に高みをめざすように，画像作成に携わる診療放射線技師には，WSに使われるのではなくWSを使いこなすようになってほしい。

講演

「医療被ばくの線量管理と記録」

奥田保男 先生（量子科学技術研究開発機構情報基盤部）

ガイドラインの概要

厚生労働省が公表した「診療用放射線の安全利用のための指針策定に関するガイドライン」には，安全管理に関する基本的考え方や，研修・改善のための基本方針などが示されており，その要点を紹介する。医療被ばくに関する放射線防護は，「医療被ばくに上限値はない（線量限度は適用しない）」「放射線利用の正当化」「防護の最適化」が原則であり，ALARAの原則に則り最適化を図ることが求められる（職業被ばくにも当てはまる）。研修は施設内や関連学会・団体での実施や，e-learningなど可能な方法で，年1回以上の実施が求められている。なお，放射線業務従事者が受ける電離放射線障害防止規則（電離則）の研修と混同しないように注意する。

線量管理・記録においては，管理対象となる機器かどうかは添付文書に記載された名称で確認する。線量管理は，診断参考レベル（DRL）を活用して定期的に行うほか，プロトコール改定時や機器更新時にも実施すべきである。線量記録の様式はガイドラインに示されているが，日本医学放射線学会ではそのほかにも線量管理システムへの保存など7つの記録様式を示している。線量管理システムが必須ということではないので，できるところから取り組むことが重要である。

さらに有害事象等発生時の対応においては，有害事象が医療被ばくに起因するものかを確認した上で検証し，改善・再発防止のための方策を実施するが，それを実行するための体制・手順を整えておく必要がある。患者との情報共有においては，平易な言葉で説明することが大切で，特に有害事象発生時には丁寧な説明を心がける。

DRLとは何か

DRLとは，より少ない線量で適切な画像を提供できるようにするプロセスを推進するためのツールであり，閾値として判断したり，患者個人に適用したりするものではない。施設で比較に用いる場合には，標準体型患者のデータの中央値と比較する。また，施設によって条件や特性が異なるため，DRLが低ければよいというような良い診療と悪い診療を区別するものでもないことを認識する必要がある。

J-RIMEでは2025年のDRLs改訂に向けて活動を開始しており，対象モダリティに治療計画用CTを追加する予定である。病院の規模や環境にかかわらず多くの情報を提供いただくことで，DRLはより良いものとなっていくので，各施設への線量データ提供依頼の際には，ぜひご協力いただきたい。

〈0913-8919/23/￥300/論文/JCOPY〉

ユーザー報告：ザイオソフト

「熊本大学病院における『REVORAS』の使用経験」榎本隆文 先生（熊本大学病院医療技術部診療放射線技術部門）

当院では循環器領域を中心に3D画像処理件数が年々増加しており，3D作成に多くの時間を要している。今回，ザイオソフトの最新WS「Ziostation REVORAS」（REVORAS）を使用する機会を得たので，その経験を紹介する。

「Smart Imaging "みる" をシンプル，スマートに」をコンセプトに開発されたREVORASは，機能が刷新されている。ユーザーインターフェイスにはシンプルでわかりやすいアイコンが採用され，直感的に操作可能である。新機能として，さまざまな光源をシミュレートすることでリアルな

形状・質感・奥行きを表現する「レンブラント」と，複数画像を重ね合わせる際にコントラストや形状を維持したまま表示する「トランスペアレンシー」が搭載された。聴神経腫瘍の症例においては，トランスペアレンシーにより骨と静脈洞の位置関係を確認でき，レンブラントにより血管の重なりや奥行き方向の視認性が向上し，有用であった。また，自動抽出機能を強化しており，非造影画像にも一部対応したことで高度腎機能障害患者や造影剤アレルギー患者の画像にも適用できるようになった。気管支や肺動静脈の自動作成も高精度に

行うことができる。

Ziostation2とREVORASで同一患者5症例について非造影アブレーション術前の3D画像処理時間を比較した結果，REVORASでは作成時間を約1/5に短縮でき，画像のクオリティも高かった。ほかにも，非剛体レジストレーションや心臓周囲脂肪解析など，近年の臨床ニーズに応える新機能が多く追加されている。

REVORASは，コンセプトどおりの直感的にわかりやすい操作性と，AIを用いた自動抽出機能の精度向上により，画像処理時間を大幅に短縮できるWSである。

企業プレゼンテーション①：インフォコム

「最新バージョン（Ver.10）で進化した被ばく管理機能のご紹介」

2020年4月より施行された「医療法施行規則の一部を改正する省令」では，診療用放射線の適正利用を目的に，安全管理責任者の配置，安全利用のための指針策定，研修の実施，被ばく線量の管理・記録が義務化された。ALARAの原則に則って放射線業務を遂行するには，モダリティや検査目的，患者の体型，画質など，さまざまな事項を複合的に分析・対策することが必要で，被ばく管理はもちろんのこと，従来RISに搭載されている機器点検などの機能を活用することが期待される。

当社では2022年秋，「RIS（Radiology

Information System）からRIS（Radiology Intelligence System）への進化」をテーマに，診断RIS「iRad-RS」，レポーティングシステム「iRad-RW」，治療RIS「iRad-RT」の最新バージョン（Ver.10）をリリースした。当社の線量管理機能は，線量情報が検査・治療情報とともにRIS・レポート・治療RIS一体型のデータベースに格納されているため，情報連携が容易な構造となっているのが特徴の一つである。Ver.10では新たに検証機能および照射録へのデータ活用機能が充実した。検証機能では，線量データのヒストグラム，箱ひ

げ図，散布図表示が可能となった。特に，散布図表示画面では，グラフからオーダ情報へのリンク表示ができるため，外れ値の検査情報からリンクして画像や検査時コメントを参照し，その後被ばくに関するコメントを追加するといったスムーズな検証作業が可能になる。照射録へのデータ活用機能では，取り込んだ線量データをそのまま照射録として活用が可能で，より効率的な線量管理業務を支援する。

当社は今後もiRadシリーズの開発に取り組み，新しい価値を創出するシステムへと進化させていく。

企業プレゼンテーション②：コニカミノルタジャパン

「被ばく線量管理システム『FINO.XManage』の紹介」

当社の被ばく線量管理システム「FINO.XManage」には，線量管理の義務化対応サポート，画像と被ばく線量の一元管理，マルチモダリティ対応の3つの特徴がある。画質を担保した被ばく線量の最適化を実現するために，ユーザーインターフェイスは画像と線量情報を1画面で確認できるように設計し，SSDE解析，SD値計測も含めて一元管理を可能にしている。また，過剰被ばく線量の確認においては，グラフの外れ値より検査情報に画面遷移して原因の確認が可能なほか，被ばく線量の基準値を超過した場合にアラートを出すといった

機能を搭載した。さらに，線量レポート出力，カンファレンス機能，e-learning機能などを搭載し，患者への情報共有や委員会/職員研修を支援する。2022年秋には日本医学放射線学会の線量管理実施記録フォーマットでの出力機能を追加している。

マルチモダリティ対応としては，RDSRやRRDSR接続だけでなく，DICOM画像内の情報取得やサマリ画像からOCRでのデータ取り込み，RIS線量情報のインポートなどにも対応し，線量情報の取得を広くサポートする。

さらに，当社システムとの連携機能も充実している。検像システム「NEOVISTA I-PACS QA」との連携では，検像時にFINO.XManageを直接起動でき，線量情報を確認しながらの検像や，設定したDRLを超過した場合のアラート表示を可能にする。手入力機能もあり，RDSR未対応装置のデータ入力も効率的に行える。また，一般撮影のコンソールである画像診断WS「CS-7」と連携することで，CS-7で算出した体厚情報を含めた入射表面線量を取得でき，DRLs 2020で求められる線量指標での管理が可能となっている。

No.14 Eclipse VMAT Planning の戦略
〜特性を押さえた最適化メソッド〜

五十野　優　大阪国際がんセンター放射線腫瘍科

はじめに

　強度変調放射線治療（IMRT）は，線量制約などの最適化条件を放射線治療計画装置（RTPS）へ命令することで，放射線治療装置の挙動を決定し，線量分布を描く inverse planning を用いて治療計画を行っている。IMRT の最適化に関してはコツや工夫が多く，その実務経験の差によって，線量指標などの治療計画の質が異なることが報告されている[1]。その差を埋めるような「RapidPlan」（バリアン社製）などの機械学習を用いた治療計画技術への期待が高まっているが，各施設の治療計画ポリシーに依存する点から[2]，現状ではまだまだ治療計画技術そのものを研鑽することが求められている。

　筆者自身が最適化で重視していることは，「使用する RTPS の特性を押さえながら，最適化の命令（object）をかけること」である。そうすることで，目的としている線量制約や理想の線量分布に近づくことができると考えている。ここでは RTPS である「Eclipse」（バリアン社製）を用いた IMRT 計画の最適化について，実際に使用しているコツや工夫を紹介する。また，Eclipse の最新版である Ver.16.1 の使用と線量分布改善の可能性についても触れる。

一般的な最適化テクニック

　筆者は，最適化を実行する際に，明確な命令を設定することが重要と考えている。例えば，標的と危険臓器がオーバーラップしている場合について，それぞれの輪郭に対して矛盾する最適化（例：標的の最低線量が危険臓器の最大線量を上回るような最適化）を行えば，理想の分布を得ることは難しい。その場合には，図1のように標的や危険臓器の輪郭を分割し，各領域に対して矛盾のない object を設定することで，明確な命令を設定することができる。その際に，1〜2mm 程度のマージンを取ることで，互いの object が干渉しにくい状況を作ることが，効果的な最適化につながる。

　また，等価均一線量の考え方を用いた generalized equivalent uniform dose（gEUD）を最適化の object として用いることの有用性も報告されている[3]。gEUD は，以下の式（1）で表すことが可能で，最適化の object としては，パラメータ a を変更させることで線量体積ヒストグラム（DVH）の関心線量を設定することができる。

$$gEUD = \left(\sum_i \nu_i D_i^a \right)^{1/a} \quad \cdots\cdots\cdots\cdots (1)$$

　ν_i は関心領域内で吸収線量 D_i を受けた体積の比率を表す。a については，大きな負の値（→ − ∞）で最小線量，1 で平均線量，大きな正の値（→ + ∞）で最大線量を示す。gEUD を使用することで，従来の point object で発生しがちであった，DVH の「肩」を低減させることができる。当院では Eclipse を使用する場合，危険臓器に対し upper gEUD objective を利用することが多く，並列臓器に対し a = 0.3〜1.0，直列臓器に対し a = 20〜40 のパラメータを用いて最適化を実行している。

Eclipse に特化した最適化テクニック

　Eclipse は，最適化の開始段階では粗いセグメントによって最適化を行い，徐々にセグメントを細かくする「Multi-Resolution Dose Calculation」というアルゴリズムを用いて最適化を実施している[4]。最適化コストの推移を見ると，

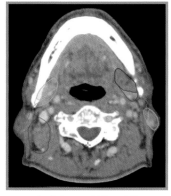

図1　危険臓器の輪郭分割例

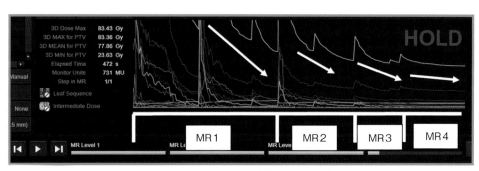

図2　Multi-Resolution Dose Calculation による最適化コストの推移

〈0913-8919/23/¥300/論文/JCOPY〉

図2のように序盤のMR levelでは最適化コストの減少が急峻であるのに対して，終盤になるとコストの減少がなだらかになっている。このことから，Eclipseの最適化では，序盤には線量をダイナミックに変化させ，終盤では線量を調整するような最適化を実施していることがわかる。このMR levelを上手に使うことで，追い込みをかけることが可能である。

図3に，「Continue the previous optimization」を使用して再最適化を行う前後の前立腺強度変調回転放射線治療（VMAT）の線量分布とDVHを示す。提示例は，膀胱と直腸の線量を低減させたbase planを作成した後に，計画標的体積（PTV）のpriorityを1.5倍程度増加し，Continue the previous optimizationにより再最適化を行い作成した。この手法によりPTV内部の105％の領域が少なくなり，均一な分布となっていることがわかる。再最適化時にPTVのみpriorityを上げたため，直腸の線量は微増しているが，base plan作成時に危険臓器の線量を低減しておくことで，線量制約を満たしたプランを作成することができる。

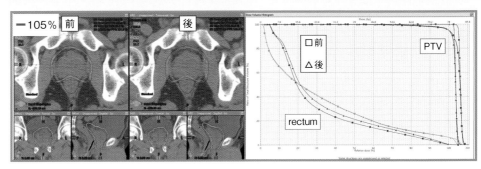

図3　Continue the previous optimizationの使用前後の前立腺VMATの線量分布とDVH

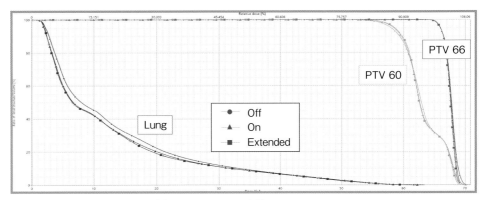

図4　Convergence modeの有無によるDVHの比較

Eclipse Ver.16.1の紹介とそのメリット

Eclipse Ver.16.1では，VMATの最適化計算時にグラフィック処理装置（GPU）を用いて計算をすることが可能になり，最適化が高速化され，計算時間が短縮されるようになった。例えば，Ⅲ期肺がん症例に対して同一objectを20個設定し，最適化グリッド2.5mmで最適化計算した場合，Ver.15.6では7分40秒かかったのに対し，Ver.16.1では2分37秒と，最適化時間が1/3程度に短縮された。このメリットを生かした線量分布改善の可能性を紹介したい。

Eclipseは最適化が収束すると，次のMR levelへ自動で進んでいくが，症例によっては収束が不十分なまま次のMR levelへ進行しているため，思うようなDVHが得られない場合がある。そこで，次のMR levelへ向かう時の基準を厳しくし，iterationの回数を増加させる「Convergence mode」を使用することにより，最適化結果が改善できる可能性がある。このConvergence modeは「On」と「Extended」の2種類から選択することができ，収束基準の厳しさやiterationの回数の増加は「Off」＜「On」＜「Extended」の順になる。Convergence modeを使用するデメリットは，iteration回数の増加による最適化時間の延長であるが，Ver.16.1でのGPUの使用により大幅な改善が可能である。前述のⅢ期肺がんの症例において，Convergence modeを「On」にした場合，Ver.15.6では26分16秒かかったのに対し，Ver.16.1では8分59秒になり，Ver.15.6の「Off」の状態の最適化時間（7分40秒）と大きな差はなくなった。DVHに関しては，Convergence modeを「On」とすることでPTV線量均一性が向上し，肺線量が低下した（図4）。なお，Convergence modeの「Extended」については，提示の症例ではDVHは改善傾向にあるが，有用性に乏しいという報告[5]があるほか，最適化時間もかなり延長することから，通常の使用においては扱いが難しいと考える。

さいごに

われわれ放射線治療に携わる職種の最終目標は，「患者に適切な放射線治療を提供する」ことである。最適化はDVHをベースに線量を追い込んでいく都合上，思わぬホットやコールド領域が発生する可能性があるため，線量分布は必ず確認すべきある。治療計画について，医師や照射現場と線量分布を共有することで，その目標を達成することができると感じている。本稿が皆さまの最適化手技の参考になれば幸いである。

●参考文献
1) Batumalai, V., Jameson, M.G., Forstner, D. F., et al., *Pract. Radiat. Oncol.*, 3（3）: e99-e106, 2013.
2) Ueda, Y., Fukunaga, J., Kamima, T., et al., *Radiat. Oncol.*, 13（1）: 46, 2018.
3) Fogliata, A., Thompson, S., Stravato, A., et al., *J. Appl. Clin. Med. Phys.*, 19（1）: 106–114, 2018.
4) Eclipse Photon and Electron Algorithms Reference Guide
5) Rossi, M., Boman, E., *J. Radiother. Pract.*, 171 – 178, 2022.

医用画像（CT/MRI）によるXR（VR/AR/MR）自動アプリ化クラウドサービスとウエアラブルXRデバイスの臨床活用

末吉　巧弥[*1]／杉本　真樹[*1, 2]

*1 帝京大学冲永総合研究所Innovation Lab　*2 帝京大学医学部外科学講座肝胆膵外科

XR（extended reality：VR/AR/MRの総称）技術は，近年従来より高性能化，小型化したデバイスや豊富なアプリケーションが出現し，ユーザーがバーチャル空間で体験できる質が向上した。エンターテイメントに限らず，医療においても，遠隔画像診断や遠隔外来などの診療，手術支援のほか，医療スタッフや学生の教育にも活用されている。最近では，遠隔地の複数人が自分の分身であるアバターを介し，リアルタイムにそこにいるかのような体験を共有できる，メタバースも活用されている[1)~4)]。その背景として，医療におけるコミュニケーションは専門性が高く，医療者，患者，健常者の間に情報の非対称性を生じていることがある。本稿では，XRデバイスを紹介するほか，臨床におけるXR技術・メタバースの活用方法について解説する。

XR・メタバース活用における医療体験

新型コロナウイルス感染防止に伴い，臨床での研修および実習ができない施設が多かったが，XR技術の活用により，いつでもどこでも研修や実習を受けることが可能になった。医療現場で使用されているXR技術として，360°実写映像体験，CGアニメーションで作成されたコンテンツ，医用画像を空間的体験できるものがある。

1. 360°実写映像体験

XRヘッドセットを被ると，医療手技実施者の目線で360°臨床現場の映像に囲まれる形となり，あたかも現場にいるかのような臨場感を体験できる。手技実施者の動きだけでなく，周囲にいる他職種の動きなども見ることができる。ただし，映し出されている映像は平面のため，立体感を感じられず，その場での臨場感を体験するだけにとどまる。

2. CGアニメーションによるバーチャル研修

仮想空間にCGアニメーションで作成したバーチャル病室や患者を使用し，実習やシミュレーションとして活用されている。臨床現場では患者に対して侵襲のある行為を複数回実施できないが，仮想環境であれば何度でもチャレンジ可能である。しかし，病室や患者モデルをCGアニメーションで症例ごとに作成する必要があるため，時間とコストがかかる。

3. 医用画像の空間的体験

CTやMRIで撮影した患者の医用画像を3Dポリゴンデータとして3Dワークステーションにて三次元再構築し，XRヘッドセットにダウンロードするだけで導入可能である。メタバース（アバターを利用し，現実と同価値の活動ができる仮想空間のこと）を用いれば，同じ体験を複数人がリアルタイムで共有できる。リアルタイムで共有する場合は，体験する環境のWi-Fiの通信状態を良好にする必要がある。

医療XR体験をもたらす技術：立体視効果・ホログラム表示・位置センサ

医療XR・メタバース体験を支えている技術は，virtual reality（VR：仮想現実）技術とmixed reality（MR：複合現実）技術に分けられる。VRは，バーチャル空間にデジタルコンテンツを投影する技術である。仮想空間の中で空間的立体体験ができるVRは，VRヘッドセット内にある左右のディスプレイから，左右それぞれに視差をつけた映像を映し出し，装着者の脳内で立体像として再現する。また，接眼レンズにより視野角を広げ，装着者の没入体験も向上させている。最近では，従来よりも薄く，拡大率が向上したパンケーキ型接眼レンズが採用されたことにより，VR体験が向上しつつ，同時にヘッドセットの小型化が進んでいる（**図1 a**）。VRヘッドセットに限らず，段ボール型のVRゴーグルを使用すれば，安価で手軽にスマートフォンを使用したVR体験も可能である。

一方で，MRは現実空間にデジタルコンテンツを投影するものである。眉間のあたりに位置するごく小さいディスプレイからの映像を，ミラーと特定波長の光を回折する部品を使用し，眼前のハーフ

〈0913-8919/23/￥300/論文/JCOPY〉

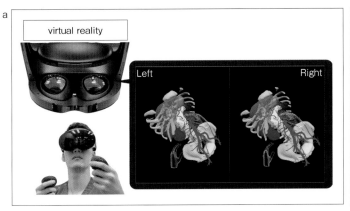
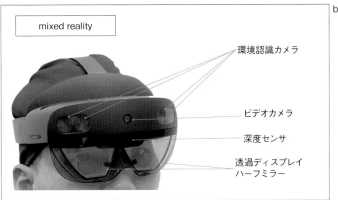

図1　医療XR体験をもたらす技術
　　a：装着者に立体視させる仕組み
　　b：MR体験を支える仕組み

ミラーに投影する。そのため，現実とデジタルコンテンツを重ね合わせて体験することが可能になる。装着者の向きを感知するセンサと，周囲の環境を絶えずスキャンするセンサも搭載しているため，MRヘッドセットを被ったまま動いても，同じ場所にデジタルコンテンツを表示し続けることが可能である（**図1 b**）。

XRデバイスの比較：没入型 VRヘッドセットとMRゴーグル

　VRとMRの代表的なヘッドセットは，「Meta Quest 2」（Meta社）と「HoloLens 2」（Microsoft社），「Magic Leap 1」（Magic Leap社）である（**図2**）。

1. Meta Quest 2（Meta社）

　Meta Quest 2は，高機能なゲーミングPCやスマートフォンを接続することなく，単体でVR体験ができるスタンドアローン型ヘッドセットである。重さも約500gと軽量で，2つのコントローラを使用する。医用画像と相性が良く，CTやMRIで撮影した画像データを3Dワークステーションなどを用いて3Dポリゴンデータ化し，Meta Quest 2内で見ることにより，患者の医用画像があたかも目の前にあるかのような空間的体験が容易に行える。ただし，人体全身のモデルのような容量の大きいファイルを入れると，Meta Quest 2の処理が遅くなり，映像に遅延が発生する。そのため，閲覧するモデルのデータを厳選してデータを抽出することをお勧めする。

2. HoloLens 2（Microsoft社）

　HoloLens 2は，可視光カメラ，赤外線カメラ，深度センサ，ジャイロスコープなど，さまざまなセンサが搭載されたスタンドアローン型MRヘッドセットである。操作はハンドトラッキングで行い，デジタルコンテンツを直感的に操作可能である。現実世界を見ながらデジタルコンテンツを操作できるため，臨床使用と相性が良い。しかし，デジタルコンテンツが表示される視野に制限があるため，没入体験はMeta Quest 2よりも弱い。

3. Magic Leap 1（Magic Leap社）

　Magic Leap 1は，HoloLens 2と同じMRデバイスである。HoloLens 2と異なる点は，1個のコントローラで操作することと，バッテリーがゴーグルと離れて有線接続されている点である。コントローラによる操作はHoloLens 2よりも詳細な動きを可能にし，例えば，3Dポリゴンデータにマーキングする際に適切な位置に打つことが可能である。また，バッテリーがゴーグルと一体型ではないため，ゴーグルが軽量化され，装着者の不快感を減らす。しかし，バッテリーと有線接続されているため，動作に制限がかかってしまう。

XRデバイス：デバイスの 高機能化でさらなる医療XR 体験

　続いて，最新のデバイスについて紹介する。

1. Meta Quest Pro（Meta社）

　「Meta Quest Pro」（Meta社）は，Meta Quest 2の4倍となるピクセル数のカメラが新たに外部へ5つ配置され，フルカラーによるMRの実現が可能になった。Meta Quest 2で使用されていた内部レンズを薄型パンケーキレンズに置き換えることで，液晶ディスプレイの表示性能が向上した。また，光学モジュールの奥行きを40％削減し，小型化すると同時に，より高解像度な表示が可能になった。

2. Magic Leap 2（Magic Leap社）

　「Magic Leap 2」（Magic Leap社）は，XRデバイスとして初めて，医療用電気機器の国際技術規格であるIEC 60601を取得し，患者環境内で安全に使用できると認められたデバイスである。Magic Leap 2の重量は248gで，Magic Leap 1（316g）に比べ68g軽量化された。さらに大きな特徴として，「グローバルディミング」と「セグメンテッドディミング」の2つのディミング（遮光）機能を備えている。これらは，飛行機の窓に用いられているデジタル遮光技術と同様の技術である。グローバルディミングでは，デジタルデータ以外の背景を全体的に暗くして視認性を高め，セグメンテッドディミングではデジタルデータの背景に影を加えて視認性を向上させる。これらの機能により，太陽光や手術室の無影灯下などでは，デジタルデータが非常に薄く表示され，見づらいということがなく，快適な視認性を実現する。

	VRヘッドセット		MRデバイス		
	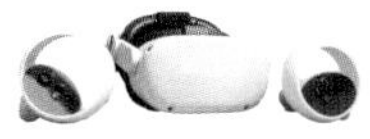 Meta Quest 2	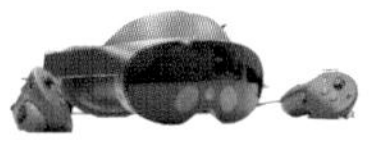 Meta Quest Pro	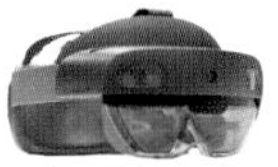 HoloLens 2	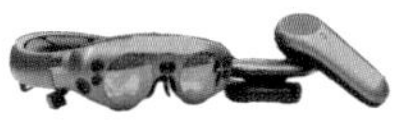 magic leap	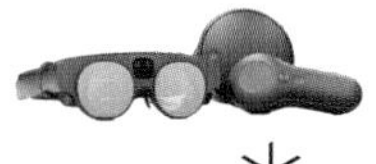 Magic Leap
重さ	503g	722g	566g	316g	248g
ディスプレイ	非透過型ディスプレイ（パススルー）	非透過型ディスプレイ（カラーパススルー）	透過型ホログラフィックレンズ	透過型ホログラフィックレンズ	透過型ホログラフィックレンズ
解像度（片目あたり）	1832×1920	1800×1920	1920×1080	1280×960	1440×1760
視野角（視野の広さ）	水平　97°　垂直　93°	水平　106°　垂直　96°	水平　43°　垂直　28.5°	水平　40°　垂直　30°	水平　45°　垂直　55°
操作	コントローラ	コントローラ	ハンドジェスチャー	コントローラ	コントローラ
価格	128GB：¥59,400	256GB：¥226,800	¥422,180	¥250,000	$3299（約45万円）*日本未発売

図2　XRデバイス比較表

XR技術・クラウドサービスによる医用画像立体視

　XRヘッドセットで医療体験をするには，360°映像を撮影するための新たな機材を導入したり，フルCGアニメーションの教育コンテンツを作成するため，外部へ開発を依頼することになる。さらに，患者ごとにアプリを作成することになるため，時間と金額の面でコストがかかる。そこで，Holoeyes社では，すでに臨床で活用されている医用画像の立体視・医療メタバースを実現するXR技術サービスである「Holoeyes MD」と，カンファレンス，研究，教育，患者説明に使用できる「Holoeyes XR」を提供している[5]。これらのサービスにより，3D空間で医用画像を体験・共有できる。3DモデルをHoloeyes社のクラウドサービスにアップロードして，最短5分でXRデバイスにダウンロードして空間的体験ができる。Holoeyes MD/XRは無料で公開されており，PCからアプリストアのSideQuest（https://sidequestvr.com/）にアクセスし，VRヘッドセット（Meta Quest 2）を用意してダウンロードすれば，すぐに体験可能である。

実践：医用画像を活用した医療XR体験

　Holoeyes XRには，XR体験を向上させるツールがある。体験には，XRヘッドセットをWi-Fiに接続する必要がある。以下にその使用法を説明する。

1. コントローラ使用方法（Meta Quest 2）

　VR空間上で対象物を選択するには，左右どちらかのコントローラを使用する。コントローラから伸びるポインター（先端の球体）を対象物（ボタンや3Dモデル）に向け，人差し指の位置にあるトリガーボタンを引く。Holoeyes XRの機能を使用したい場合は，左右コントローラの「X」「A」ボタンを押すと，メニューが出現する。3Dポリゴンデータに重なる形でメニューが表示されるとメニューが見づらくなってしまうため，コントローラのポインターをメニューパネルの最下部のバーに向け，トリガーボタンを引くとメニューパネルの位置を変更できる（図3）。

2. 3Dモデルの移動・回転・拡縮

　3Dモデルを移動・回転させたい場合は，左右どちらかのコントローラのトリガーボタンを押した状態でコントローラの位置を動かすと，3Dモデルを移動で

きる。トリガーボタンを押している方の手首をひねると，3Dモデルが回転する。3Dモデルを拡大・縮小させたい場合は，左右両方のコントローラのトリガーボタンを押した状態で，左右のコントローラの距離を広げたり，縮めたりすることで3Dモデルを拡大・縮小できる。

3. Load：3Dモデルのロード

　Holoeyes XRサービスサイトにアップロードした3Dポリゴンデータを表示する。表示方法は，メニューの「Load」を選択し，「Access Key」タブを選択すると6桁の番号を入力する画面に移るので，Holoeyes XRサービスサイトで取得した6桁の番号を入力すると，アップロードした3Dポリゴンデータを閲覧できる。一度ダウンロードずみの3Dモデルはヘッドセットに保存され，「Local」タブで閲覧可能となり，Wi-Fi環境がなくても閲覧できる。体験する場合は，「Samples」タブにあるモデルを選択すると，サンプルデータがダウンロードされ閲覧できる。

4. Transform：3Dモデルの移動・拡縮

　3Dポリゴンデータに対して，XYZ軸の表示，移動（角度・距離），倍率の変更ができる。変更する場合は，「Transform」を選択し，「Rotation（angle）：3Dモデル角度調整」「Position（cm）：3Dモデ

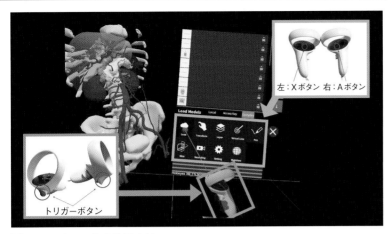

図3　コントローラの使用方法

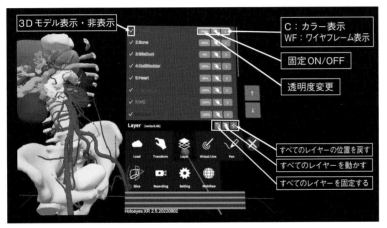

図4　Layer各ボタン解説

ル移動」「Scale：大きさ変更」からそれぞれ3Dモデルを微調整できる。拡大表示した3Dポリゴンデータに近づきすぎるとVRヘッドセット上に表示されないため，3Dポリゴンデータを見失った場合は，「Scale」の「×1」を選択すると元に戻せる。

5. Layer：3Dモデルごとのレイヤー設定

臓器モデル個別の移動，表示変更（非表示，透明度，ワイヤフレーム）したい場合は，メニューの「Layer」を選択する。3Dモデルを表示・非表示したい場合は，名前の左のチェックを選択する。透明度を変更したい場合は，「100％」と記載のあるボタンを選択して変更する。モデルの表示をカラー表示からワイヤフレーム表示にしたい場合は，「c」のボタンを選択すると「WF」表示に変わる。

ワイヤフレーム表示は，臓器の輪郭をとらえながらその奥にある臓器モデル，腫瘍モデルを認識できる表示方法である。

また，モデルを個別に固定または動かしたい場合は，手のマークのボタンを押す。一括で行いたい場合は，「Layer」の一番下にある手に「×」が付いているボタンですべてのレイヤーを固定し，手のボタンですべてのレイヤーを動かし，矢印のボタンでレイヤーの位置を元に戻すことができる（図4）。

6. Virtual Line：3Dモデルにガイドラインを設置

臓器モデルにマーキングやガイドを設置することが可能である。この機能を使用するには，メニューの「Virtual Line」を選択し，任意の「Color」「Line Diameter：ガイドの太さ」「Line Length：ガイドの長さ」を選択する。一番上の

「Add」を選択すると，モデルに対してガイドを置くことができる。右手の表示がドライバーの表示に変わり，マーキングしたい位置へドライバーを移動させて右トリガーボタンを押すと，ドライバーの先端からガイドを置くことができる。

7. Pen：3Dモデルにフリーハンドで描写する（VR版のみ）

フリーハンドで臓器モデルやVR空間に直接メモを書くことが可能である。メニューの「Pen」を選択し，任意の「Color」「Line Diameter：描画されるラインの太さ」を選択後，「Add」を押す。右手の表示が変わったら，右トリガーボタンを押しながらコントローラを移動させると，右人差し指先端からラインが出て，フリーハンドで書くことができる。

8. Slice：3Dモデルの断面表示

3Dポリゴンデータの断面を表示する。メニューの「Slice」を選択し，「Slice Direction」にある「Horizontal」「Vertical」のいずれかを選択後，「Slice」を押すと任意の位置で3Dモデルを断面表示できる。右コントローラを動かすことで，断面表示の位置を変更できる。

9. Recording：3D空間での動き・音声を記録する（VR版のみ）

3Dデータを使用した空間体験を記録・再生する。メニューの「Recording」を選択し，「Rec」ボタンを押すことでモデルの動きと自分の動きをデータとして記録できる。記録を止める場合は「Stop」を押す。記録したデータを見たい場合は，「Play List」タブを選択すると記録データが一覧表示されるので，閲覧したいデータを選択し，「▶：再生」を押す。データを記録したユーザーのヘッドセットの位置と視点が青い三角，コントローラの位置と向きが手のアバターと黄色い線で表示され，追体験できる。さらに，記録したデータは，別サービスの「Holoeyes Edu」（後述）にアップロードすることで，スマートフォンと段ボール型ゴーグルを使用して複数人で空間体験を再現できる。

10. WebView：3D空間にWebブラウザを表示する

Webブラウザを見ながら3Dポリゴン

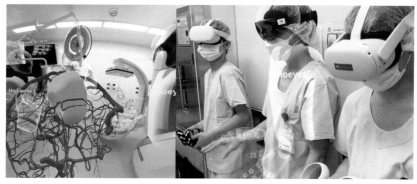

図5　メタバースによる
　　　遠隔カンファレンス

データを見ることができる。メニューの「WebView」を選択し，右上の「Open WebView」を選択する。Webブラウザが表示されたら，下のキーボードで検索できる。ユーザーが普段利用しているクラウドにアクセスし，クラウド上にあるPDFや動画コンテンツを見ながら3Dポリゴンデータを参照するという利用法が多い。

11. 背景切り替え：3D空間の背景を変更する（VR版のみ）

Holoeyes XR内の背景を手術室（実写・CG）に変更し，臨場感をより高めることができる。背景を変更するには，メニューの「Setting」を選択し，左上の「Operating Room 1（実写）」，「Operating Room 2（CG）」のいずれかを選択し，変更できる。

医療メタバースによる遠隔手術支援・遠隔カンファレンス：遠隔地からのリアルタイム追体験

Holoeyes社の提供するメタバースサービスとして，「Holoeyes VS」がある。これは，メタバース空間内でCTやMRIで撮影した患者の3Dポリゴンデータを遠隔地から共有し，遠隔手術支援，遠隔カンファレンスとして活用でき，音声会話と動作提示による手技シミュレーションも実施されている（図5）。メタバース内で自分の分身として表示されるアバターは，仮想空間内では任意の位置に移動でき，アバター同士で重なり合

うことができる。例えば，ベテラン医師のアバターに若手医師が憑依する形で重なることで，ベテラン医師の動きや視線をリアルタイムで体験できる。さらに，カンファレンス中に3Dポリゴンデータにメモして具体的に情報のすり合わせができるため，情報の齟齬が生じにくくなる。

医療XR・メタバースによる医療教育

XRヘッドセット装着者の視線と手指の動き，音声による解説を同時に記録し，保存・配信できるXR医療教育プラットフォーム「Holoeyes Edu」も臨床現場や教育現場で活用されている。例えば，IVR患者のCT・MRI画像から作成した3DモデルをXR・メタバース空間で提示し，実施した治療内容の音声解説，動きやメモを記録として残すことができる。これは後から再生できるため，解説者の音声を聞きながら任意の位置で時間を超えて追体験可能である。さらに，このデータは自分が普段使用するスマートフォンでも再生できるため，「いつでも」「どこでも」「誰でも」最先端の解剖学や治療手技を追体験学習できる。教育現場では，教師と生徒が自ら教材を作成し，学生自身のスマートフォンと100円VRゴーグルを用いて多くの講義や授業に活用されている。

◎

医療現場におけるXR・メタバースに

ついて解説した。XRデバイスは高性能化・軽量化し，安価に手に入るようになったことで，身近な存在になりつつある。医療現場においても，診療・検査・手術支援・教育などあらゆる分野でXR・メタバースが活用され，利用するだけでなく，誰でもXRコンテンツを作成・配信できるようになっている。今後は，医療のみならず教育現場でもXR・メタバースの活用がさらに広まっていくだろう。現在では，手軽にXRデバイス本体，XRコンテンツが楽しめるようになったため，本稿で紹介した手順を踏めば簡単にXR体験ができる。家電量販店で安価に手に入るMeta Quest 2を入手し，新時代の医用画像体験をしてみるのはいかがだろうか。

●参考文献
1）Sugimoto, M. : Cloud XR（Extended Reality : Virtual Reality・Augmented Reality・MixedReality）and 5G networks for holographic medical image-guided surgery and telemedicine. In : Hashizume, M.（eds）. Multidisciplinary Computational Anatomy-Principles and C linical Application of MCA-based Medicine. Springer. Singapore, 381-387, 2022.
2）杉本真樹，末吉巧弥：XR（extended reality）とメタバースによる医療デジタルトランスフォーメーション. INNERVISION, 38（1）: 90-91, 2023.
3）杉本真樹：Metaverse/XR/VR/AR/MRによるRedefining Radiology. INNERVISION, 37（2）: 35-37, 2022.
4）杉本真樹：医療現場のデジタル革新DX : VR/AR/MR/XR/ホログラム手術支援/オンライン遠隔医療. INNERVISION, 36（11）: 20-24, 2021.
5）Holoeyes株式会社
　https://holoeyes.jp

血管造影検査における X線造影剤自動注入器のお話

粟井　一夫　榊原記念財団旧病院開発準備室顧問
（前・日本心臓血圧研究振興会附属榊原記念病院放射線科副部長）

血管造影検査は照射条件や画質が重要な要素ではあるものの，造影剤の注入状態が診断に最も大きな影響を及ぼします。生体への血管撮影は1923年にBerberich, J.（独）らが四肢動脈撮影を実施したのが最初で，1924年にBrooks, B.（米）が下肢動脈撮影，1927年にMonis, E.（ポルトガル）が脳血管撮影，1929年にDos Sants, R.（ポルトガル）が経腰的大動脈撮影をそれぞれ行っています。図1は脳血管造影検査で使用されていた造影器具，図2は経腰的大動脈造影検査で使用されていた注射器と穿刺針の一例ですが，当時の造影剤の注入はいずれの撮影でも手押しで行われていました。手押しでは高い圧力で押すことができないため，良好な画像を得ることができません。注入の再現性，術者の放射線被ばく，注射器の破損などの問題点が指摘されたことから，X線造影剤自動注入器（以下，注入器）の開発が要望されました。

血管撮影画像の良否を左右する重要な要素である注入器には，以下の条件が求められます。

- 設定した造影剤量が正確に注入される
- 高速から低速までの幅広い注入速度が選択できる
- X線撮影と注入開始のタイミングが自在に選択できる
- 注入器がX線撮影装置と干渉したり，動作を妨げない
- 造影剤保温機能を有する

今回は，注入器のお話です。

注入器も外国製品から始まった

1. 圧力駆動方式

　図3 aは，1951年に発表された注入器です。市販された注入器としては最初の機器で，圧縮空気で駆動する方式でした。図3 bは1965年に発表された注入器で，この装置も圧縮空気を利用した圧力駆動方式でした。圧力駆動方式は，高圧ボンベの圧力を利用してエアシリンダを駆動し，接続された耐圧性の注射器を押すものです。機械的な機構が簡単なため，電動モーターで注入圧力を制御する技術が確立されていないこの当時は，この方式が主流でした。

　圧力注入方式の注入器は圧縮空気の力で注入するため，造影剤（粘調度）やカテーテルの種類（内径，長さ，先端の形状）などが異なると，同じ圧力で注入しても注入速度が変化します。そのため，正確な注入速度を得るためには，それぞれの変動因子を加味した補正表を作成する必要がありました。

2. モーター駆動方式

　1960年以降における電子工学や機械製造技術の飛躍的な進歩により，モーターを正確に制御することが可能になりました。図4 aは1960年代，図4 bは1970年代に発表された注入器で，どちらもモーターで注入速度や注入量を制御するモーター駆動方式です。このころになると，血管造影検査の手技が整備されるとともに，以下のような注入器への要求も明確になってきました。

- 注入条件（注入量，注入速度など）が正確に履行されること
- 注入結果が確認できること
- X線撮影装置とのさまざまな連携（X線照射との遅延時間，心電図同期など）が図れること
- 電気的，機械的な安全機構を装備していること
- 100 mL以上のディスポシリンジが使用できること

　その後，これらの要求を満たす装置の開発が進められました。図5は図4 bの改良型で，16種類の注入プロトコール

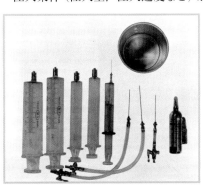

図1　脳血管造影検査に使用する造影器具
（文献1）より許可を得て転載）

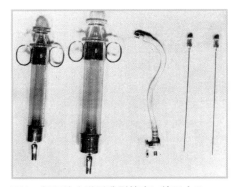

図2　経腰的大動脈造影検査に使用する造影用器具
（文献2）より許可を得て転載）

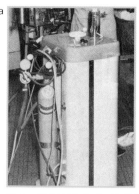
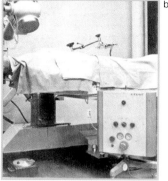

図3　圧力駆動方式の注入器
　　　a：ギドランド（1951，Elema Schönander）
　　　b：シザール-1（1965，Elema Schönander）
　　　（a：文献3），b：文献4）より許可を得て転載）

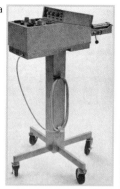
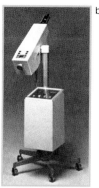

図4　モーター駆動方式の注入器①
　　　a：コントラック（1960年代，Siemens）
　　　b：ジムトラック（1970年代，Siemens）
　　　（a：文献5），b：文献6）より許可を得て転載）

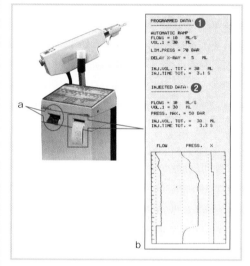

図5　モーター駆動方式の注入器②
　　　注入結果が記録できるジムトラック-C（1978，Siemens）
　　　a：磁気カードリーダー／ライター
　　　　　16通りのプロトコール記憶が可能
　　　b：データプリンタ
　　　　　❶ 設定注入条件
　　　　　❷ 実注入結果のプリントが可能
　　　（文献7）より許可を得て転載）

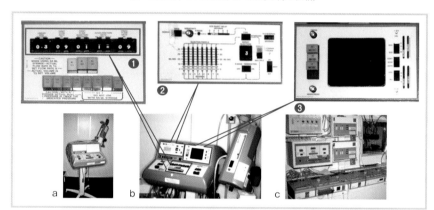

図6　モーター駆動方式の注入器③
　　　1976年に国内販売が開始されたマークⅣ（Medrad）
　　　a：可動型（ベーシックモデル）
　　　b：可動型（フルオプションモデル）
　　　　　オプション機能
　　　　　❶ ユニバーサルフローモジュール　❷ ECG トリガーモジュール
　　　　　❸ オシロスコープモジュール
　　　c：据え置き型

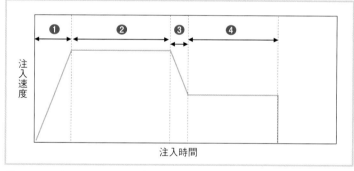

図7　ユニバーサルフローモジュールによる注入例
　　　❶ 立ち上がり時間　❷ ファーストフロー持続時間
　　　❸ セカンドフローへの移行時間　❹ セカンドフロー持続時間

を選択できるとともに，注入結果をプリントして確認することができます。

3. モーター駆動方式の成熟

　図6は，1976年に国内販売が開始された注入器です。キャスターが付いた可動型（図6 a，b）とX線撮影装置に組み込む据え置き型（図6 c）があります。注入量と注入速度，立ち上がり時間のみ設定できるベーシックモデル（図6 a）を基にして，ユーザーが必要な機能を追加していくことが可能です。この注入器は多くの拡張機能を有しており，造影剤の注入速度を2段階で設定できるユニバーサルフローモジュール（図6❶），心電図と同期させ，R波から遅延させて注入できるECGトリガーモジュール（図6❷），心電図波形や注入波形を表示できるオシ

ロスコープモジュール（図6❸）などを選択して組み込むことができます（図6 b）。図7に，ユニバーサルフローモジュールを使用した注入例を示します。最初に高い注入速度で一定時間注入（図7❷）した後，注入速度を落として（図7❸）少量を持続注入（図7❹）するような造影も行うことができます。また，注入速度は

通常の秒単位（mL/s）だけでなく，分単位（mL/min），時間単位（mL/h）の設定が選択でき，微小注入が要求されるリンパ管造影検査にも対応できました。
　カテーテルテーブルへの配置は，造影ごとに注入器本体を近づけてカテーテルと接続する方法（図8 a）と，注入器のヘッドを常にカテーテルテーブルへ取り付け

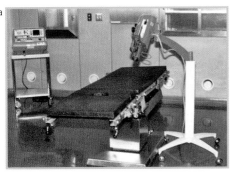
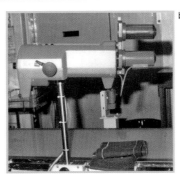

図8　注入器ヘッドのカテーテルテーブルへの配置
a：注入器ヘッドをキャスター付き架台に取り付けた
　ままカテーテルテーブル近傍に配置する，注入器
　の基本的な使用方法です。
b：注入器ヘッドをキャスター付き架台から分離して
　カテーテルテーブルに取り付けて使用する方法。カ
　テーテルテーブルを移動させつつ造影剤を注入する
　検査（Stepping DSAなど）に有用です。
（カタログより抜粋）

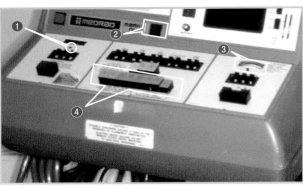
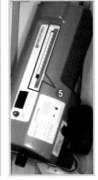

図9　注入器の安全機構
❶ 残量不足表示灯
　シリンジ内の造影剤残量が設定注入量以下になると点
　灯し，待機状態になりません。
❷ 異常動作表示灯
　何らかの異常状態が発生すると点灯し，異常が解除さ
　れないと待機状態にできません。
❸ 漏れ電流測定メーター
　メーター下部の赤ボタンを押すと漏れ電流を測定し，漏
　れ電流が限界値（規定値）を過ぎると警告音を発します。
❹ 注入圧制御ボタン
　注入中に設定圧を超えた場合，注入が停止されます。
❺ 過量注入防止装置
　ブランジャの稼働範囲を設定し，設定量以上の注入を
　防止します。

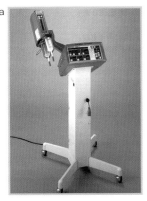
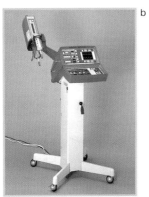

図10　モーター駆動方式の注入器④
1986年に国内販売が開始されたマークV（Medrad）
a：ベーシックモデル
b：フルオプションモデル
（カタログより抜粋）

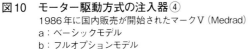
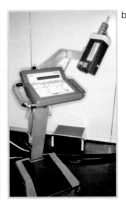

図11　モーター駆動方式の注入器⑤
Liebel-Flarsheim
a：アンギオマット3000（1970年代）
b：アンギオマット6000（1980年代）
（a：カタログより抜粋）

ておく方法（図8 b）が選択できました。

このころから，注入器には，さまざま
な安全機構が装備されるようになりまし
た（図9）。安全機構は，過速度注入防止
や過負荷注入防止など造影剤注入に関
するものだけでなく，接地自動確認など
の電気的な安全対策も施されていました。

図10は1986年に国内販売が始まっ
た図6の後継機種で，図6の装置と同様
にベーシックモデルとフルオプションモ
デルが設定されています。数値表示に
発光ダイオードが使用されるとともに，
49通りのプロトコールを事前に登録して
おくことができました。

図11 aは1970年代に販売が開始され
た注入器で，図6の装置と並んでわが国

で数多く使用されていました。この装置
も，レートコントロールモジュール，心
電図同期モジュール，オシロスコープモ
ジュールなど数多くのオプション機能を選
択できるようになっていました。図11 b
は，1980年代に販売開始された図11 a
の後継機種です。

このように，1951年に注入器が登場
してから1970年代までの間，わが国の
血管撮影領域では主に外国製の注入器
が使用されてきました。

国産注入器の系譜

前述したように1951年に注入器が開
発されて，わが国にも導入されつつあり
ましたが，多くの施設では主に手押しに

よる注入が行われていました。手押しで
は注入圧，注入速度，注入時間が一定で
ないため，診断目的を満たす画像が得ら
れないことから，注入器を自作して検査
に使用していた施設もありました（図12）。
そのような中，1969年ごろにわが国最初
の注入器が登場しました（図13）。駆動
は高圧ボンベの力を利用した圧力駆動
方式です。このメーカは，1975年にモー
ター駆動方式の注入器を販売していま
すが，現在は注入器の製造をしていませ
ん。

図14のメーカは1972年に注入器の生
産を開始し，その後，現在に至るまで一貫
して注入器を製造してきました。図14 a
は最初に発売した圧力駆動方式の注入

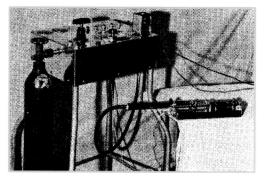

図12　自作された注入器（1965年ごろ）
（文献8）より許可を得て転載）

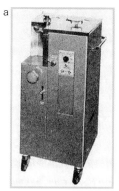
a

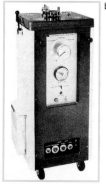
b

図13　国産初の注入器（Toshiba：現・Canonの場合）
a：圧力駆動方式自動注入器，機種名不詳（1969年ごろ）
b：圧力駆動方式自動注入器CIJ-1（1971年ごろ）
（a：文献9），b：文献10）より許可を得て転載）

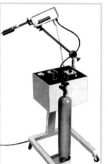 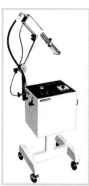 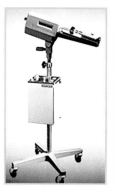 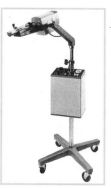

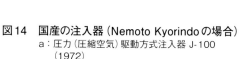

a	b	c	d
e	f	g	h

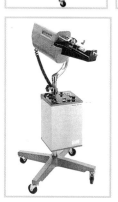 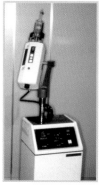 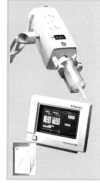 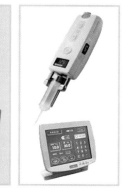

図14　国産の注入器（Nemoto Kyorindoの場合）
a：圧力（圧縮空気）駆動方式注入器 J-100（1972）
　　シリンジサイズ：10mL，30mL
b：圧力（油圧）駆動方式注入器 M-200
　　油圧駆動方式（1972）
　　シリンジサイズ：40mL
c：モーター駆動方式注入器 M-200
　　モーター駆動方式（1973）
　　シリンジサイズ：40mL
d：モーター駆動方式注入器 M-300（1974）
　　シリンジサイズ：40mL，60mL
e：モーター駆動方式注入器 M-500（1977）
　　シリンジサイズ：80mL
f：モーター駆動方式注入器 M-800C（1986）
　　シリンジサイズ：100mL
g：モーター駆動方式注入器 120S（1995）
　　シリンジサイズ：125mL
h：モーター駆動方式注入器 PRESS PRO（2004）
　　シリンジサイズ：150mL
（a〜e，g，h：カタログより抜粋）

器で，高圧空気を減圧弁で制御して注入速度を調整していました。使用できるシリンジは10mLと30mLで，現在のものとは異なり小容量ですが，それは主な検査対象が脳血管造影検査であったことに由来しています。当時の脳血管造影検査は，カテーテルではなく頸動脈もしくは上腕動脈を穿刺して手押しで造影しており，用手に変わる手段として注入器が開発されました。図14 bは同年に発売された注入器で，油圧による駆動方式が採用されていました。油は気体と異なり圧を加えられても収縮することがないため，正確な圧力をシリンジに伝えることができました。この注入器は翌年モーター駆動方式（図14 c）が作られましたが，装置としては不十分なものでした。本格的なモーター駆動方式は次のモデ

ル（図14 d）からで，このモデルから現在の注入器と変わらない機構になりました。ディスポシリンジや注入量のデジタル設定が採用されたのもこのモデルからでした。その後，注入圧力制御，過量注入防止，シリンジの保温機能，プロトコールのメモリー機能などの安全機構や使い勝手を考慮した機能が加えられていき，腹部や循環器疾患の造影検査に対応可能な機種が開発されました。機種の改良に合わせてシリンジの容量が増し，図14 fでは100mL，図14 hでは150mLとなり，100mL瓶の造影剤を一度に吸引することができるようになりました。

図15のメーカは，1977年から外国製注入器の国内販売および保守を担っていたことから，注入器に関する技術を蓄積していました。その技術を応用した製

品を図15に示します。従来取り扱っていた注入器が外国製で英語表記であったことから，わかりやすい日本語表記のコントロールパネル（図15 b,c）を作成し，純正のコントロールパネル（図15 a）と置き換えて使用できるようにしました。さらにコンパクトな形状にもかかわらず，さまざまな拡張機能（図15 d〜f）を付加し，操作性と安全性の向上を図りました。

新たな分野への対応

血圧が高く，血流量の多い心臓や大動脈に留置したカテーテルから造影剤を急速に送り出す場合は高圧で注入する必要があり，そのような検査には注入器が非常に有用です。一方，冠動脈造影検査は，1回の撮影に要する造影剤量はそれ程多くなく，手押しで鮮明な画像が

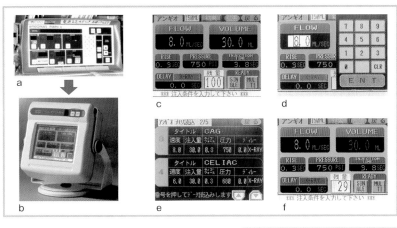

図15　注入器の拡張機能（SHEEN MANの場合）
　　　a：マークⅤ操作パネル（Medrad）
　　　b：マークⅤ用マルチリモートパネル MRP-640
　　　　　（SHEEN MAN）
　　　c：アンギオモード画面
　　　　　設定頻度の高い項目は大きく表示されています。イ
　　　　　ンフュージョンモード，CAGモード，CTモードが選
　　　　　択できます。
　　　d：設定値入力テンキー
　　　　　設定箇所をタッチすると，テンキーが表示されます。
　　　e：メモリー画面
　　　　　事前に設定した10通りのプロトコールを表示します。
　　　f：アラーム画面
　　　　　造影剤残量が不足していると，注入量が赤字点滅し，
　　　　　注意を促します。
　　　（b〜f：カタログより抜粋）

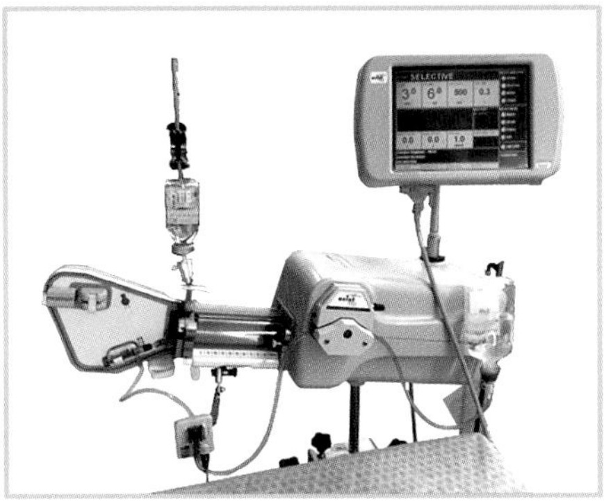

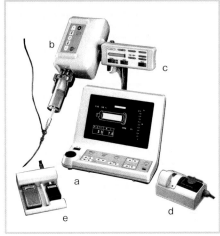

図16　冠動脈造影検査を考慮した注入器
　　　ACISTインジェクションシステム（ACIST）

図17　冠動脈造影検査にも使用できる
　　　多目的注入器
　　　CAG-50 Plus（1998，製造：Nemoto
　　　Kyorindo，販売：Getz Bros. Co. Ltd.）
　　　a：コントロールボックス
　　　　　システム全体を制御する。注入量，注入
　　　　　速度，注入圧力の設定を行う。
　　　b：インジェクタヘッド
　　　　　モーター駆動でシリンジ内の造影剤を
　　　　　注入および充填する。
　　　c：ヘッドディスプレイ
　　　　　コントロールボックスで設定された条件
　　　　　（注入量など）が表示される。
　　　d：ハンドスイッチ
　　　　　パドルを押す強さを加減することで，
　　　　　注入速度を緩やかに制御する。
　　　e：フットスイッチ
　　　　　確認造影の微量注入を行う。
　　　（カタログより抜粋）

得られることに加え，造影剤の注入と生理食塩水（以下，生食）によるフラッシングを繰り返す作業は煩雑なため，注入器はあまり使用されていませんでした。ところが，近年カテーテルサイズがより小径化する傾向にあり，手押しでは診断の用に供する画像を得るのが難しくなってきました。その結果，1990年代後半から冠動脈造影検査でも注入器が使用されるようになりました。

　図16は，冠動脈への少量注入から左心室や大血管への大量注入まで対応できる注入器で，特に冠動脈造影検査における使い勝手を考慮して作られていました。専用の輸液セット（アンギオグラフィックキット）を用いることで，造影剤と生食の混合使用が容易になりました。付属のアンギオタッチハンドコントローラの造影剤ボタンと生食ボタンを使い分けることで造影剤注入と生食のフラッシングを円滑に行えるほか，アンギオグラフィックキットは連続5症例まで使用できます。

　図17は，国産の多目的注入器で，主に心室および冠動脈造影を円滑に行う

ことを目的としています。専用の輸液セット（コロナリーアンギオセット）を使用することで，造影剤を持続的かつ円滑に注入することが可能になりました。

最新の注入器

　図18に，各社最新の注入器とその仕様を示します。基本的な機能は1980年代の機器とさほど大きな差はありませんが，安全性と信頼性の向上が図られています。また，近年のPC技術を駆使してプロトコールのメモリー機能など日常の使い勝手を考慮した仕様になっています。

◎

　医療機器規制国際整合化会議（Global Harmonization Task Force：GHTF）では，その機器が人体などに及ぼす危険度に応じて，4段階にクラス分類をしています。クラスⅠは，歴史的には医療技術が定着していて医療従事者間では周知のものでほとんどリスクがないもの，クラスⅡは規格や基準が定められていて規格や基準通りに使用すればリスクが少ないもの，クラスⅢは生命にかかわるが適切に使用すればリスクが少ないもの，

クラスⅣは直接生命維持にかかわるものでリスクが高いものと規定されています。

　一方，わが国の法令「医薬品，医療機器等の品質，有効性及び安全性の確保等に関する法律（薬機法）」では，「クラスⅠ：一般医療機器」「クラスⅡ：管理医療機器」「クラスⅢ＋Ⅳ：高度管理医療機器」と分類されています。「一般医療機器」とは，高度管理医療機器及び管理医療機器以外の医療機器であって，副作用又は機能の障害が生じた場合においても，人の生命及び健康に影響を与えるおそれがほとんどないもの，「管理医療機器」とは，高度管理医療機器以外の医療機器であって，副作用又は機能の障害が生じた場合において人の生命及び健康に影響を与えるおそれがあることからその適切な管理が必要なもの，「高度管理医療機器」とは，医療機器であって副作用又は機能の障害が生じた場合（適正な使用目的に従い適正に使用された場合に限る）において人の生命及び健康に重大な影響を与えるおそれがあることからその適切な管理が必要なものを指します。また，薬機法では，保守

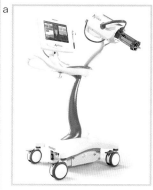
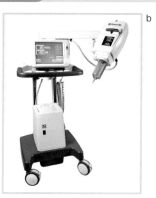
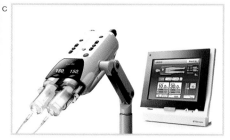
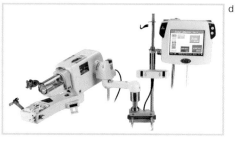

図18　最新の注入器
　　a：Mark 7 Arterion（Bayer）
　　　　シリンジサイズ：150mL　設定注入量：1～150mL　設定注入速度：0.1～45mL/s
　　　　制限注入圧力：100～1200psi　メモリー：39プロトコール
　　b：ANGIOMAT Illumena Néo（Liebel-Flarsheim）
　　　　シリンジサイズ：150mL　設定注入量：1～150mL　設定注入速度：0.1～40mL/s
　　　　制限注入圧力：75～1200psi　メモリー：45プロトコール
　　c：PRESS DUO elite（Nemoto Kyorindo）
　　　　シリンジサイズ：150mL　設定注入量：1～99.9mL　設定注入速度：1.0～30mL/s
　　　　制限注入圧力：58～1200psi　メモリー：240プロトコール
　　d：Zone Master Neo Ⅱ Zモデル（SHEEN MAN）
　　　　シリンジサイズ：150mL　設定注入量：1～150mL　設定注入速度：0.1～25mL/s
　　　　制限注入圧力：50～1200psi　メモリー：60プロトコール
　　（各社より提供）

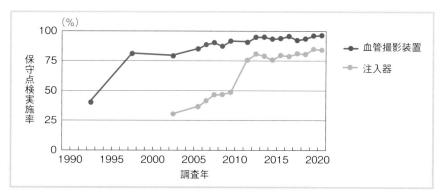

図19　わが国の血管撮影装置と注入器の保守点検実施率の状況
　　　保守点検実施率は，「メーカとの保守契約」「故障の都度メーカを呼んで点検」「院内で保守点検」
　　　の3項目を合計したもので，点検の質は評価していません。
　　　（文献11）より数値を引用）

点検，修理その他の管理に専門的な知識と技能が必要で，もしも適正な管理を怠れば疾病の診断，治療または予防に重大な影響を与えるおそれがあるものを「特定保守管理医療機器」と定め，保守点検業務が求められています。注入器は，リスクレベルではCTやMRIと同じく，規格や基準通りに使用されればリスクの少ないクラスⅡに分類されますが，薬機法上では「特定保守管理医療機器」に指定されています。そのような中，2012年度診療報酬改定により，マルチスライスCTやMRIの施設基準の届け出においては，安全管理責任者の氏名，CT，MRI，造影剤注入装置の保守管理計画を併せて提出することが求められるようになりました。

　注入器は血管撮影装置と比較すると形状が小さくて廉価です。注入器単独で使用されることはほとんどなく，大型医療機器（血管撮影装置やCT）の付属品として購入されるのが一般的で，ともすれば大型医療機器の存在に埋もれてしまう可能性があります。しかし，通常の点滴静脈内注射が100mLの薬液を数分〜数十分かけて注入するのに対し，血管造影検査では数秒で注入することから，注入時のリスクは非常に高く，注入器の安全性を維持するための保守点検は重要です。図19は，血管撮影装置と注入器に関する保守点検実施率の推移を示していますが，2010年まで50％に満たなかった注入器の保守点検実施率が，2012年以降は大型医療機器（血管撮影装置）と同程度になっています。これは，装置管理に対する意識改革が進んだ成果なのか，前述した診療報酬を得るための方策によるものなのか，考察に迷うところです。目先の診療報酬を得ることに躍起になるのではなく，医療における真の安全文化が醸成されることを祈念します。

●参考文献
1）古賀良彦，入江英雄，監修：放射線診断学 第4巻．南山堂，東京，1967．
2）古賀良彦，入江英雄，監修：放射線診断学 第3巻．南山堂，東京，1967．
3）Siemens社技術資料Electromedica-69（4），120, 1969.
4）原　一夫：脳疾患のレ線診断 第2版．医学書院，東京，1976．
5）Siemens社技術資料Electromedica-67（1），31, 1969.
6）Siemens社技術資料Electromedica-81（4），187, 1981.
7）Siemens社技術資料Electromedica-82（4），109, 1982.
8）牛尼杉義，入野　徹：Auto-injectorによる各種造影剤の能力のcontroleについて「脳血管造影における経皮性と逆行性．日本放射線技術学会雑誌，21（2）：246-253, 1965.
9）中鹿正明，渡辺広行，西尾功作，他：最近の循環器診断システム．東芝レビュー，24（2）：142-146, 1969.
10）東芝レビュー，フォトニュース（口絵），26（2）：1971.
11）日本画像医療システム工業会，編集：第19回（2021年度）画像医療システム等の導入状況と安全確保状況に関する調査報告書（概要）．日本画像医療システム工業会，2022．
12）古賀良彦，入江英雄，監修：放射線診断学 第6巻．南山堂，東京，1967．

粟井　一夫　（Awai Kazuo）

1979年 新潟大学医療技術短期大学部診療放射線技術学科卒業。同年，国立循環器病センター（現・国立循環器病研究センター）放射線診療部に入職，心臓カテーテル室脳血管撮影部門主任，ガンマナイフ照射室主任（併任）などを歴任。2005年 国立病院機構南京都病院副技師長，2008年 国立病院機構福井病院（現・国立病院機構敦賀医療センター）技師長，2011年 公益財団法人日本心臓血圧研究振興会附属榊原記念病院などを経て，2021年4月より公益財団法人榊原記念財団（旧・日本心臓血圧研究振興会）旧病院開発準備室顧問。

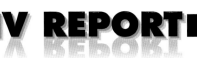

IV REPORT

インナビネット ➡ http://www.innervision.co.jp

医療放射線防護連絡協議会が第44回「医療放射線の安全利用フォーラム」をオンラインで開催

医療放射線防護連絡協議会は，2023年2月11日（土）に第44回「医療放射線の安全利用フォーラム」をオンラインで開催した。同フォーラムは，医療放射線安全の情報を共有し，安全利用向上を推進する目的で毎年開催されている。今回のフォーラムは，同協議会が2004年に発行した「IVRに伴う放射線皮膚障害の防止に関するガイドライン─Q&Aと解説─」が2022年に改訂されたことを記念し，「IVRにおける放射線安全管理」をテーマに行われた。なお，総合司会は同協議会総務理事の菊地　透氏が務めた。

同協議会会長の佐々木康人氏の開会挨拶の後，日本IVR学会担当理事／国際医療福祉大学の赤羽正章氏が「IVRにおける皮膚障害回避の意義」と題して基調講演を行った。赤羽氏は，わが国の診断参考レベル（DRL）についてまとめた上で，「DRLは標準的な条件・状況に基づいており，IVRに伴う患者の皮膚障害と直接関係するものではない。しかし，被ばく線量の最適化の推進は必要以上の高線量を抑制する」と皮膚障害の回避における有用性を指摘した。また，最大皮膚線量をしきい線量で制限することについては，治療の中断あるいは継続と皮膚障害回避の損益バランスのエビデンスがない状態にあり，しきい線量を意識した運用が現実的な対応ではないかと述べ，そのための指針としてガイドライン改訂版に期待される役割は大きいとした。

続いて，「IVRの皮膚障害に関するQA」をテーマに，ガイドライン改訂に携わった4名の演者によるパネル討論が行われた。まず，兵庫医科大学病院放射線技術部の松本一真氏が，「『IVRに伴う放射線皮膚障害の防止に関するガイドライン』改訂についての留意点」と題して発表した。松本氏は，ガイドラインの主な改訂点として，血管撮影装置や線量計，防護板などに関する情報の更新，DRLをはじめとする新しい知見や文献の追加に加え，国際電気標準会議（IEC）の規格に準拠し，測定点の呼称が「IVR基準点」から「患者照射基準点」に変更されたことなどを挙げた。また，医療法施行規則の一部改正や電離放射線障害防止規則の改正などに伴う変更内容についても解説されていることなどを紹介した。

続いて，榊原記念病院放射線科の武田和也氏が，「IVRにおける放射線被ばくの普遍性」と題して発表した。武田氏は，IVRにおける放射線被ばくは，患者の体格や手技の難易度，血管撮影装置の設定によって増減することから，正しい線量測定法の理解が重要であるとし，各線量計やファントムによる違いを整理したほか，同院でのDSAプロトコールの使い分けについて紹介した。

3人目の演者として，医療法人あかね会土谷総合病院放射線室の石橋　徹氏が登壇し，「診断参考レベルの利用方法と線量管理・記録」について発表した。医療法施行規則の一部改正に伴い，2020年4月に義務化された被ばく線量記録・管理は，患者被ばく線量の最適化を図り，有害事象発生時に放射線との因果関係を検証することを目的とする。石橋氏は，これらについてまとめた上で，過剰被ばくが予想される際の対応として，

医療放射線防護連絡協議会
第44回「医療放射線の安全利用」フォーラム

「IVRにおける患者の放射線安全管理」

日時：令和5年2月11日（土）
13：00 - 16：20
場所：オンライン開催

開会挨拶
会長　佐々木　康人

ガイドラインの改訂内容などが紹介されたほか，参加者には改訂版が資料として配付された

患者へのインフォームドコンセントや経過観察について解説した。

最後に，千葉県救急医療センター検査部放射線科の今関雅晴氏が，「被ばく線量計と放射線防護」と題して発表した。今関氏は，線量計や線量測定法の特徴などを具体的に紹介し，さまざまな種類・方法の中から施設の実情に合った方法を選択することが重要だと述べた。また，防護板・衝立などの効果は数値による表示のみでは理解し難いため，カラーマップ表示などを用いて，視覚で実感できるようにする工夫が必要であるとした。

パネル討論後，同協議会企画委員長／京都医療科学大学の大野和子氏の司会による総合討論が行われた。今回のガイドライン改訂について，「被ばく線量の正当化や最適化の具体策が示されており，ぜひ活用してほしい」という登壇者からの発言のほか，行政や測定機器メーカーなどの関係者からも意見が寄せられた。また，総合討論の最後には，協議会としての「IVRの皮膚障害回避に関する提言」についての検討が行われた。

問い合わせ先

医療放射線防護連絡協議会
事務局
TEL 052-526-5100　FAX 052-526-5101
E-mail jimusitu@jarpm.net
http://jarpm.kenkyuukai.jp

菊地　透 氏
（同協議会総務理事）

佐々木康人 氏
（同協議会会長）

赤羽正章 氏
（日本IVR学会担当理事／
国際医療福祉大学）

松本一真 氏
（兵庫医科大学病院）

武田和也 氏
（榊原記念病院）

石橋　徹 氏
（土谷総合病院）

今関雅晴 氏
（千葉県救急医療
センター）

大野和子 氏
（同協議会企画委員長／
京都医療科学大学）

JAHISが2023年新春講演会をオンラインで開催

一般社団法人保健医療福祉情報システム工業会（JAHIS）は，2023年1月18日（水），新春講演会をオンラインで開催した。新春講演会は，3年連続でオンラインでの開催となった。

冒頭に挨拶したJAHIS会長の森田隆之氏（NEC代表取締役執行役員社長兼CEO）は，2022年はJAHISが提案した「診療報酬改定DX」が政府の骨太方針に盛り込まれるなど画期的な年だったと

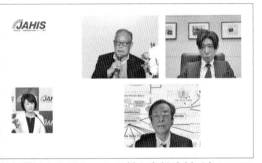

特別講演した元Googleの村上憲郎氏（左上），MEDIS山本隆一理事長（下），JAHIS先崎心智副会長（右上）による鼎談の様子

評価し，2022年10月に発足した医療DX推進本部で診療報酬改定DXタスクフォース（TF）と電子カルテ医療情報基盤TFが立ち上がり，2023年は電子処方箋やマイナンバーカードの健康保険証利用（マイナ保険証）の対応が進むなど医療DXを担うさまざまな取り組みが本格化する年だと期待した。その上で森田氏は，これらの動きはJAHISが「2030ビジョン」で掲げた「健康で安心して暮らせるデータ循環型社会の実現」をさらに加速させるものであり，「昨今大きな社会問題ともなっているサイバーセキュリティへの対応を含めて，JAHISとしてデータ利活用の提言や啓発活動，標準化などを通して2030ビジョンの実現に取り組んでいきたい」と新年の抱負を語った。

新春講演会は，JAHIS運営会議議長の大原通宏氏（NEC）の

森田隆之
JAHIS会長

JAHIS活動報告に続いて，元Google米国本社副社長兼Google日本法人代表取締役社長の村上憲郎氏が「最新IT動向と医療DXの展望」と題して講演した。最後に，村上氏と医療情報システム開発センター（MEDIS）理事長の山本隆一氏，JAHIS副会長の先崎心智氏（日本アイ・ビー・エム）の3氏による鼎談が行われ，コロナ禍における医療情報の役割，サイバーセキュリティの重要性，JAHIS 2030ビジョンで示す「データ循環型社会」を実現する上での課題や今後の取り組みなどをディスカッションした。

問い合わせ先
一般社団法人保健医療福祉情報システム工業会
総務部
TEL 03-3506-8010
https://www.jahis.jp/

検査説明をテーマに，第5回MRI安全Webワークショップが開催

一般社団法人安全なMRI検査を考える会は，2023年1月27日（金），第5回MRI安全Webワークショップを開催した。今回は，「あなたは説明責任を果たしていますか？　安全なMRI検査は検査説明から」をテーマに取り上げた。司会進行を土井　司氏（高清会高井病院），コーディネーターを内田幸司氏（情報通信研究機構）が務めた。

ワークショップでは，まず高橋光幸氏（横浜栄共済病院）が適切な検査説明の内容を解説した上で，説明不足により検査直前になってから人工弁が留置されていることが判明し不適合となったケー

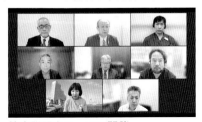

検査説明をテーマに開催

スを紹介した。また，矢部邦宏氏（山形県立新庄病院）は，検査時に騒音が発生することを被検者が理解していなかった事例があったと述べた。ゲストコメンテーターとした参加した看護師の新村美佐香氏（菊名記念病院）は，人工内耳を装着したまま検査を施行したため故障してしまい補償が生じたケースなどを報告。さらに，土橋俊男氏（令和あらかわクリニック）は，デバイスカードの提示を求めないまま検査が行われた事例を共有した。このほか，山本晃義氏（戸畑共立病院）は，検査説明の重要性を認識した経験として，ウエアラブルデバイス（持続血糖測定器）装着者に検査を施行した経験を紹介した。これらの事例を踏まえて，高橋順士氏（虎の門病院）は，声だけではなくジェスチャーを交えて確認すると高齢者にもわかりやすいと解説した。また，平野浩志氏（抱生会丸の内病院）は，被検者が理解できてい

るかを確認していなかったり，詳細な内容を省略して説明をしていたりすることが，インシデントにつながっている可能性があると指摘した。

さらに，リアルタイムアンケートも実施され，検査説明を行う職種について視聴者が回答した。こうしたアンケートの結果などを踏まえて，後藤和久氏が，被検者の立場からMRI検査における不安などの心理状態を説明。患者の不安を理解した上で，検査説明を行うべきであるとの見解を示した。また，土橋氏は，医師や看護師，事務職員も含め，検査の内容を理解してもらい，放射線科，医療機関全体として取り組む必要があると言及。最後に土井氏も組織全体で取り組むことが重要と述べ，ワークショップを締めくくった。

問い合わせ先
一般社団法人 安全なMRI検査を考える会
E-mail safety@mri-anzen.or.jp
https://mri-anzen.or.jp/

キヤノンメディカルシステムズ
デジタルラジオグラフィ「CXDI-Elite」を回診用X線撮影装置「Mobirex i9」と組み合せて発売

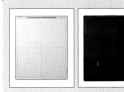

◆ 問い合わせ先
キヤノンメディカルシステムズ（株）
広報室
TEL 0287-26-5100
https://jp.medical.canon

CXDI-Elite
（左：前面，右：裏面）

　キヤノンメディカルシステムズ（株）は，デジタルラジオグラフィCXDIシリーズのハイエンドモデル「CXDI-Elite」のうち，「CXDI-720C Wireless」を回診用X線撮影装置「Mobirex i9」と組み合わせて2023年2月10日に発売した。CXDI-EliteはシンチレータのCsI（ヨウ化セシウム）の結晶構造を改良し，量子検出効率（DQE）と伝達関数（MTF）の特性を上げ，画質性能を向上した。また，国内初の「Built-in AEC Assistance」機能を追加（オプション），撮影プロトコールごとに設定された基準画素値と撮影手技に応じて任意に選択された採光野画素値を撮影中にリアルタイムに比較し，Mobirex i9に無線または有線で画素値到達信号を自動通知する自動露出制御（AEC）用検出器として機能する。本体内部のフレームにマグネシウム合金，表裏のカバーに炭素繊維強化プラスチック（CFRP）を採用し，堅牢性の維持と軽量化を実現したほか，操作性の良いデザインとした。

長瀬産業
PixSpace 提供の医用画像解析プログラム「Attractive」を発売

◆ 問い合わせ先
長瀬産業（株）
ライフ＆ヘルスケア製品事業部 事業推進室
TEL 03-3665-3161
E-mail med-eq@nagase.co.jp
https://www.nagase.co.jp/

　長瀬産業（株）は，（株）PixSpaceが提供する医用画像解析プログラム「Attractive」を国内で発売した。同製品は，CT・MR画像から3D医用画像データをディープラーニングで効率的に抽出・処理し，さまざまな定量・定性項目を自動計算するアプリケーション。画像診断時のデータ処理作業時間を短縮し，画像解析の効率化や医療現場の負担軽減につなげる。血管や肝臓など特定領域を簡易に抽出・解析する機能のほか，全身DWIから自動で高信号領域を抽出し，ADC値の中央値など多数の統計指標を算出する「BD-Score」や，3Dディープラーニングにより胸部単純CT画像から左房と食道を自動抽出し，造影不可能な場合もナビゲート用画像を作成できる「非造影胸部CT左房アブレーション」などを搭載する。STLやVTKなどの出力やVR/XRとの連携が可能なほか，直感的な操作性で画像解析を支援する。2022年12月に管理医療機器（クラスⅡ）の認証を取得している。

フィリップス・ジャパン
国内初の医療機器承認デジタル病理システムの次世代型ソリューション「フィリップス インテリサイト パソロジーソリューション（SG）」を発売

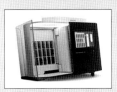

◆ 問い合わせ先
（株）フィリップス・ジャパン
TEL 0120-556-494
www.philips.co.jp/healthcare

　（株）フィリップス・ジャパンは，病理ホールスライド画像診断補助装置「フィリップス インテリサイト パソロジーソリューション（SG）」を発売した。ガラススライドのセットのみの完全自動化されたWalk away方式で，堅牢性と信頼性による高い連続稼働能力を持ち，40倍拡大相当の高画質なデジタル病理画像を高スループットかつ99.5％の初回スキャン成功率で提供する。容量の異なる3種類のラインアップで検査室の規模に合わせて導入でき，デジタルスライド1枚あたりの総所有コストを削減する。将来の技術革新を見据えた，マルチレイヤースキャン用に準備された3D対応ハードウエアである。ビューワは直感的なインターフェイスで，病理診断情報システム（Laboratory Information System）とのシームレスなリアルタイム連携により，患者属性情報とデジタル画像の自動ひも付けや診断ステータス，担当医情報の同期が可能。また，費用対効果の高い，拡張性のあるシステム展開になっている。

エルピクセル，Splink
医療AIプラットフォーム第3期試行運用に参加

◆ 問い合わせ先
エルピクセル（株）
TEL 03-6259-1713
E-mail pr@lpixel.net

（株）Splink
https://www.splinkns.com/

医療AIプラットフォーム
技術研究組合
E-mail admin@haip-cip.org

＊カタログサイト：
https://poc-catalog.haip-catalog.com/

　エルピクセル（株）と（株）Splinkは，医療AIプラットフォーム技術研究組合（以下，HAIP）が実施する医療AIプラットフォーム第3期試行運用にそれぞれ参加することを発表した。同運用では，HAIPが構築する医療AIプラットフォームのカタログサイトを医療関係者が利用し，カタログサイト内の構成や掲載される医療AI/DXサービスに関する情報の多寡などの評価を行い，社会実装に向けた改善につなげること目的とする。エルピクセルは，脳MRA画像から脳動脈瘤候補点を検出する「EIRL Brain Aneurysm」や胸部X線画像の読影診断を包括的に支援する「EIRL Chest Screening」などのEIRLシリーズを掲載し，情報提供を行う。また，Splinkは脳MR画像をAIで解析し，海馬領域の体積を測定・可視化し，受診者目線の結果レポートを提供する脳ドック用AIプログラム「Brain Life Imaging」を掲載する。試行運用期間は2023年1月23日〜3月31日の予定。

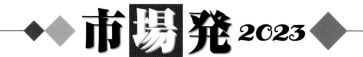
インテュイティブサージカル
日本初のシングルポート内視鏡手術支援ロボット
「ダビンチSPサージカルシステム」を発売

◆ 問い合わせ先
インテュイティブサージカル（同）
https://www.intuitive.com/ja-jp

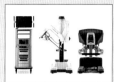

「ダビンチSPサージカルシステム」のコンポーネント
左から：ビジョンカート，ペイシェントカート，
サージョンコンソール

　インテュイティブサージカル（同）は，手術支援ロボット「ダビンチサージカルシステム」の新モデル「ダビンチSPサージカルシステム」を2023年1月31日に発売した。同製品は，内視鏡手術支援ロボットでは日本初のロボットアームが1本のみのシングルポートシステムで，アームに取り付けられたカニューラ（直径2.5cm）からカメラ（内視鏡）と3本のインストゥルメント（専用鉗子）を体腔内に挿入して手術を行う。アームは360°回転が可能で，カメラには同システム初となる手首関節を搭載，3DHDで鮮明な術野画像を提供する。体表のインシジョン（切開創）が最少1つになることで患者の負担のさらなる軽減や整容性が期待される。2022年9月22日に製造販売承認を取得しており，日本は米国，韓国に次ぐ導入となる。適応領域は，一般消化器外科，胸部外科（心臓外科ならびに肋間からのアプローチによる手術を除く），泌尿器科，婦人科，頭頸部外科（経口的手術に限る）。

東和ハイシステムと日立製作所
業界初のAI音声認識対応歯科医院向け電子カルテ
「Hi Dental Spirit AI-Voice」を発売

◆ 問い合わせ先
東和ハイシステム（株）
医療従事者の方 お問い合わせフォーム
https://www.towa-hi-sys.co.jp/
inquiry_medical
その他事業の方 お問い合わせフォーム
https://www.towa-hi-sys.co.jp/
inquiry_other

（株）日立製作所
サービスプラットフォーム事業本部
デジタルエンジニアリング事業部
https://www.hitachi.co.jp

　東和ハイシステム（株）と（株）日立製作所は，2022年2月に協創を発表し，共同開発を進めてきた業界初（東和ハイシステム調べ）の人工知能（AI）・音声電子カルテ統合システム「Hi Dental Spirit AI-Voice」を東和ハイシステムより2023年3月上旬に発売する。同システムは，東和ハイシステムの歯科医院向け電子カルテシステムと日立製作所のAI音声認識技術「デジタル対話サービス」，（株）日立情報通信エンジニアリングの音声活用ソリューション「Recware」の音声テキスト化機能を連携・融合し，歯科医師が診療中に手袋を外さず音声だけで電子カルテを作成・操作できる。また，スマートグラス装着により，視線を少し動かすだけで120インチサイズ相当の大画面で電子カルテの内容が確認できる。歯周病検査では歯科衛生士が音声入力で結果を記録でき，単独で検査が行えるほか，患者との会話記録も音声データで電子カルテに保存できる。

PHC
電子処方箋に対応したメディコムの医療機関・
調剤薬局向けソフトウエアを提供開始

◆ 問い合わせ先
PHC（株）
メディコム事業部
E-mail tky-mc_pr_alignment@ml.phchd.com

　PHC（株）メディコム事業部は，医療機関向けシステム「Medicom-HRf」「Medicom-HS」シリーズ，調剤薬局向けシステム「PharnesV」シリーズについて，電子処方箋対応版ソフトウエアの提供を開始した。電子処方箋を活用することで，ほかの医療機関や薬局での処方・調剤情報を照合し，重複投薬・併用禁忌を確認できるようになるほか，電子処方箋管理サービスから処方箋をデータとして受け取ることで，システムへの入力作業削減による業務効率化が期待される。同ソフトウエアでは，従来の処方・調剤の運用フローから最小限の変更で電子処方箋を導入できる。また，自院投薬の重複，相互作用，副作用などのチェックと電子処方箋管理サービスによる他院・他薬局との重複投薬などのチェックが1画面でまとめて行えるほか，調剤結果や医師，薬剤師のコメントが電子カルテや医事コンピュータの画面上で確認でき，運用操作の習熟にかかる負担を軽減する。

ボストン・サイエンティフィック ジャパン
独自の薬剤コーティング技術を搭載した
冠動脈用薬剤コーティングバルーン
「AGENT」を発売

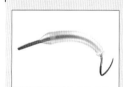

◆ 問い合わせ先
ボストン・サイエンティフィック ジャパン（株）
https://www.bostonscientific.jp

　ボストン・サイエンティフィック ジャパン（株）は，2022年11月25日に薬機法承認を取得した冠動脈用薬剤コーティングバルーン「AGENT」が2023年2月1日に保険収載され，段階的に販売を開始したことを発表した。同製品は，疎水性と親水性のバランスの取れた独自のTransPaxテクノロジーにより，バルーン表面にコーティングされた薬剤（パクリタキセル）を病変部に届ける。ステント留置術後のステント内再狭窄（ISR）時や，ステント留置が望ましくないと考えられる対照血管径3.0mm未満の新規冠動脈病変に使用する。血管内デリバリー中の薬剤流出を低減させる設計で，病変部に適量の薬剤を送達して血管壁に浸透させ，再狭窄の抑制効果が期待される。さらに，Emergeバルーンカテーテルを活用し，屈曲病変での抵抗感を低減，血管内での高いデリバリー性能を実現する。豊富なサイズバリエーションで，個々の患者に合わせた低侵襲治療を提供する。

シェアメディカルとPHC
事業提携によりデジタル聴診デバイス「ネクステート」と遠隔医療システム「Teladoc HEALTH」が接続可能に

◆ 問い合わせ先
（株）シェアメディカル
https://www.sharemedical.jp/

　（株）シェアメディカルとPHC（株）は，事業提携を行い，PHCが国内販売権を持つ米国Teladoc HEALTH, Inc.の遠隔医療プラットフォーム「Teladoc HEALTH」と，シェアメディカルが開発したデジタル聴診デバイス「ネクステート」の接続を開始することを発表した。USB接続により，ヘッドフォンやスピーカーで聴診音を聞くことが可能になる。ネクステートは，非言語で理解できるシンプルなデザインやワイヤレス化，直感的な操作で扱えるミニマルなインターフェイスを特徴とし，長野県伊那市の医療MaaS「モバイルクリニック」で実用化された。Teladoc HEALTHは，専門医の少ない医療機関と遠隔地の専門医をオンラインでつなげるリアルタイム遠隔医療システムで，超音波診断装置などの周辺医療機器と接続し，患者の容体を即時に把握できる。遠隔地の医師主導で操作が可能で，最上位機種は45倍ズームや約360°回転が可能な高解像度カメラを搭載している。

インフォコム
東南アジアで従業員向け医療保険管理サービスを展開するマレーシアのヘルステック企業HealthMetrics社と資本業務提携

◆ 問い合わせ先
インフォコム（株）
広報・IR室
TEL 03-6866-3160
E-mail pr@infocom.co.jp
https://www.infocom.co.jp/

　インフォコム（株）は，東南アジアで従業員向け医療保険管理サービスを展開するマレーシアのヘルステック企業HealthMetrics Sdn Bhd.（以下，HealthMetrics社）と戦略的資本・業務提携契約を締結した。HealthMetrics社は，東南アジアで8000超の医療機関と提携し，2500社以上で導入されている従業員向け医療保険を管理・最適化するSaaSプラットフォームを提供するほか，医薬品卸・デリバリー事業を行っている。インフォコムは，アジアでの自社製品・サービスの展開や新規事業創出などを目的とした「アジアヘルスケア」プロジェクトを推進。2021年に薬剤情報管理システムを東南アジアで発売，展開している。本提携により，HealthMetrics社のネットワークを活用し共同でマレーシアやインドネシアの医療機関などにインフォコムの薬剤情報システムの営業・販売活動を開始するほか，HealthMetrics社の医薬品情報を活用し薬剤情報管理システムの品質向上につなげていく。

IV REPORT

最後となる「第6回超高精細CT研究会」がWeb開催，高精細画像の臨床的意義を報告

　第6回超高精細CT研究会が，2023年1月29日（日），国立がん研究センター中央病院の会場からWeb配信を行うオンライン形式で開催された。同研究会は，キヤノンメディカルシステムズ（株）の高精細CT「Aquilion Precision」について，その「性能を生かした最適な特性評価や撮影技術の啓発と普及」を目的に2017年から開催されてきた。冒頭に挨拶した代表幹事の石原敏裕氏（国立がん研究センター中央病院）は，「研究会での議論を通じて，超高精細CTの性能と臨床的有用性への理解が広がることを期待している」と述べた。なお，プログラム終了後に石原代表幹事より，同研究会が今回をもって終了することが発表された。今後，高精細画像の研究や発表は，同じくキヤノンメディカルシステムズが共催する「Rise Up CT Conference」に引き継がれることになる。

　プログラムは，一般演題5題，技術講演2題，特別講演のほか，アミン（株），（株）根本杏林堂，キヤノンメディカルシステムズによる企業最新情報提供が行われた。総合司会は，鈴木雅裕氏〔（株）イーメディカル東京〕が務めた。技術講演では，宮前裕太氏（国立がん研究センター中央病院）が「高精細CTの撮影線量って結局どうなの？ ──5年の使用経験と論文から撮影線量について考える」と題して，超高精細CTの最適な撮影プロトコールの検討結果を報告した。また，辻岡勝美氏（藤田医科大学）は「CTの超高精細性能を考える──PCCTだけじゃない．MTFだけじゃない」と

代表幹事：
石原敏裕 氏
（国立がん研究センター中央病院）

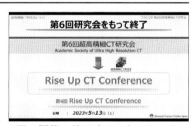

6回の開催で終了することになった「超高精細CT研究会」

題して，PCCT（photon counting CT）に対する超高精細CTのアドバンテージについて概説した。特別講演「脳血管障害・頭蓋底外科手術シミュレーション画像の新しい展開」では，三上　毅氏（札幌医科大学）が，高精細画像をベースにした手術シミュレーションの評価を実臨床の映像を交えて報告した。

◆ 問い合わせ先
超高精細CT研究会
http://u-hrctkennkyuukai.kenkyuukai.jp/

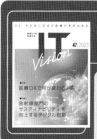

インナービジョンなど
弊社刊行物のご注文・お申し込みは，
インナビネットへ。

http://www.innervision.co.jp

INNERVISION
3月号　第38巻第3号（通巻444号）

令和5年2月25日発行　定価2,500円　年間購読料30,000円（郵便振替 00190-6-53037）

● 発 行 人　古屋敷政幸
● 編 集　三橋信宏，水谷高章，岡山典子，田村直美，三浦 翔，庄子祥子
● 制 作　坂本淳子，有吉るり子
● 広 告　斉藤豪介　● 表紙デザイン　石塚亮事務所
● 発 行　（株）インナービジョン　〒113-0033　東京都文京区本郷 3-15-1
　　　　　TEL 03（3818）3502　FAX 03（3818）3522　http://www.innervision.co.jp
● 印 刷　欧文印刷（株）　　　　　　（禁・無断転載）

URL **http://www.innervision.co.jp**　　E-mail **info@innervision.co.jp**

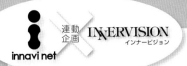

〈巻末特集〉
モダリティ
EXPO

モダリティ別
バイヤーズガイド

画像とITの医療情報ポータルサイト，インナビネットでは，バーチャルな機器展示会場「モダリティ EXPO」
を公開中です。これは，各メーカーの展示ブースを設け，製品ラインナップをもれなく展示・紹介するものです。
この「モダリティ EXPO」の連動企画として，小誌では「モダリティ別バイヤーズガイド」を巻末特集に掲載し
ています。「モダリティ EXPO」の内容をコンパクトに凝縮。モダリティ別にメーカーの製品を紹介しています
ので，インナビネットの「モダリティ EXPO」とともに機器導入資料などにご活用ください。

モダリティ
生体情報システム・
周辺機器編

＊本文中の用字・用語は各メーカーの規定に準じています。

お問い合わせ先
（順不同）

●コニカミノルタジャパン株式会社	東京都港区芝浦1-1-1　浜松町ビルディング
	http://www.konicaminolta.jp/healthcare/
	担当部署：ヘルスケアカンパニー Iot事業統括部 バイタルセンシンググループ ヘルスケアカンパニー Iot事業統括部 チャネル戦略部
●日本光電工業株式会社	東京都新宿区西落合1-31-4　TEL 03-5996-8000（代表）
	http://www.nihonkohden.co.jp/
	担当部署（超音波血流計）：商品事業本部検査医療機器部
●株式会社フィリップス・ジャパン	東京都港区港南2-13-37　フィリップスビル
	TEL 0120-556-494　www.philips.co.jp/healthcare
	担当部署：お客様窓口
●フクダ電子株式会社	東京都文京区本郷3-39-4　TEL 03-3815-2121
	https://www.fukuda.co.jp
●アンフォースレイセイフ株式会社 （フルークヘルスソリューションズ）	東京都港区港南2-15-2　品川インターシティ B棟6階
	TEL 03-4540-4009　www.raysafe.com
●株式会社根本杏林堂	東京都文京区本郷2-27-20　TEL 03-3818-3541
	http://www.nemoto-do.co.jp
●ノバ・バイオメディカル株式会社	東京都中央区晴海1-8-10　晴海アイランドトリトンスクエア オフィスタワー X7階
	TEL 03-5144-4144　https://www.novabiomedical.com/jp
	担当部署：マーケティング部

次回（2023年6月号）は超音波編です。

さらに詳しい
情報は ▶ インナビネット「モダリティ EXPO」へ!!
http://www.innervision.co.jp/expo

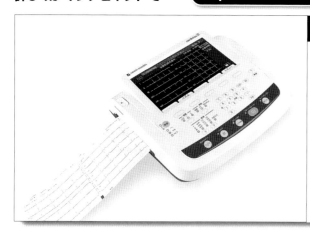

日本光電工業株式会社

● お問い合わせ先

日本光電工業株式会社
東京都新宿区西落合
1-31-4
TEL 03-5996-8000
（代表）
https://www.
nihonkohden.co.jp/

心電計
ECG-3250

あなたのパートナーに，この一台
〜見やすく，わかりやすく〜

**循環機能
検査機器**

ECG-3250は，日々の業務の負荷軽減をめざした
モデルです。
より大きくなった画面やプレビュー機能の追加によ
り心電図検査の検査時間を軽減，エラーメッセージ
や操作ガイド表示により操作者が安心して検査がで
きる環境の提供など，心電図検査を通して医療安全
の向上や業務効率軽減へ貢献します。

●プレビュー機能
●フリーズ機能
●ガイド機能
●メンテナンスもしやすく
●さまざまなシステムに対応

標準システム構成	●本体　●電源コード　●誘導コード　●ファストクリップ　●吸着電極　●スライドクリッパ　●記録紙　●サーマルヘッドクリーナペン　●始業点検ラバー　●本体カバー　●セムスネジ　●ECGセットピン
主な仕様	●安静時12誘導心電図　●負荷後検査　●リズム記録　●マスタステップ検査　●R-R間隔検査

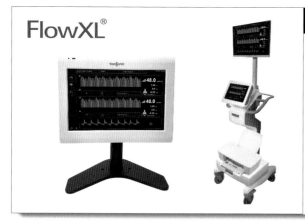

日本光電工業株式会社 / 株式会社ニプロ・トランソニック

● お問い合わせ先

日本光電工業株式会社
東京都新宿区西落合
1-31-4
TEL 03-5996-8000
（代表）
https://www.
nihonkohden.co.jp/
担当部署：商品事業本部
検査医療機器部

超音波血流計
FlowXL

術中の血流波形を
リアルタイムに提供

**超音波
血流計**

ユーザーニーズに対応した高機能モデルです。外部
モニタ（21.5インチ）と本体の構成で，二方向か
らのモニタリングを実現。術中の血流波形をリアル
タイムで術者に提供します。
心臓血管外科をはじめ，脳神経外科，形成外科，
移植外科，マイクロサージャリー分野など，あらゆ
る手術分野をサポートします。

●外部モニタ（21.5インチ）と本体の構成でデュアルモニタリングを実現
●術中の血流波形をリアルタイムで術者に提供
●心臓血管外科をはじめ，脳神経外科，形成外科，移植外科，マイクロサージャリー分野など，幅広く手術分野をサポート
●血管形状に左右されない血流量測定データを提供できるよう，超音波トランジットタイム方式と超音波ワイドビーム照射技術を採用

主な仕様	●チャネル数：2チャネル　●測定方式：超音波トランジットタイム方式　●測定誤差：±15%以内　●血流音量：血流量に対応した音出力　●ディスプレイ：タッチパネル型12.1インチカラーLCD　●OSプログラム：Linux　●AC電源：電源電圧AC100V±10%　●電源周波数：50Hz/60Hz　●AC電源バックアップ：充電型リチウムイオン（Li-ion）電池内蔵　●安全性：IEC60601-1 クラスⅠ，CF型患者装着部　●寸法・質量：318mm（W）×235mm（H）×89mm（D）±10%，2.9kg±10%（血流計本体のみ）

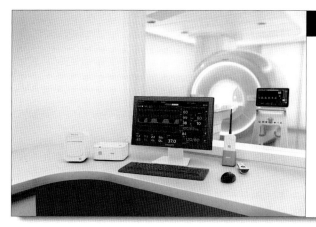

株式会社フィリップス・ジャパン

操作室用モニタ
MR Patient Care Portal5000

操作室から患者をモニタリング。
安全な MRI 検査に貢献します。

MRI対応 生体情報モニタ（生体情報モニタ）

● お問い合わせ先

株式会社フィリップス・ジャパン
東京都港区港南2-13-37
フィリップスビル
TEL 0120-556-494
www.philips.co.jp/healthcare
担当部署：お客様窓口

MR Patient Care Portal 5000は，MR200/MR400と組み合わせて使用することで，患者の生体情報を操作室からリアルタイムに監視・追跡することができる装置です。

デスクトップユニットを分離させ，今までよりもスマートなモニタを使用することで，圧迫なく設置が可能です。操作性を向上した18インチタッチスクリーン式ディスプレイで操作室からMRI室にある生体情報モニタに簡単にアクセスできます。大掛かりで高価なワイヤレスルータネットワークは不要です。また，MRI検査時の患者安全対策を病院全体の情報に容易に統合することもできます。

● MR Patient Careユーザーインタフェイスに高度な視認性と意思決定ツールを統合する独自コンセプト「FirstSight」を採用
● わかりやすさや明瞭性，インテリジェンスをMRI室に提供
● MRI生体情報モニタリングシステムとのワイヤレス通信
● 臨床での使いやすさと効率を実現する症例管理
● HL7およびRS232データ出力を使用した，電子患者記録保存のための最先端のMRI生体情報モニタ接続機能

標準システム構成	●標準装備 タッチスクリーン式ディスプレイ，無線モジュール，HL7および RS232データ出力
主な仕様	●デスクトップユニット ●18インチタッチスクリーン式ディスプレイ ●無線アンテナ ●HL7/RS232でのシステム接続

フクダ電子株式会社

血圧脈波検査装置
VS-2500システム Premium Edition

血管の重症化予防のために

血圧脈波検査装置

● お問い合わせ先

フクダ電子株式会社
東京都文京区本郷3-39-4
TEL 03-3815-2121
https://www.fukuda.co.jp/

血管機能検査をシーンに合わせてフレキシブルに対応。動脈の詰まりの指標としてABIを，硬さの指標としてCAVIを計測可能です。CAVIは血圧の影響を受けず，血管固有の硬さを評価できるため，経過観察や薬剤効果判定にお役立ていただけます。加えて，TBI検査や心電図検査などの検査項目を後からでも追加可能な上，さまざまな検査最適化機能を搭載しています。

また検査結果は医療者，被検者それぞれに見やすいさまざまなレポートをご用意し，患者指導にもお役立ていただけます。データは専用のデータマネジメントシステムや上位システム，電子カルテと連携するなど，現場に合わせたデータマネジメントを行うことも可能です。

ニーズに沿った運用を可能とし，動脈硬化リスクのある生活習慣病患者のプライマリケアを幅広くサポートします。

● 現場のニーズに合わせて検査をカスタマイズ
● 大きな画面で検査をサポート
● 検査最適化機能
● HRV計測
● 最新の解析機能を搭載した12誘導心電図検査
● 多彩なレポートと印刷形式

標準システム構成	●血圧脈波本体4チャネル　●表示ユニット　●心音マイク ●カフ4つ（上腕・足首用）　●トロリー
主な仕様	●寸法：545mm（W）×500mm（D）×1246mm（H） （本体ユニット，表示ユニットおよびサーマルレコーダユニットをトロリーへ装着時） ●重量：25.4kg （本体ユニット，表示ユニットおよびサーマルレコーダユニットをトロリーへ装着時） ●電源：AC100V　50/60Hz　120VA

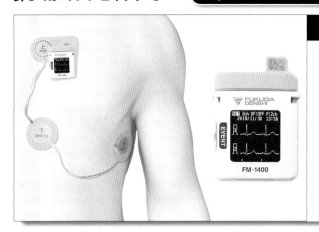

フクダ電子株式会社

ホルター記録器

Digital Walk
FM-1400

クラス最薄（10mm），
最軽量（17g）ホルター記録器[1]

ホルター記録器

● お問い合わせ先

フクダ電子株式会社
東京都文京区本郷3-39-4
TEL 03-3815-2121
https://www.fukuda.co.jp/

シンプルな操作性に加えて，軽量・小型，薄さにもこだわった新しいホルター記録器。
被検者にも操作者にもやさしい機能を凝縮しました。

● クラス最薄，最軽量[1]
● 防塵・防水性能（IP66／IP68適合[2]）
● 3枚で2ch記録可能なL字型電極

[1] 2023年1月当社調べ
[2] 電池ケース付ECGコネクタを接続した場合

主な仕様	● 寸法：40mm（W）×10mm（D）×41mm（H）（突起物除く） ● 重量：約17g（電池ケース付ECGコネクタ，電極，ケーブル部を除く） ● 電源：リチウム一次電池 CR2032　1個

innavi net モダリティEXPO 既存製品一覧（順不同） 詳しい情報は，モダリティEXPOで検索

●コニカミノルタジャパン株式会社	
生体情報システム	・MRI対応生体情報モニタリングシステム Expression MR400 ・生体情報モニタリングシステム VS1 ・パルスオキシメータ PULSOX-Neo

●日本光電工業株式会社	
生体情報システム	・ベッドサイドモニタ BSM-3400 ライフスコープ VS ・ベッドサイドモニタ BSM-3000シリーズ ライフスコープ VS ・ベッドサイドモニタ PVM-4000シリーズ ・ハートステーションS MPV-5500 ・医用電子血圧計 UM-211 ・心電計 ECG-2450（解析機能付き） ・心電計 ECG-2550（解析機能付き） ・心電計 ECG-3350 ・長時間心電図記録器 RAC-5000シリーズ ・長時間心電図記録器 RAC-2512 カーディオメモリ ・脳波計 EEG-1200シリーズ ニューロファックス 商品コード：EEG-1260 ・脳波計 EEG-1200シリーズ ニューロファックス 商品コード：EEG-1290

innavi net　モダリティ EXPO　既存製品一覧 (順不同)　詳しい情報は, モダリティEXPO で検索

●日本光電工業株式会社

生体情報システム	・筋電図・誘発電位検査装置 MEB-9000 シリーズ 商品コード：MEB-9600
	・新生児聴覚スクリーニング装置 エコースクリーンⅢシリーズ
	・マイクロスパイロ HI-302U
	・超音波血流計 DVM-4500
	・パルスオキシメータ SAT-2200 Oxypal mini
	・パルスオキシメータ SAT-1200 Oxypal s
	・運動負荷心電図測定装置 STS-2100
	・エルゴメータ STB-3400
周辺機器	・オート無散瞳眼底カメラ AFC-330
	・自動視力計 NV-350

●株式会社フィリップス・ジャパン

生体情報システム	・MRI対応生体情報モニタリングシステム Expression MR400
周辺機器	・Ambient Experience (アンビエント エクスペリエンス)

●フクダ電子株式会社

生体情報システム	・睡眠評価装置 ソムノ HD
	・パッチ型の長時間心電図レコーダ eMEMO WR-100
	・ホルター記録器 Digital Walk FM-1500
	・解析付心電計 FCP-9800
	・電子式診断用スパイロメータ SP-390Rhino
	・電子式診断用スパイロメータ SP-370COPD肺Per/SP-370COPD肺Per プラス
	・ベッドサイドモニタ DS-8007 システム
	・ベッドサイドモニタ DS-8400 システム
	・解析機能付きセントラルモニタ DS-8700 システム
	・解析機能付きセントラルモニタ DS-1700 システム

●アンフォースレイセイフ株式会社 (フルークヘルスソリューションズ)

周辺機器	・RaySafe X2
	・RaySafe i3
	・RaySafe 452
	・RaySafe X2 Solo R/F
	・RaySafe X2 Solo DENT
	・ThinX シリーズ
	・DXR+

●株式会社根本杏林堂

周辺機器	・Press DUO elite

●ノバ・バイオメディカル株式会社

周辺機器	・スタットセンサー エクスプレス i クレアチニン
	・スタットセンサー i